4차 산업혁명시대, 내 삶은 어떻게 바뀔까?

미래의료 4.0

■ 저자소개

김영호 박사

첨단의료기술 연구와 과학 칼럼 쓰기를 재밌어하는 과학자다. 현재 대구경
북첨단의료산업진흥재단의 책임연구원으로 일하고 있으며, 한국표준과학연
구원, 경북대학교, 이화여자대학교 및 미국 하버드대학교와 어번대학교에서
연구했다. 지난 9년간 경북대학교에서 연구교수 및 겸임교수로서 대학강의
와 연구를 했다. 또한 식품의약품안전처 정책자문위원 및 대구광역시 의료기
기 기획위원PM 등을 맡아 일했다. 연구실적으로서 논문과 특허가 100여 개이
며 이 중 주요연구성과가 MBC뉴스, 헬스조선, 매일신문 등 다수의 언론에
보도되었다. 또한 YTN사이언스에서 제작한 체외진단기술 다큐멘터리에 필
자의 연구성과와 인터뷰가 2017년에 방영되었다.

대구MBC TV메디컬 약손 프로그램에 출연하여 2회에 걸쳐 4차산업혁명 첨
단기술과 미래의료에 대해 2019년에 강연하였다. 또한 매일신문의 '메디밸
리가 들려주는 과학 이야기'와 '김영호의 새콤달콤 과학 레시피' 연재 코너를
맡아 주기적으로 과학 칼럼을 2018년 연초부터 2019년 현재까지 게재하고
있다.

◆ 본 도서의 저자 수익금 전액은 기부를 통해 이웃을 위해 사용됩니다.

4차 산업혁명시대, 내 삶은 어떻게 바뀔까?

미래의료 4.0

김영호 지음

전파과학사

어느 날 반갑게 나타난 김영호 박사가 조심스레 책 한 권을 내보이면서 추천사를 써주기를 요청하였다. 생소한 일이라 내심 놀랐지만, 평소에 신세를 매우 많이 진 처지라 모처럼의 부탁을 거절할 수가 없었다. 책의 제목이 '미래의료 4.0'이었다. 편하게 다가오는 제목이었다.

사실 요즘은 과학기술의 발전 속도가 너무 빨라서 과학기술계의 전문가라 할지라도 이러한 변화를 수용하기가 버겁게 느껴진다. 5G, 자율주행차, 빅데이터, 인공지능 등등 이 대단한 것들이 한꺼번에 밀려오는데, 그 정확한 내용을 이해하기도 어렵고 또 그것들이 초래할 미래에 대한 대비가 어떠해야 할지도 혼란스럽다. 일각에서는 이러한 변화를 새로운 비약적 발전의 기회로 삼고 뭔가를 열심히 하고 있는데, 또 많은 사람은 영문도 모른 채 기술혁명의 회오리에 휩싸여 휘둘리는 느낌일 수도 있다. 그렇다고 이러한 변화를 외면했다가는 시대의 낙오자가 되어 버릴 수 있다. 수많은 컨퍼런스와 워크숍 등이 열리지만, 전달되는 지식은 단편적이고 또 잘 이해하기도 힘들다. 전문가이든 비전문가이든 쉽지 않은 상황이고 결국 나름대로 필요한 수준의 공부를 차분히 해야만 될 것 같다.

신기술에 관한 공부를 재미있게 또 효과적으로 하는 데 도움이 되는 책은 몇 가지 필요한 요소를 갖춰야 한다. 먼저 마음에 와닿게 동기유발을 해줘야 하고, 둘째는 내용의 전개에 있어서 그 인과관계가 현재의 지식수준으로도 잘 이해되어야 한다. 이러한 면에서 보면 이 책은 매우 잘 되어있다. 대부분의 기술 서적이 전문성의 함정에 빠져 비전문가에게는 지루하고 난해한 기술적 내용으로 일관함으로써 시작하자마자 흥미를 잃게 하는데 반해, 이 책은 우리의 일상의 문제들에 대해 신기술이 어떻게 접근하여 돕는지를 소개하며 시작하기 때문에 독자의 관심을 자연스럽게 이끈다.

이렇게 소개되는 신기술들은 편안한 내레이션을 통해, 즉 가급적 논리나 기술 수준의 비약을 피하며 점점 더 깊이를 더해 간다. 따라서 논리체계의 혼란 없이 새로운 정보들을 편하게 수용할 수 있다. 이 책은 이 시대에 주목해야 할 첨단기술들을 거의 망라하여 다루고 있어, 이 시대의 종합적 과학기술 교양서로서 모자람이 없다. 특히 전개되는 내용이 저자의 상상이나 예단에 의한 것이 아니라 많은 실제 예시와 참고문헌을 통해 뒷받침되고 있기 때문에 제공되는 정보의 질과 신뢰성이 매우 높다. 따라서 이공계 전문가나 비전문가 모두에게 현시점에서 보는 미래과학 전반을 조망하는 데 큰 도움을 줄 것으로 생각된다. 물론 전문가들은 더욱 깊이 있는 전문 서적을 필요에 맞게 구하여 더 깊은 지식을 구해야 할 테지만, 비전문가에게는 이 정도만으로도 세상의 변화와 그 동인動因을 잘 이해한 교양인으로 거듭나는 데 큰 도움이 될 것으로 생각된다. 특히 자라나는 동량들에게 미래 첨단기술에 대한 흥미와 관심을 불러일으키는 좋은 안내서가 될 것으로 기대된다.

사실 이렇게 다양한 분야를 섭렵하며 방대한 양의 정보를 풀어 첨단 과학기술이 제시하는 미래를 소개하는 책을 내는 것은 여간 어려운 일이 아니다. 저자의 독특한 경력에 나타나듯 수학修學과정에서 다양한 분야의 학문을 섭렵했고, 이에 더하여 왕성한 지적 호기심 위에 놀라운 열정과 인내심으로 자료를 모으고 정리하였기 때문에 가능했던 것으로 생각된다. 더욱이 신문연재나 방송 등을 통해 평범한 대중들에게 첨단의 과학기술을 쉽게 소개하려고 노력한 경험이 더해져 쉽고 재미있으면서도 매우 유익한 교양서를 완성한 것으로 생각된다. 부디 이 책이 많은 분들에게 읽혀져 4차산업혁명 시대를 맞는 우리 국민의 과학기술 소양이 한층 고양되기를 기대해본다.

박상열 박사

'살아있는 사람의 뇌에 로봇 팔을 연결한 과학자', '손과 머리뼈를 3D 프린터로 프린트해서 만드는 과학자', '암 치료에 쓸 수 있는 나노자석을 가진 박테리아를 연구하는 과학자', '냄새로 병을 진단하는 전자 코를 만드는 과학자', '마이크로칩으로 DNA를 분석하는 과학자'를 필자가 만났다. 또한 '암 수술하는 로봇', '공식적으로 의료기기가 된 인공지능', '옷처럼 입는 로봇', '잘린 다리도 재생해내는 도롱뇽'도 필자가 만났다.

마치 먼 미래를 보여주는 영화에서나 나올 것 같은 것들이 바로 지금 우리가 살고 있는 시대에 등장하였다. 또 한 번 시대가 변했다. 전문가들은 4차산업혁명시대가 이미 시작되었다고 말한다. 아직은 나와 상관없을 것 같은 4차산업혁명시대의 첨단기술들은 내 삶을 어떻게 바꿔놓을까? 잠시 스마트폰을 생각해보자. 십 년 전 스마트폰이라는 것이 등장하더니 어느새 우리는 아침부터 밤에 잠이 들 때까지 손에서 스마트폰을 놓지 않는 삶을 살고 있다. 전화는 물론이고 카톡으로 친구나 애인과 수다를 떨고 인터넷에 접속하여 뉴스나 게임도 즐긴다. 스마트폰이

처음 나왔을 때 휴대폰이 전화만 되면 되지 다른 기능이 무슨 필요가 있느냐고 생각했던 사람이 많았다. 하지만 요즘은 갓난아기부터 노인에 이르기까지 모든 사람이 스마트폰을 이용하며 즐긴다. 4차산업혁명시대의 첨단기술도 이처럼 우리 모든 사람이 이용하게 될 것이다.

이 책에서 4차산업혁명시대 첨단기술이 의료기술과 만나 만들어내는 7가지 스마트한 미래의료기술을 소개한다. 인공지능, 빅데이터, 3D 프린팅, 로봇, 사물인터넷, 유전정보, 정밀의료 등과 같은 4차산업혁명의 핵심기술들이 병을 진단하고 치료하는 기술과 만나면 어떤 일이 벌어질까? 바로 인공지능 의사, 건강관리 빅데이터, 인공장기 만드는 3D 프린팅, 수술로봇과 간호로봇, 개인맞춤 질병 치료기술 등이 탄생한다. 이 모든 첨단의료기술은 머지않아 우리 모두의 삶에 큰 영향을 미칠 것이다. 정보화시대의 인터넷과 스마트폰처럼 곧 우리 모두의 삶을 바꿔놓을 미래의료기술을 이제 만나보자.

이 책의 1부에서 인공지능과 빅데이터가 우리의 건강과 질병에 관해서 어떤 변화를 이끌고 있는지 소개한다. 병원에서 일하는 인공지능 의사, 건강을 돌보는 빅데이터, 인공지능과 관련된 신약과 의료기기 등을 살펴본다. 2부에서 점차 심각해지는 고령사회에 간호로봇과 뇌−기계 연결 기술에 관해 소개한다. 암 수술 로봇, 노인을 돌보는 간호로봇, 환자의 뇌에 연결된 로봇 팔, 뇌에 대한 오해와 진실 등에 대해서 알아본다. 3부에서는 인체 장기와 조직을 교체하기 위한 3D 프린팅과 재생의료 기술에 관해 소개한다. 손과 머리뼈를 만드는 3D 프린터, 재생 잘하는 동물, 인공장기, 비만의 오해 등에 대해 알아본다. 마지막으로 4부에서는 최첨단기술을 이용하여 질병을 치료하는 기술을 개발하는 현장을 소개한다. 전기와 자기 맛에 빠진 동물, 냄새로 암을 찾는 과학자, 박테리아로 암을 치료하는 기술, 박테리아가 끄는 나노로봇 등을 살펴본다.

본 도서가 출판되기까지 많은 분께서 아낌없이 도와주셨다. 먼저 출판을 허락해주신 전파과학사 손동민 대표님께 감사드린다. 어린 필자를 가르쳐서 과학자로 키워주신 박상열 박사님께 깊이 감사드린다. 또한 과학자로서의 길을 이끌어주신 서울대학교 김연상 교수님, 경북대학교 최상준 교수님, 김규만 교수님, 전창진 교수님 및 영남대학교 권진혁 교수님께 감사드린다. 지난 2년 동안 주기적으로 필자의 부족한 글을 매일신문에 실어주신 배성훈 국장님과 이채근 부장님께 감사드린다. 이처럼 매일신문에 주기적으로 게재한 과학 칼럼을 모으고 살을 붙여서 이번에 단행본 도서로 출판하게 되었다. 또한 대구MBC TV메디컬 약손 프로그램에 출연하여 두 번에 걸쳐 강연할 수 있도록 해주신 백운국 PD님, 박성미 작가님, 박재웅 작가님, 권태근 국장님, 이유진 아나운서님께 감사드린다. 마지막으로 필자의 양가 부모님과 아내 및 예쁜 딸에게도 감사와 사랑을 전한다.

하늘 정원에서
김영호

차례

PART 1

병 고치는 인공지능과 빅데이터
— 4차 산업혁명시대 병원에서 일하는 인공지능을 만나다!

PART 2

고령사회 간호로봇과 뇌-기계 연결
— 노인을 돌보는 로봇과 뇌에 연결된 로봇 팔

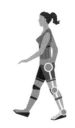

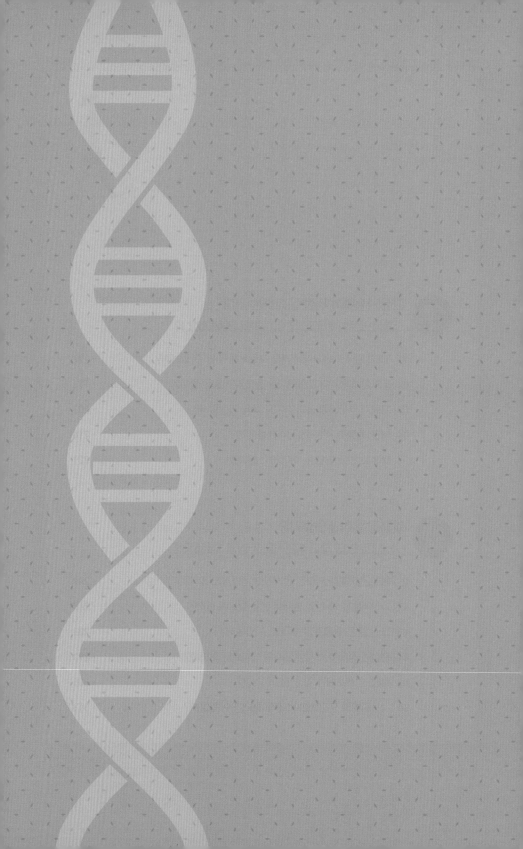

PART 1

병 고치는 인공지능과 빅데이터
4차 산업혁명시대, 병원에서 일하는 인공지능을 만나다!

우리 동네 병원의 인공지능 의사는 어떤 병을 진료할까?

세상에나 인공지능이 사람을 이겼다. 정말 충격이었다. 설마 컴퓨터가 인간 두뇌를 이기겠어? 라고 생각했는데 2016년 3월에 알파고가 바둑 대결에서 4승 1패로 이세돌을 이겼다. 이처럼 인공지능 알파고와 이세돌의 바둑대결은 충격적인 사건이었다. 구글 딥마인드 기업에서 개발한 인공지능 알파고는 고수들의 바둑 기보를 많이 학습하여서 인간이 어떻게 바둑을 두는지에 대해서 잘 알고 있었다. 당시만 해도 인공지능이 그 복잡한 바둑의 경우의 수를 분석해서 프로 바둑기사 이세돌을 이길 것으로는 생각하기 힘들었다.

인공지능과 사람 간의 역사적인 바둑 대결이 있은 지 1년이 지난 후,

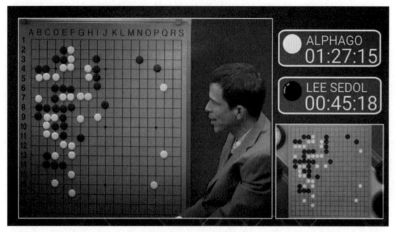

그림 1-1 인공지능 알파고와 이세돌의 바둑대결. 2016년 3월에 진행된 바둑대결에서 알파고가 4승 1패로 이세돌을 이겼다.

구글 딥마인드는 알파고보다 더 대단한 인공지능 알파고 제로를 개발했다고 발표했다. 심지어 알파고 제로는 사전에 바둑 기보 데이터를 주지 않고 단순히 바둑 두는 규칙만 알려줬다. 알파고 제로는 이 바둑 두는 규칙을 이용해 스스로 학습한 지 3일 만에 알파고를 100전 100승으로 이겼다. 이처럼 어느 날 문득 인공지능이란 존재가 세상에 알려지기 시작했는데 그 발전 속도가 너무 빨라서 많은 사람을 놀라게 하고 있다. 이 인공지능이 단순히 바둑대결과 같은 게임을 넘어서 주식투자자의 일, 의사의 일을 해내고 있다.

2018년 4월, 인공지능 왓슨이 의사로서의 일을 한 지 1년이 되는 날을 기념하여 대구가톨릭대학교병원에서 인공지능 심포지엄을 열었다. 필자는 '인공지능 미래의료 심포지엄'에 강연자로 초청받아 4차산업혁명의 핵심기술들이 의료기술과 만나서 어떤 변화들이 일어나는지에 대해서 강연하였다. 이처럼 인공지능이나 4차산업혁명은 먼 나라 이야기가 아닌, 바로 우리가 살고 있는 지역에서 일어나고 있는 일이 되었다.

4차산업혁명은 인공지능, 빅데이터, 3D 프린팅, 사물인터넷, 유전정보, 정밀의료 등과 같은 핵심기술들을 앞세워 기존의 기술들을 빠르게 연결하면서 큰 변화를 일으키고 있다. 인공지능이라는 개념이 일반인들에게 알려진 지 얼마 되지 않은 것 같은데, 벌써 우리가 사는 곳에 인공지능 의사가 일하고 있다.

그렇다면 인공지능 의사의 진료는 믿을 만할까? 인공지능 의사가 사람 의사를 대체하게 될까? 인공지능 의사의 실수로 문제가 생기면 누가 책임을 질까? 등 여러 의문이 제기되며 전문가들 사이에서도 열띤 토론이 이어지고 있다. 이제 인공지능 의사에 대해 좀 더 살펴보자.

인공지능 의사, 왓슨

■

의학 전문자료 1,500만 쪽을 공부해서 다 외웠고 의학학술지도 300종이나 읽었다. 그리고 2012년 3월부터 미국 메모리얼 슬론 캐터링 암센터에서 레지던트로 일했다. 이후 MD앤더슨에서 훈련받으며 실력을 키워서 드디어 의사가 되었다. 이것은 어느 젊은 의사의 경험담이 아니다. 인공지능 '왓슨 포 온콜로지Watson for Oncology'가 의사가 되기 위해 지나온 과정이다. 2016년 12월, 'IBM 왓슨 인공지능 암센터'가 가천대길병원에 오픈되면서 국내에서도 인공지능 왓슨이 의사로서의 일을 시작했다.

왓슨은 어떻게 암을 진단할까? 방법은 의외로 간단하다. 우선 환자의 성별과 나이를 입력하고 혈액검사, 조직검사, 컴퓨터단층촬영CT 등과 같은 검사결과를 입력한 후에 '왓슨에게 물어봐Ask Watson'을 클릭한다. 왓슨이 열심히 분석해서 '강력추천', '추천', '비추천'의 세 가지 치료법을 제시한다. 평균 8초 만에 왓슨은 치료법을 제시한다. 이렇게 왓슨이 치료법을 제시하지만 최종 치료법을 결정하는 것은 왓슨이 아니라 왓슨이 제시한 치료법을 참고하여 사람 의사가 내린다.

이미 전 세계 90개 이상의 병원에서 인공지능 왓슨이 의사로서의 일을 하고 있으며 국내에서도 2016년 12월, 가천대길병원을 시작으로 건양대학교병원, 조선대학교병원, 부산대학교병원, 계명대학교동산병원, 대구가톨릭대학교병원 등에서 인공지능 왓슨을 도입하여 사용하고 있다. 2017년, 대한무역투자진흥공사는 앞으로 5년 이내에 미국에 있는 병원의 절반 이상이 인공지능 기술을 활용할 것이라는 전망을 내놨다. 또한 지금까지 만들어진 인공지능 스타트업 기업체 수가 미국에서만 140개가 넘는다고 하니 왓슨과 같은 인공지능이 앞으로 더 많이 나올 것이다.

인공지능 의사의 실력

■

암에 걸리면 어느 의사 선생님이 진료를 잘하고 치료를 잘해줄 수 있는지 주변에 물어보고 찾아보게 된다. 인공지능 의사인 왓슨은 다른 의사 선생님들과 비교해서 실력이 얼마나 될까? 만약 왓슨이 다른 사람 의사들보다 실력이 부족하다면 병원에서 믿고 쓰기 어려울 것이다. 더욱이 환자의 질병을 진단하고 치료하는 아주 중요한 일을 하는데 대충 그냥 써보자는 식으로 할 수는 없다. 그래서 인공지능 의사의 실력을 꼼꼼하게 잘 따져보아야 한다.

2014년, 미국 종양학회에서 사람 의사인 전문의와 인공지능 의사인 왓슨의 암 진단 결과를 비교했는데 자궁경부암 100%, 대장암 98%, 직장암 96% 일치했다고 발표했다. 또한 인도 마니팔 병원에서 1천명의 암환자를 대상으로 왓슨이 진료했는데 사람 의사와 일치하는 결정이 80%나 있었다고 한다. 이처럼 외국에서는 인공지능 왓슨과 사람 의사의 암 진단 일치율이 높다.

그럼 우리나라에서는 어떨까? 우리나라에서 최초로 인공지능 의사 왓슨을 도입한 가천대길병원은 2017년 12월, 인공지능 의사 왓슨의 진료 결과에 대해 공개했다. 2016년 12월에 처음 도입되어 2017년 11월까지 인공지능 왓슨이 의사로서 일한 결과는 다음과 같다. 총 557명의 환자가 왓슨을 이용해서 진단을 받았다. 이 중 대장암 환자 118명에 대하여 왓슨이 '강력추천'으로 제시한 치료법과 사람 의사가 제시한 치료법의 일치율은 55.9%였다. 그리고 왓슨이 '강력추천'한 것뿐만 아니라 '추천'한 것까지 포함하여 사람 의사의 판단과 일치하는 비율을 보면 대장암(결장)이 78.8%, 대장암(직장)이 77.8%, 위암이 72.7% 등으로 나타났다.

똑같은 인공지능 왓슨을 사용했는데 왜 외국보다 국내에서 사람 의사와의 일치율이 낮을까? 이에 대해 전문가들은 같은 종류의 암이라 하더라도 백인과 동양인이 다를 수 있고 생활환경에 따라서 양상이 다르게 나타날 수 있는데 왓슨이 미국에서 개발되어서 외국 환자들에게 더 적합하게 만들어졌기 때문일 것이라고 한다. 왓슨이 우리나라에 온 지 얼마 되지 않아서 아직 우리나라 사람들을 잘 파악하지 못한 부분이 있는 것 같다. 앞으로 우리나라 환자에 적합한 진단과 치료법을 제시하기 위한 후속 개발과 보완이 필요하다는 것을 말해준다.

국내에 인공지능 의사 왓슨을 처음으로 도입한 가천대길병원은 2016년 12월에서 2017년 12월 사이에 환자와 보호자를 대상으로 설문조사를 했다. 인공지능 왓슨의 도입으로 인해서 의사 진단과 치료에 대한 신뢰도가 증가했다고 대답한 사람이 224명 중에 204명으로 91%나 되었다. 또한 인공지능 의사 왓슨의 진료에 대해서 환자 51명 중 48명, 즉 94%나 매우 만족한다고 응답했다. 이와 같은 인공지능 의사에 대한 호응 속에, 앞으로 더 다양한 질병들을 진단하고 치료하는 데에 인공지능이 사용될 것이다.

1호 인공지능 의사, 아이디엑스

■

2018년, '1호 인공지능 의사'가 세상에 등장했다는 뉴스가 보도되었다. 바로 앞에서 몇 년 전에 개발된 인공지능 의사 왓슨이 있다고 말했는데 '1호 인공지능 의사'라니 무슨 엉뚱한 주장인가 싶다.

그 내막을 살펴보면 이렇다. 왓슨은 인공지능 의사이기는 하지만 독자적으로 진료해서 진단서를 발급하지는 못한다. 왓슨은 환자 정보를 분석해서 치료방법을 제시하는 일을 하지만 결정은 사람 의사가 하기 때문에 사람 의사를 보조하는 셈이다. 그러니까 왓슨은 반쪽짜리 의사다. 그러나 이번에 등장한 인공지능 의사는 사람 의사의 도움 없이 스스로 환자의 병을 진단하고 진단서도 발급한다.

미국 아이디엑스 기업이 안과용 인공지능 의료기기로 개발한 '아이디엑스-디알IDx-DR'이 바로 1호 인공지능 의사다. 미국식품의약국FDA으로부터 2018년에 판매 허가를 받은 인공지능 의사 아이디엑스는 당뇨 망막병증을 진단한다. 개발회사인 아이디엑스의 설명에 따르면, 우선 환자의 안구 사진을 촬영하고 망막 이미지를 인공지능 소프트웨어에 입력해서 인공지능이 기존 환자 자료와 비교하는 과정으로 당뇨 망막병증을 진단한다. 양성으로 판단되면 안과 전문의에게 치료를 요청하고 음성으로 판단되면 12개월 후 재검사받을 것을 안내한다. 환자의 망막 영상을 분석해서 진단 결과를 내놓는 데에 1분도 걸리지 않기 때문

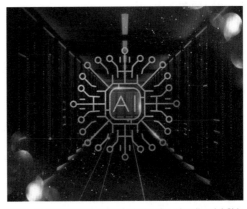

그림 1-2 4차산업혁명의 핵심기술인 인공지능. 인공지능 의사 왓슨과 아이디엑스 등 인공지능이 벌써 질병을 진단하고 치료하는 일을 하고 있다.

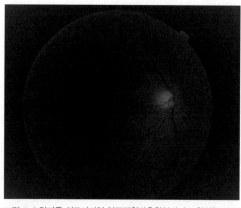

그림 1-3 안과용 의료기기인 안구광학단층촬영기기로 촬영한 안구 영상. 인공지능 의사 아이디엑스가 이러한 안구영상을 스스로 분석해서 질병이 있는지 여부를 판단하여 진료하고 진단서도 발급한다.

에 환자가 오래 기다릴 필요도 없다. 인공지능 의사 아이디엑스는 2017년에 미국에서 900명의 당뇨 환자를 대상으로 진행된 임상시험에서 87.4퍼센트의 정확도로 당뇨 망막병증 환자를 구분했다고 한다. 이처럼 인공지능 의사들이 속속 개발되어 여러 질병을 진단하고 치료하는 데에 이미 사용되고 있다.

인공지능 무인병원

■

중국에 무인병원이 만들어지고 있다. 병원은 환자를 진료하고 치료하기 위해서 의사와 간호사가 반드시 있어야 한다. 그런데 이러한 상식을 깬 것이다. 2018년, 중국 핑안하오이성은 인공지능이 사람 대신 일하는 '1분 진료소'를 만들었다고 밝혔다. 온라인 의료 플랫폼인 핑안하오이성은 원격 의료와 약의 새로운 유통방법을 내놓으며 중국에서 의료업계의 혁신을 만들고 있다. 특히 인공지능을 의료서비스에 연결하여 병의 진단 정확성과 효율을 높였다. 핑안하오이성을 만든 기업은 중국 핑안보험그룹 산하의 온라인 의료 업체로, 2014년에 사업을 시작한 이래 빠르게 성장하고 있다.

중국의 무인병원은 어떤 모습일까? 이 1분 진료소는 사람들이 많이 다니는 길거리에 놓인 공중전화 부스처럼 생겼는데 진료소와 약품 판매기, 두 구역으로 되어있다. 환자가 공중전화 부스처럼 생긴 진료소에 들어가서 앉으면, 인공지능 의사가 환자의 질환을 1차 진단한다. 이처럼 인공지능이 진단한 것을 외부에 멀리 떨어진 곳에 있는 사람 의사에게 원격으로 전달하면 사람 의사가 확인 후 인공지능 의사의 진단을 승인하는 과정으로 진료가 이루어진다.

온라인 의료 플랫폼인 핑안하오이성을 전 세계 인공지능 전문가 200명이 참여하여 개발하였고 3억 건의 진료 데이터를 이용해서 인공지능을 학습시켰다. 이렇게 개발된 핑안하오이성은 2000여 질환에 대해서 진단할 수 있다고 한다. 핑안하오이성은 1천 명 이상의 자체 의료진과 4천 명 이상의 외부 협력 병원의 의료진을 확보하고 있으며 온라인으로 진료, 자문, 입원 수속 등 의료서비스를 제공한다. 그리고 스마트 약품 자판기 운영을 위해서 1만2천 개 이상의 약국과 협력하여 환자에게 1시간 이내에 약을 배송하는 서비스를 중국 80개 도시에 만들어서 시행하고 있다. 특히 최근 중국에서 스마트폰이 빠르게 보급되며 모바일 의료 시장이 급성장하는 상황이기 때문에 이와 같은 온라인 의료서비스는 앞으로 크게 성장할 것이다. 중국의 온라인 의료서비스 시장은 2017년에 2조4천억 원에서 2025년에 16조 원 규모로 크게 성장할 것으로 전망되고 있다.

핑안하오이성의 등록 회원 수는 2018년 6월에 2억 2천만 명이 넘었으며 이중 매월 활발하게 이용하는 이용자 수가 140만 명이나 된다고 한다. 또한 핑안하오이성은 2018년에 53만 건의 진료 서비스를 제공했으며, 온라인으로 컨설팅한 건수도 3억 건이나 된다고 한다.

보통 중국에서는 아파서 병원에 가면 3시간 동안 줄을 서서 기다렸다가 3분 정도 진료를 받고 돌아온다고 한다. 그래서 큰 병이 아니거나 바쁠 때는 핑안하오이성과 같은 온라인 진료를 받는 것이 좋다고 말하는 사람이 많다. 핑안하오이성의 고객 만족도가 97퍼센트나 된다고 하니 중국인들이 인공지능을 이용한 원격 진료를 얼마나 선호하고 있는지 알 수 있다.

이와 같은 무인병원은 대도시뿐만 아니라 병원이 없는 시골 오지마을에서 환자를 진료하는 데에도 중요한 역할을 할 것이라고 한다. 핑안하오이성 기업체는 중국 전역에 2018년 연말까지 1000곳 이상 무인 진료소를 만든다는 계획을 발표했다. 또한 향후 3년 이내에 중국 전역에 수십만 개의 무인 인공지능 진료소를 세울 계획도 밝혔다. 이처럼 중국에서는 이미 인공지능을 의료서비스에 이용하는 기업체가 생겨나서 크게 성장하고 있다.

인공지능이란 말을 들은 지가 불과 몇 년밖에 되지 않은 것 같은데 이미 우리나라를 비롯한 세계 곳곳에서 인공지능 기술개발이 급속도로 진행되고 있다. 특히 질병을 진단하고 치료하는 과정에 인공지능을 이용하기 위한 기술을 개발하고 개인맞춤형 치료방법을 제공하거나 질병이 생기기 전에 예방하기 위한 기술들도 빠르게 인공지능과 연결되고 있다. 인공지능 기술이 더욱 발달한다면 우리가 더 건강하고 풍요로운 삶을 살 수 있을 것으로 기대된다.

인공지능과의 첫 데이트,
무슨 말을 하지?

인공지능은 어떤 모습일까? 라는 궁금증과 설레는 마음을 가지고 얼마 전 서울 코엑스 전시관에서 열린 인공지능 전시회에 다녀왔다. 인공지능을 단순히 최신 컴퓨터 프로그램이라고 말하기는 어렵지만 그렇다고 무언가 실체가 있는 기계로 보기도 어렵다. 인공지능은 이미 주식투자자, 의사, 화가, 작곡가, 연구원 등과 같이 사람이 하는 일을 스스로 하고 있다. 이뿐만 아니라 빅데이터를 분석하고 질병을 진단하는 의료기기로서의 역할도 하고 있다. 인공지능 전시회에서 만난 인공지능의 모습은 눈에 보이지는 않지만 이처럼 다양한 모습으로 여러 분야에서 활용되고 있었다.

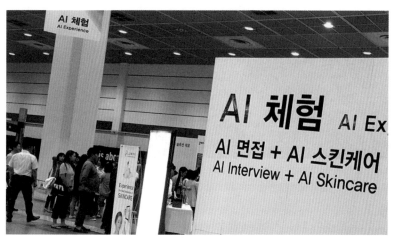

그림 2-1 서울 코엑스의 인공지능 전시회. 인공지능 체험도 할 수 있고 다양한 인공지능들이 전시되었다.

인공지능이란 무엇이며 요즘 어떤 일을 하고 있는지 좀 더 살펴보자. 그리고 우리의 건강과 관련된 헬스케어분야에서 인공지능이 어떻게 사용되고 있는지에 대해서도 들여다보자.

핸섬한 인공지능

■

'인공지능Artificial Intelligence, AI'이란 아주 단순하게 말하면 컴퓨터 프로그램이라 할 수 있다. 그렇다고 그냥 프로그램이라고 말하기에는 무언가 좀 다른 구석이 있다.

인공지능은 인지와 학습과 같은 인간의 지적능력(지능)의 일부나 전체를 컴퓨터를 이용해서 만든 지능을 말한다고 대통령직속 4차산업혁명위원회에서는 설명한다. 이 설명 문구에 인공지능이 일반 컴퓨터 프로

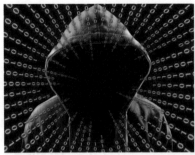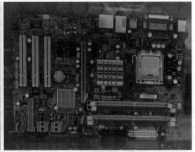

그림 2-2 인공지능 이미지와 컴퓨터 중앙처리장치. 인공지능은 단순한 컴퓨터 프로그램이 아니라 인지와 학습과 같은 인간 지능의 일부나 전부를 컴퓨터를 이용해서 만든 지능이다.

그램과 무엇이 다른지에 대한 것이 들어있다. 인공지능은 대용량의 데이터를 학습하여 스스로 판단하고 어떻게 할 것인지에 대한 의사결정을 스스로 하는 지능을 가진 것을 말한다.

몇 년 전부터 인공지능이란 말이 많이 들려오고 유명해져서 이제는 일반인들에게도 익숙할 것이다. 그렇지만 인공지능은 사실 수십 년 전에 개념이 만들어져서 꾸준히 발전에 발전을 거듭해왔다. 역사적으로 보면 1956년에 인공지능이라는 개념이 처음 만들어졌고 이후 1970년 중반에서 1980년대 후반까지는 제대로 발전하지 못하는 암흑기를 지냈다. 이 인공지능의 개념이 예전에는 기계학습 또는 머신러닝Machine Learning이라고 불리며 전문가들 사이에서만 통용되며 개발되어 왔다. 이후 2010년부터 인공지능 기술은 급속도로 발전하였고, 일반인들을 깜짝 놀라게 하는 여러 기술이 개발되었다. 대표적으로 2011년에 인공지능 왓슨이 제퍼디쇼라는 퀴즈 프로그램에서 사람을 이기고 우승한 일이나 2016년에 인공지능 알파고가 이세돌을 바둑경기에서 이긴 일이 그렇다. 그리고 2017년에 알파고 제로가 개발되었다. 대통령직속 4차산업혁명위원회에서는 이러한 인공지능 기술이 앞으로도 빠르게 발전할 것으로 내다보며 다음과 같이 전망한다. 2024년에 인공지능 칩이 상용화되며 2025년에 유사전이학습 인공지능이 개발되고 2026년에는 뇌와 기계를 연결한 뇌-기계 인터페이스BMI가 개발될 것이다. 그리고 2029년에 맥락기반 상황인지와 상황변화 적응학습 기술이 개발되고 2030년에 비지도 학습 인공지능 기술이 개발될 것이라고 전망한다.

최근에 와서 인공지능이 이렇게 인기를 끌며 중요한 기술로 빠르게 발전하는 주된 이유는 바로 빅데이터 때문이다. 과거에는 데이터의 양이 많지 않았을 뿐만 아니라 예전에는 많은 양의 데이터를 수집하고 모을 방법이나 기계도 별로 없었다. 그러나 최근에는 정보통신이 발달하고 의료기기 등이 발달하면서 일상생활과 산업 전 분야에서 쉴 새 없이 엄청난 양의 데이터가 쏟아지고 있다. 바로 빅데이터다. 이렇게 데이터가 엄청나게 많아지고 나니 데이터를 분석해서 무언가를 찾아내거나 예

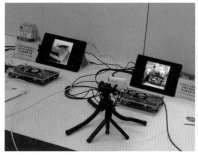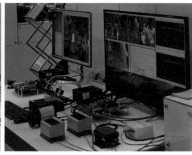

그림 2-3 인공지능 전시회에 전시된 국내 연구기관이 개발한 인공지능 기계학습 장치들. 인공지능은 빅데이터를 이용한 기계학습 과정을 거치면서 실력을 키워간다.

측하는 것이 매우 어려워
졌다. 이러한 상황에 인공
지능이 짠~ 하고 등장했
다. 인공지능은 어마어마
한 양의 빅데이터를 분석
해서 결과를 내놓고, 무언
가를 예측하는 일을 하는
해결사 역할을 하고 있다.

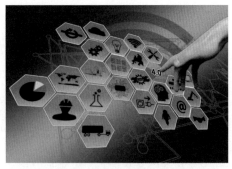

그림 2-4 4차산업혁명의 핵심기술인 인공지능이 활용될 수 있는 다양한 분야. 인공지능은 의료, 금융, 에너지, 제조, 안전, 화학, 식품, 건축, 농수산업 등 거의 모든 산업 분야에 연결되고 있다.

그래서 요즘 인공지능의
인기가 하늘을 향해 치솟고 있다.

몇 년 전만 해도 바둑대결이나 퀴즈쇼에서 인공지능이 사람을 이겨서
깜짝 놀랐는데, 요즘은 인공지능이 주식투자도 하고 의사로서의 일도
한다. 뿐만 아니라 사람만이 가진 고유한 창의성의 결과물이라고 여겨
져 왔던 음악을 작곡하는 일이나 그림을 그리는 화가의 일도 인공지능
이 하고 있다.

인공지능은 의료, 금융, 에너지, 제조, 안전, 화학, 식품, 건축, 농수산
업, 도시, 복지 등 거의 모든 산업 분야에 연결되어 미래 산업을 이끌어
가는 핵심적인 역할을 해나갈 것이다.

인공지능을 산업에 쓰면 어떤 점이 좋을까? 몇 가지 예를 보면 쉽게
알 수 있다. 자동차를 보자. 지금은 부분적인 자율주행이 가능한 자동
차가 개발되어 있다. 그러나 미래에는 인공지능이 결합되어서 완전자

율주행이 가능한 자동차가 개발될 것이다. 공장을 보자. 지금은 하나의 공장 내에 자동화 설비를 갖추고 있다. 그러나 미래에는 인공지능을 통해 공장과 공장이 연결되어 모든 공정이 자동화될 것이다. 그리고 에너지 분야를 보자. 지금은 건물 내 에너지 효율을 높이는 기술이 개발되어 있다. 미래에 인공지능이 연결되어 하나의 건물뿐만 아니라 여러 건물들 또는 나라 전체 건물들의 전력 상황을 파악하고 분석해서 국가 전력망을 효율적으로 가동시키는 기술이 개발될 것이다. 이처럼 인공지능은 각 분야에 연결되어 놀라운 결과물을 계속 만들어나갈 것이다.

헬스케어의 두뇌, 인공지능

얼마 전 웰빙이 유행하더니 요즘은 '소확행'이라고 하는, 작지만 확실한 행복을 추구하는 사람들이 많아졌다. 웰빙이나 소확행은 행복하게 살고자 하는 인간의 가장 근본적인 욕구다. 이 모든 것은 건강이 있어야 가능하다. 아무리 행복을 주는 많은 것들이 있어도 건강을 잃어버리면 그 행복을 누릴 수 없고 내 것으로 만들 수도 없다.

우리나라는 노인 인구가 점점 증가하여 고령화사회를 지나 이미 고령사회에 진입했다. 또한 병이 나기 전에 미리 건강을 관리해서 병에 걸리지 않도록 하려는 젊은 사람들의 관심도 많이 커졌다. 이처럼 어느 시대보다 건강에 대한 관심과 투자가 많은 시대에 살고 있다. 이러한 시대적인 요구에 맞춰서 스마트하게 건강을 관리해주는 헬스케어 기술들이 빠르게 발전하고 있다.

잠시 스마트폰을 생각해보자. 십 년 전에 스마트폰이 등장하더니 지금은 거의 모든 사람이 스마트폰 하나씩은 가지고 있을 정도로 빠르게 확산되었다. 그냥 전화기 정도로 생각해왔던 휴대폰이 스마트해져서, 이제 인터넷 검색이나 게임뿐만 아니라 은행 송금이나 각종 업무도 척척 처리해내는 내 손 안의 성능 좋은 컴퓨터가 되었다. 이 스마트폰은 우리 생활 구석구석을 빠르게 변화시켜왔다. 예전에는 건강을 관리하기 위해서 규칙적으로 운동하고 몸에 좋은 음식을 먹고 좋은 생활습관을 들여서 실천하는 것이 전부였다. 그런데 최근에는 스마트폰을 이용해서 식단이나 운동 등 건강과 관련된 것을 관리해주는 앱들이 개발되었다. 또한 정보통신기술ICT 융합 의료기기 기술이 개발되면서 일상생활 속에서 건강에 관련된 많은 데이터를 수집하는 것이 예전보다 훨씬 쉬워졌다. 이외에도 인터넷에 접속하면 언제 어디서든지 수많은 건강이나 질병에 관한 정보와 자료들을 얼마든지 얻을 수 있다. 그것도 내 손안에 있는 작은 스마트폰 하나면 가능한 시대에 살고 있다.

인공지능은 4차산업혁명의 큰 변화들을 이끌어가는 핵심 두뇌로서 주목받고 있다. 인공지능은 사람의 두뇌처럼 '인지-학습-추론-판단'을 스스로 해내는 컴퓨터 프로그램이다. 인공지능은 환자의 임상 데이터를 모니터링하고 아주 방대한 양의 전문적인 의료정보를 분석하는 일도 척척 해낸다. 최근 인공지능이 병원에서 의료영상 장비로 촬영한 영상을 판독하는 일을 하며 실력을 뽐내고 있다.

인공지능은 의료 데이터를 분석해서 질병이 있는지를 진단하는 일뿐만 아니라 의료 빅데이터를 분석해서 질병을 예방하도록 돕는 일도 할 수 있다. 또한, 내게 딱 맞는 개인맞춤형치료를 하도록 도움을 줄 수도 있어 인기가 높다. 한 마디로 인공지능이 고품격 개인맞춤형 의료서비스를 제공해준다고 할 수 있다.

의료분야에서 인공지능이 하는 일은 세 가지 종류가 있다. 첫째, 병원에서 환자를 진단하고 치료하는 과정에서 작성하는 전자의무기록이나 병원 차트에 저장된 환자 진료기록과 환자의 DNA 유전체 데이터 등의 의료 데이터를 분석하는 일, 둘째, 병원에서 건강검진을 위해 촬영한 엑스레이X-ray, 컴퓨터단층촬영CT, 자기공명영상MRI 등과 같은 의료영상을 판독하는 일, 셋째, 환자의 임상 데이터와 같은 의료 데이터를 장기간에 걸친 점검과 모니터링을 통해 질병을 관리하고 예측하는 일이다.

질병 진단하는 인공지능

■

최근, 세계 여러 나라에서 인공지능을 이용하여 심장질환, 폐질환, 암질환, 뇌졸중 등 각종 질병을 진단하는 기술들이 개발되고 있다. 대장암은 우리나라에서 두 번째로 흔한 암으로서 전체 암 중에서 12.5퍼센트 발생률을 나타낸다고 국가암등록통계에서 2017년에 발표했다. 나이가 들면 암 발생 가능성이 커지기 때문에 특별한 증상이 느껴지지 않더라도 5년에 한 번씩은 대장내시경 검사를 받으라고 의사들은 권하고 있다.

대장내시경을 통해서 대장 표면을 관찰하다가 작은 혹 같은 용종이 보이면 바로 제거한다. 이 작은 용종이 자라면 암이 될 수 있기 때문이다.

일본에서 대장내시경 영상에서 용종을 찾는 인공지능 시스템이 개발되었다. 이것은 나고야대와 쇼와대 및 사이버넷시스템 기업의 공동연구팀이 개발한 것으로 2018년에 판매 승인을 받았다. 이 인공지능 시스템은 내시경 영상에서 용종을 찾아 의사에게 알려준다. 이 인공지능 시스템은 일본 국립암연구센터 등에서 6만장 이상의 대장내시경 영상자료를 받아서 학습했다. 이렇게 해서 개발된 이 인공지능 시스템은 암으로 발전될 위험성이 있는 악성 용종을 98퍼센트의 정밀도로 판별했다고 한다. 이외에도 일본 엘픽셀 기업은 자기공명영상MRI 이미지에서 뇌동맥류를 찾는 인공지능 기술을 2018년에 개발했다.

결핵은 후진국의 질병으로 알려져 있다. 그렇지만 우리나라에도 결핵 환자가 적지 않은데, 얼마 전에 우리나라 기업이 결핵을 진단하는 인공지능을 개발해서 주목받고 있다. 경제협력개발기구OECD 국가 중에서 우리나라가 결핵 환자 발생률이 가장 높다. 2018년에 우리나라의 신규 결핵 환자가 2만6천 명이나 되었다. 결핵은 특히 아프리카나 동남아시아와 같은 개발도상국에서 많이 발생하는데 이들 나라에서는 절대적으로 의사 수가 부족해서 현실적으로 결핵을 진단하고 치료하기 힘든 실정이라고 한다. 이러한 문제를 해결해 줄 수 있는 기술로서 인공지능을 이용한 결핵 진단 기술이 우리나라의 래디센 기업에 의해 2018년에 개발되었다. 환자의 엑스레이 이미지를 인공지능 솔루션이 판독해서 결핵을 진단한다. 특히 래디센 기업이 개발한 것은 소형 저선량 흉부 엑스레이 결핵 판독기이기 때문에 크기가 작아서 휴대하기 편하고 전기 소모량도 적다. 즉, 동남아시아나 아프리카의 오지 마을에 가져가서 사용하기에 좋은 기기다. 이 결핵 판독기를 이용하면 한 사람당 18초 만에 결핵을 판독할 수 있다고 한다. 이번에 개발된 기기는 의사를 대체해서 결핵을 진단하는 장비는 아니고, 전염성이 강한 결핵 의심환자를 찾아내서 병원에 가서 정밀 검사를 받도록 안내해주는 장비라고 래디센은 설명한다.

병원에서 사용하는 성능이 아주 우수한 대형 의료기기도 중요하지만 때로는 성능이 조금 뒤처지더라도 버스나 승용차에 싣고 오지 마을로 찾아가서 질병을 진단하고 치료해주는 소형 의료기기도 필요하다. 이처럼 예전에는 병원과 의사가 없어서 질병 진단이 어려웠던 오지마을의 소외된 사람들도 혜택을 볼 수 있는 질병 진단 기술이 최근 인공지능에 의해 개발되고 있다.

인공지능은 폭풍 성장 중

■

인공지능이 의료영상 이미지에서 질병의 징후를 찾아내는 인공지능 진단 시대가 2019년에 본격적으로 개막할 것이라고 일본 니혼게이자이 신문은 보도했다. 위에서 설명한 것처럼 최근 인공지능이 여러 질병을 진단하고 치료하는 데에 이용되기 시작하면서 인공지능 기술 개발 속도와 국내외 시장 성장 속도가 빨라지고 있다.

이제 인공지능과 관련된 시장현황을 조금 살펴보자. 어떤 기술이 현재 얼마나 빨리 성장하고 있으며 앞으로 어떻게 발전해갈 것인지 예측해보기 위해서는 이 기술의 시장규모를 살펴보면 알 수 있다. 인공지능 시장은 연평균 50퍼센트 이상 크게 성장할 것으로 전망되며, 특히 2018년에서 2020년 사이에 빠른 속도로 성장할 것이라고 정보통신기술진흥센터는 설명한다. 전 세계 인공지능 소프트웨어 시장은 2017년에 10조 원 규모에서 2022년에 57조 원 규모가 될 것으로 전망하고 있다. 또한 국내 빅데이터 및 인공지능 의료기기 시장도 2020년에 2조 2천억 원에서 2030년에 27조 5천억 원으로 큰 폭으로 성장할 것으로 예상된다.

글로벌 인공지능 진단기기 및 관련 의료서비스 시장규모가 2016년에 7천8백억 원 규모에서 2022년에 8조 원 규모로 6년 만에 10배 이상 크게 확대될 것이라고 인도 시장조사업체 마켓앤드마켓이 발표했다. 그리고 인공지능 앱 프로그램을 이용하는 예비진단 시장은 전 세계적으로 2026년에 연간 5조 원 정도 규모가 될 것이며 영상진단 자동화 시장은 연간 3조 원 정도 규모로 커질 것이라는 전망을 글로벌 컨설팅기업 액센츄어에서 내놨다.

대통령직속 4차산업혁명위원회의 자료에 따르면 글로벌 기업체들이 인공지능에 투자하는 규모가 2013년에 20조 원, 2015년에 53조 원, 2017년에 176조 원이나 된다고 한다. 이것은 2013년에서 2017년까지 4년 만에 8.8배나 증가했다는 말이다. 이처럼 인공지능은 요즘 급격하게 성장하는 폭풍성장의 시기를 맞이하고 있다.

인공지능에 투자하는 나라들

■

인공지능에 대한 높은 인기와 더불어 시장도 급격하게 커지고 있기 때문에 세계 각국에서 인공지능 기술개발에 투자하여 빨리 기술개발을 하려는 나라 간의 경쟁이 치열하다.

우리나라 정부에서 인공지능 기술을 비롯한 4차산업혁명의 핵심 기술 개발을 지원하고 육성하기 위해 만든 대통령직속 4차산업혁명위원회의 최근 보도 자료를 보면, 각 나라의 인공지능 개발 전략은 다음과 같다.

미국 정부는 장기적으로 선제적 투자를 통해서 민간 기업의 경쟁력을 높이려고 지원하고 있다. 이를 위해 'AI(인공지능) R&D(연구개발) 전략계획' 및 'AI(인공지능), 자동화 그리고 경제' 계획을 2016년에 세웠다. 중국은 국가가 대규모 선행 투자를 해서 전문 인력을 양성하고 특화플랫폼을 육성하고 있다. 이를 위해 '차세대 인공지능 발전계획'을 2017년에 만들고 '중국대학 인공지능 인재 국제육성계획'을 2018년에 만들었다. 일본은 인공지능 우수 인재와 산업체−대학−연구소 혁신역량의 결집을 위해 'AI(인공지능) 산업화 로드맵'을 2017년에 만들고 'AI(인공지능) 클라우드 인프라ABCI 구축' 계획을 2018년에 내놨다. 프랑스는 연구센터와 우수 인재를 기반으로 한 인공지능 연구허브를 만들기 위해 '프랑스의 AI(인공지능) 권고안'을 2018년에 만들었다. 핀란드는 스타트업 기업체의 생태계를 기반으로 인공지능과 응용산업의 활성화를 진행하고 있으며 이를 위해 '핀란드 인공지능 시대'를 2017년에 만들었다.

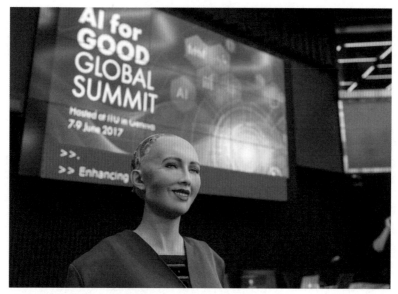

그림 2-5 인공지능 심포지엄의 인공지능 로봇.

또한 한 해 동안 인공지능 연구개발에 투자하는 금액을 비교하면 중국이 6조 원, 미국이 1.2조 원 정도인데 우리나라는 2천3백억 원(2017년) 정도밖에 되지 않는다. 중국의 알리바바 기업은 최근 3년간 17조 원을 투자했고, 미국의 구글 기업은 13조 원을 투자했으며 우리나라 네이버 기업은 최근 5년간 5천억 원을 투자했다. 그리고 나라별로 슈퍼컴퓨터를 몇 대 가지고 있는지를 보면 2017년에 중국이 202개로 1위, 미국이 143개로 2위, 일본이 35개로 3위, 우리나라는 5개로 9위를 차지했다.

자료가 말해주듯, 인공지능 개발에 중국과 미국이 치열한 경쟁을 하고 있으며 특히 중국의 투자와 기술개발 속도는 엄청나다는 것을 알 수 있다. 투자 규모나 슈퍼컴퓨터의 대수에서 다른 나라에 비해 크게 뒤지는 우리나라는 어떻게 해야 할까? 우리나라의 비교적 열악한 환경을 탓하며 포기할 것이 아니라 우리나라만의 강점을 찾아 집중투자하며 인공지능 기술을 키워가야 한다.

우리나라는 지난 수십 년간 한강의 기적을 이뤘을 뿐만 아니라 세계 최고의 기술력을 가지고 세계 최고의 제품을 많이 만들어 내놨다. 이에 우리나라 정부는 우리의 강점인 정보통신기술ICT 기반을 이용해서 경쟁력 있는 인공지능 기술을 개발하도록 지원하는 전략을 만들었다. 정보통신기술ICT이라는 강력한 무기를 가지고 인공지능 기술을 개발한다면 세계 어느 나라와도 경쟁해서 이길 자신이 있다는 것이다. 또한 인공지능 알고리즘의 오픈소스화와 산업적 활용 초기 단계에 있기 때문에 전략적인 기회들이 있다고 판단하는 것이다. 쉽게 말하면 아직 인공지능 기술개발이 전 세계적으로 초기 단계에 있어서 어느 나라도 독보적인 우수한 인공지능 기술을 가진 나라가 없다. 그리고 인공지능 기술을 개발하는 기업이나 연구소들이 인공지능 기술의 핵심인 소스를 공개하는 분위기가 조성되어 있어서 이러한 공개된 오픈소스를 이용해서 더 좋은 인공지능을 개발하는 것도 가능하다. 이러한 상황을 전략적으로 잘 이용하면 산업에 적용이 가능한 여러 인공지능 기술을 개발할 수 있다는 것이다.

우리나라 과학기술정보통신부와 대통령직속 4차산업혁명위원회는 'I-KOREA 4.0 실현을 위한 인공지능AI R&D(연구개발) 전략'을 2018년에 만들어서 발표했다. 이것은 인공지능기술이 확산되어 각 분야의 혁신적인 성장을 이끌어 가도록 하기 위해서다. 인공지능이 사회적으로 경제적으로 파급력이 매우 크기 때문에 기술과 인재 및 기반조성을 종합적으로 분석해서 집중 지원함으로써 경쟁력 있는 우수한 인공지능 기술을 개발하도록 하기 위한 것이다.

우리나라 정부는 2018년에서 2022년 사이 5년 동안 2.2조 원을 투자하여 기술력을 확보하고 최고급 인재를 양성하고 개방협력형 연구기반을 조성할 계획이다. 정부는 현재 인공지능이 많은 산업 분야에 활용되기 시작하는 단계라고 보고 정부가 직접 서비스를 제공하거나 공공 데이터를 활용해서 핵심기술 개발을 추진하기로 정했다. 우리나라는 정보통신기술ICT산업이 많이 발전했을 뿐만 아니라 각 분야에 축적된 많은 빅데이터를 가지고 있기 때문에 이러한 장점을 이용해서 인공지능 기술을 개발하려는 전략이다. 특히 국방이나 의료 및 안전 등과 같은 공공 분야의 빅데이터를 이용해서 인공지능 핵심기술을 개발하는 것을 정부가 주도해서 지원하고 육성할 계획이라고 밝혔다. 또한 위험성이 큰 기술이나 차세대 기술 분야에 대해서는 장기적인 투자를 정부에서 해나갈 계획도 세웠다.

인공지능이 원래 인간의 지능을 모방해서 만든 기술이기 때문에 고도화된 인공지능을 개발하기 위해서는 사람의 뇌에 대해서 좀 더 연구해서 알아야 한다. 따라서 정부에서 뇌신경회로망 작동원리를 규명하여 현재의 인공지능이 가진 한계를 극복할 수 있도록 뇌과학 연구에 장기적으로 지원하여 차세대 인공지능 개발의 토대를 마련할 계획도 가지고 있다. 향후 인공지능이 여러 분야에서 실제로 사용될 때에 인공지능이 실수나 잘못을 하는 것을 미리 방지하는 대책도 필요하다. 따라서 인공지능의 설계단계에서부터 인간의 윤리 규범을 넣어서 자가학습하도록 함으로써 인공지능이 어떤 일을 할 때 처음에 설정된 목표에서 벗어나지 않도록 하는 연구도 정부에서 지원할 계획이다.

지난 십 년 동안 소리 없이 우리 생활의 많은 부분을 변화시켜 온 인터넷처럼 앞으로는 인공지능이 우리 생활 전반에 큰 변화들을 이끌어갈 것이다. 예전에는 소설이나 영화에서나 가능했던 일들이 점점 현실 세계에서 가능해지도록 하는 기술들이 빠르게 발전하고 있다. 그 중심에 인공지능이 자리 잡고 있다. 특히 우리의 건강과 관련된 의료분야에서 인공지능의 발전은 많은 사람을 더욱 건강하게 살아가도록 도울 것이다.

빅데이터로 관리 받는 내 건강,
정말 더 건강해질까?

어느 날 갑자기 인터넷이 사라진다면? 이런 일이 일어나는 상황을 생각하면 공포감이 밀려온다. 마치 공포영화의 무서운 한 장면을 보는 것 같은 기분이 든다. 요즘 청소년들이야 이미 인터넷이 보편화된 세상에 태어났지만, 어른들은 인터넷이 없던 시절을 살아봤다. 이제 와서 다시 인터넷이 없는 세상으로 돌아간다는 것은 마치 돌도끼를 쓰던 구석기시대로 돌아가는 것과 같은 충격으로 와 닿는다. 이처럼 인터넷이 보편화된 정보화시대를 살아왔는데 벌써 또 다른 세상 4차산업혁명시대가 시작되었다.

이 4차산업혁명시대에 빅데이터는 인터넷과 같은 존재로 자리매김하

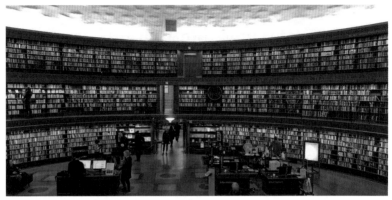

그림 3-1 스웨덴 스톡홀름 도서관. 도서관의 많은 책들은 각 분야의 수많은 정보들을 담고 있다. 이처럼 빅데이터도 각 분야의 수많은 정보들을 가지고 있는 것이다.

며 몸값을 끌어올리고 있다. 빅데이터는 말 그대로 데이터가 많다는 것인데 많이 쌓인다고 뭐가 달라질까? 빅데이터가 병을 예방하게 해주고 건강하게 오래 살도록 해준다니 어찌 된 일인지 들여다보자.

의료 빅데이터에 왜 주목할까?

■

소화불량에 대한 빅데이터 분석을 하면 소화불량 환자의 80퍼센트가 역류성 식도염을 함께 가지고 있으며 더부룩한 유형이 많다는 결과가 나온다. CJ헬스케어 기업은 이러한 소화불량에 대한 건강보험심사평가원의 빅데이터 분석결과를 이용하여 위산 분비 억제제 테고프라잔을 개발하여 케이캡 신제품을 출시했다. 테고프라잔은 현재 국내 3,500억 원 규모의 시장을 차지하고 있는 역류성 식도염 치료제[PPI]를 대체할 수도 있는 것이라고 한다.

미국의 메디데이터는 글로벌 제약사의 임상정보를 분석해주는 기업으로, 전 세계 매출 상위 25위 안에 속하는 제약사 중에 18개사를 고객사로 모시고 있다. 클라우드 시스템을 이용한 환자 정보의 효율적 수집과 관리를 통해서 신약 개발과정에서 임상시험에 들어가는 돈과 시간을 크게 줄일 수 있다고 메디데이터의 브리스 대표는 힘주어 주장하고 있다. 실제로 글로벌 컨설팅 기업인 맥킨지에 따르면 빅데이터 분석만으로 글로벌 제약업계는 연간 80조 원의 연구개발비용을 줄일 수 있다고 한다.

이처럼 벌써 의료산업계에서 빅데이터가 돈이 된다는 소문이 돌아서 기업체들이 발 빠르게 빅데이터를 어떻게 이용할 것인지 방법을 찾아서 제품개발에 나서고 있다.

데이터와 빅데이터, 뭐가 다를까?

그런데 '빅데이터'가 무엇일까? 얼핏 보면 '데이터'라는 것이 많이 모인 것을 가리키는 것 같기도 하고, 무언가 특별한 다른 종류의 데이터를 가리키는 것 같기도 하다. 도대체 빅데이터란 어떤 것일까?

예전부터 데이터를 수집하고 분석해서 어떤 일에 이용하는 일은 늘 있어 왔다. 중요한 데이터를 체계적으로 수집하고 정확하게 분석하는 방법들도 많이 개발되어 다양한 분야에서 잘 쓰이고 있다. 그러던 어느

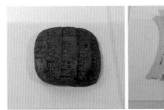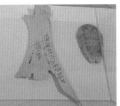

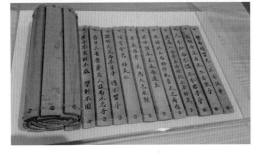

그림 3-2 인류의 문자 기록 발달 과정. 인류는 맨 처음 점토판(위 왼쪽)에 글자를 썼으며 이후 동물의 뼈(위 오른쪽)와 대나무(아래)에 글자를 써서 기록으로 남겼다. 이러한 기록이 모여 데이터가 되고 인류 문명의 발전에 크게 기여하였다.

날 빅데이터라는 것이 생겨나더니, 요즘은 유행어처럼 쓰인다.

'빅데이터 Big data'란, 일반적으로 사용되는 데이터의 수집과 처리 소프트웨어의 수용 한계를 넘어서는 크기의 데이터를 가리킨다고 위키백과사전은 정의한다. 그렇다. 빅데이터도 데이터인데 보통 우리가 다루는 정도의 범위를 많이 벗어나는 정도로 큰 데이터라는 말이다. 그러니까 데이터 보따리가 좀 많이 쌓인 정도가 아니고 태산같이 어마어마하게 많이 쌓인 것이라 할 수 있다.

이러한 빅데이터는 정형화된 데이터도 있고 비정형화된 데이터도 있는데 이것들로부터 가치를 추출하고 결과를 분석하는 기술이 바로 빅데이터 기술이다. 이를 통해서 요즘처럼 복잡하고 다양한 현대 사회를 분석해서 이해하고 앞으로 어떤 일이 일어날 것인지 예측도 하도록 도와준다.

일반 데이터와 빅데이터의 차이는 3V라고 불리는 특징들을 살펴보면 좀 더 쉽게 알 수 있다. 이 3V는 데이터의 양^{Volume}, 데이터 생성 속도^{Velocity}, 형태의 다양성^{Variety}을 가리키는 말이다. 우선 빅데이터의 양은 단일 데이터 집합의 크기가 수십 테라바이트(Terabyte, 10^{12})에서 수 페타바이트(Petabyte, 10^{15}) 정도 되는 방대한 양이다. 그리고 두 번째 특징으로 꼽는 데이터 생성 속도를 보면 무척 흥미롭다. 우린 언젠가부터 인터넷 검색이나 정보를 실시간으로 검색하고 확인하는 데에 익숙해졌다. 그래서 조금만 시간이 뒤처져도 지나간 이야기를 하는, 소위 말하는 뒷북치는 것으로 취급해버린다. 정보의 생명은 빠른 속도에 있다고도 할 수 있다. 가령, 밤에 출출해서 야식을 먹으려고 맛집을 검색했는데 십년 전의 정보가 나온다면 아무런 가치가 없다. 바로 지금이나 최근의 맛집 정보가 있어야 정보로서의 가치가 있다. 이처럼 빅데이터도 어마어마한 양의 데이터를 빠른 속도로 분석하고 결과를 내놓는 것이 중요해졌다. 그래서 빅데이터의 두 번째 특징으로 속도를 꼽는다. 방대한 빅데이터를 빠른 속도로 분석한다는 의미의 속도 개념도 있지만 다른 의미로는 빠른 속도로 빅데이터가 만들어지고 쌓여간다. 요즘은 많은 사람이 인터넷 검색이나 인터넷 쇼핑을 하면서 수많은 정보를 생성한다. 이처럼 데이터가 빠른 속도로 만들어지고 모이는 것도 빅데이터의 특징이다. 최근에는 전자기기가 발전하면서 우리가 일상생활 속에서 더 많은 데이터를 모으고 관리하는 것이 가능해졌고, 이러한 기기의 발전 덕분에 빅데이터는 더 방대한 양이 모이고 있다. 세 번째 빅데이터의 특징

미래의료 4.0

은 다양성이다. 빅데이터는 정치, 경제, 사회, 문화, 기술 및 우리 생활 전반에 걸쳐서 매우 다양한 종류의 데이터를 생성하고 또 이용된다. 이처럼 다양한 소스와 형태의 데이터가 매일 실시간으로 쏟아지는 시대에 우리는 살고 있다.

이제 시대가 변했다. 그것도 많이 달라졌다. 빅데이터가 앞으로 누구에게나 중요한 존재가 될 것이다. 특히 기업체에서는 빅데이터의 필요성을 느끼지 못하고 지금까지 해오던 방식대로 데이터를 관리하고 기업을 운영해왔다면, 앞으로는 달라져야 할 것이다. 점점 시간이 지날수록 데이터의 양이 폭발적으로 증가하고 빠른 시간 내에 생성되고 사라지는 빅데이터의 특성상 기존의 처리 방식으로는 감당할 수가 없다. 이러한 빅데이터의 문제를 그냥 덮어 둔다면, 생산 효율은 점점 떨어지고 돈은 더 많이 들어가면서도 경쟁력은 약해질 것이다. 그렇지만 빅데이터를 적극적으로 잘 활용한다면 효율증대와 비용절감 뿐만 아니라 지금까지 발견하지 못했던 새로운 기회도 찾아서 수익을 창출할 수도 있을 것이다.

빅데이터의 빅 파워

■

세계경제포럼WEF에서 떠오르는 10대 기술로 빅데이터를 2012년에 선정했다. 이미 이런 거창한 수식어 없이도 우리 생활 곳곳에 빅데이터의 영향력은 무척이나 커져 있다.

빅데이터는 여러 가지 사회문제의 해결에도 이용되기 시작했다. 언젠가부터 오늘 비가 오는지를 검색하듯이 미세먼지가 나쁨인지를 검색하며 마스크를 쓰고 외출하는 시대에 살고 있다. 요즘 부쩍 미세먼지에 대한 걱정이 커졌다. 우리나라 미세먼지가 중국 때문일 것이라는 생각이 강하게 들지만, 증거가 없어 중국에 제대로 항의도 못하고 속앓이만 하고 있다. 이런 상황에서 2019년 1월에 빅데이터를 분석했더니 미세먼지의 주범이 중국이라는 결과가 나왔다고 우리나라 행정안전부가 공식적으로 발표했다. 행정안전부가 세계연합UN 글로벌 펄스 자카르타 연구소와 '동북아 지역의 미세먼지 예측 및 주요 요인'을 분석했다. 여기에는 환경부의 미세먼지 데이터와 미국항공우주국NASA의 위성 데이터 등이 이용되었다. 또한 국내외 요인을 파악하기 위해 서해안의 인천지역을 분석 대상으로 선정해서 조사했다. 이 분석을 통해서 '우리나라 미세먼지의 상당량이 중국에서 비롯됐다'는 결론이 나왔다는 것이다.

빅데이터로 미세먼지를 어떻게 분석했는지 조금 살펴보면 이렇다. 인천지역의 미세먼지가 '나쁨'일 때 서풍이 불어서 중국 베이징과 같은 중국 동쪽 지역에서 인천 쪽으로 바람이 불었다. 이때, 중국 동쪽 지역의 공기 중 작은 입자인 에어로졸 농도가 매우 높은 것으로 나타났다. 중국에서 미세먼지가 인천 쪽으로 바람에 의해서 이동해왔다는 것이다. 이러한 빅데이터의 분석 결과를 토대로 우리나라 정부에서 미세먼지의 주된 원인이 중국이라고 큰소리치며 발표할 수 있는 것이다.

서울 마포구는 빅데이터를 이용해서 관광산업을 활성화하기 위한 방법을 찾고 있다. '빅데이터 분석기법'을 이용해서 관광수요와 실태 분석을 한다고 마포구는 2019년 1월에 발표했다. 마포구는 2013년부터 2년에 한 번씩 설문지 조사나 면접조사를 통해서 외부에서 오는 관광객들에 대한 조사를 해왔다. 그러나 앞으로는 이동통신 데이터와 신용카드 매출 자료를 이용한 빅데이터 분석을 해서 관광객들이 주로 어디에 방문하는지, 어디로 이동해가는지, 무엇을 좋아하는지, 몇 명이나 방문했는지 등에 대한 중요한 관광 통계를 도출해낼 계획이다. 뿐만 아니라 소셜미디어에서 언급량 변동이나 연관어 등을 분석해서 관광객의 감성 분석도 함께 진행한다고 한다. 이러한 빅데이터 분석 결과로 마포구는 향후 관광정책을 만들거나 관광 활성화에 이용할 계획이라고 한다.

　빅데이터는 불특정 다수의 성향이나 의견을 분석하고 예측하는 데에도 사용된다. 이것은 특히 정치에 있어 중요한 데이터가 된다. 2008년, 버락 오바마 미국 대통령 선거 캠프에서는 다양한 형태의 유권자 데이터베이스를 분석해서 유권자 맞춤 선거 전략을 만들어 사용했다. 유권자의 인종, 종교, 나이 등과 함께 좋아하는 잡지나 음료수 등에 대한 개인 취향도 수집하여 분석했다고 한다. 우리나라에서도 총선이나 대통령 선거 때가 되면 소셜 네트워크나 여러 인터넷 정보를 이용하여 선거에 적극적으로 활용하고 있다. 우리나라는 제19대 총선부터 인터넷상의 선거 운동을 상시 허용하고 있다. 이처럼 유권자의 성향을 빅데이터를 통해서 분석하면 어떤 선거 전략을 만들어서 주장해야 할지에 대한 중요한 것을 알 수 있다.

이외에도 빅데이터는 이미 과학기술 분야와 다양한 산업 분야에서 활용되고 있다. 또한 빅데이터와 관련된 인공지능기술이나 정보통신기술 및 첨단기기장치 기술 등도 빠르게 발전하고 있다.

황금 거위, 빅데이터

■

인터넷으로 고객이 어떤 물건을 사고 관심 있어 하는지에 대한 데이터를 모아 분석한 후에 고객의 취향이나 관심사에 맞춘 상품을 추천상품으로 표시해준다면 어떨까? 이미 아마존닷컴 등의 회사에서 고객의 데이터를 모아서 분석한 후에 맞춤 추천상품을 제시해주고 있다. 고객 입장에서는 내가 좋아하는 옷이나 액세서리의 스타일을 미리 알고, 내가 딱 좋아하는 것들만 모아서 알아서 보여준다면 인터넷 쇼핑을 더 즐겁게 할 수 있어 좋다. 또한 이렇게 고객 취향에 딱 맞춘 추천상품을 미리 제시해주면 실제로 구매도 더 많이 이루어진다.

빅데이터가 돈을 벌어주는 시대가 시작되었다. 휴대폰 이동통신, 신용카드, 은행, 인터넷 쇼핑몰이나 포털, 소셜 네트워크 서비스SNS 등과 관련된 기업체들은 이미 방대한 양의 빅데이터를 보유하고 있다. 이 빅데이터를 분석해서 고객의 취향이나 트렌드를 파악하여 구매를 높이고 고객에 맞춘 제품을 개발하여 제시함으로써 회사의 이익을 높일 수 있다. 이러한 빅데이터는 대부분 관련된 대기업들이 가지고 있다. 그렇다면 빅데이터를 가지지 못한 중소기업이나 이제 막 시작하는 벤처기업의 경우에는 상대적으로 불리한 조건에서 대기업들과 경쟁할 수밖에 없다. 이처럼 요즘 돈이 되는 빅데이터도 빈익빈 부익부 현상이 나타나고 있다. 즉 빅데이터 부자와 빅데이터 가난한 자가 존재하는 시대가 되었다.

생각해보면, 빅데이터는 일반인 한 사람 한 사람의 데이터가 모여서 만들어진 것이다. 그러니까 어느 한 대기업에서 물건 만들듯이 회사가 만든 것이 아니라 일반인들 한 사람 한 사람이 만든 데이터가 거기에 모여있는 것이다. 그렇기 때문에 빅데이터를 공공의 이익을 위해 공정하게 사용할 수 있는 방법도 마련되면 좋겠다.

스포츠 경기 분석에도 빅데이터와 인공지능이 활용되고 있다. 비프로컴퍼니, 제이퍼스트게임즈, 에이피케이어플킹 등과 같은 기업체들은 스포츠 경기에 빅데이터를 연결해서 분석 서비스해주고 있다. 스포츠 경기를 특수카메라로 촬영한 영상을 분석하는 '비프로 애널리틱스'를 비프로컴퍼니에서 개발했다. 이 기업은 영국의 옵타 기업의 축구에 대한 통계를 비프로 애널리틱스를 이용해서 축구 경기의 전력을 분석한다. 이러한 분석결과를 대한축구협회 K3리그, 프로축구연맹 K리그 주니어 대회 등에 제공하고 있다.

제이퍼스트게임즈 기업체는 축구 경기가 진행되는 중에 실시간으로 팀전력 선수 데이터를 평가하는 '빅디비' 앱을 2018년에 개발했다. 이 기업체는 영국 프리미어 리그, 월드컵 예선경기 등 1,000개의 경기를 빅데이터로 변환해서 빅데이터 코드와 데이터 전술 알고리즘을 만들어 분석 서비스를 하고 있다.

또한 에이피케이어플킹 기업체는 빅데이터를 이용해서 실시간 승부 분석 서비스를 제공해주는 '또고요'를 개발했다. 또고요는 지난 10년 동안 전 세계에서 진행된 스포츠 경기 빅데이터를 모으고 분석하고 재가공해서 스포츠 결과를 예상해준다. 이것을 이용해서 축구, 야구, 배구 등 여러 스포츠 경기의 빅데이터를 분석해 준다.

헬스케어 빅데이터로 더 건강하게

■

건강과 관련된 헬스케어 데이터는 개인건강정보PHR, 전자의무기록 EMR, 유전체 정보로 구분된다. 개인건강정보에는 혈압, 심전도, 혈당수치, 운동량 등이 해당되며, 전자의무기록은 병원에서 작성하는 인적사항, 병력, 처방 정보, 처방 결과 등을 가리킨다. 그리고 유전체 정보는 각 개인의 DNA상의 유전정보를 가리킨다. 이와 같은 세 가지 건강 관련 데이터를 통합해서 분석하면 개인의 질병과 건강을 예측할 수 있고 효과적인 치료 방법을 찾는 데에 이용할 수 있다.

사람이 가진 유전체 분석을 수행한 인간게놈프로젝트가 2003년에 완료된 이후, 유전정보 분석기술이 급속도로 발달해왔으며 그 활용범위도 크게 확장되고 있다. 특히 질병과 관련이 있거나 건강과 관련된 유전정보에 대한 연구가 활발하게 진행되고 있다. 또한 최근 스마트헬스케어 기술의 발달로 인해 건강한 사람도 일상생활에서 자신의 건강에 관련된 데이터를 모으고 활용하기가 쉬워졌다. 앞으로는 스마트 헬스케어 기기를 사용해서 내 건강과 관련된 데이터를 모아 건강관리에 다양하게 활용하게 될 것이다.

헬스케어 빅데이터가 매우 중요하기 때문에 정부에서도 이 분야를 키우기 위해 팔을 걷어붙였다. '4차산업혁명 기반 헬스케어 발전전략'을 정부에서 수립하고 추진한다고 2018년 연말에 보건복지부가 발표했다. 이 전략에 포함된 '헬스케어 빅데이터 쇼케이스' 사업을 2019년에서 2021년까지 진행한다고 밝혔다. 이 사업은 일반인, 암 생존자, 생활습관개선 대상자 등 300명을 모집하여 건강과 의료 및 유전체 데이터를 통합, 분석하는 방법으로 2019년에 추진한다. 이렇게 수집된 자료를 이용해서 2020년에 데이터 통합전송 관리기술 표준화를 만들 계획이다. 이와 같은 성과물을 이용해서 2021년부터는 본격적으로 기술과 서비스 개발을 해나갈 계획이다. 이처럼 아주 중요한 가치를 가진 헬스케어 빅데이터를 이용해서 헬스케어 산업을 키우고 사람들을 더욱더 건강하게 살도록 하는 기술들이 빠르게 발전하고 있다.

질병 관련 유전정보 빅데이터

침을 뱉어서 편지 봉투에 넣고 미국 23앤미 기업체로 보내면 일주일 안에 유전자분석 결과를 보내준다. 나의 조상이 어디에서 왔는지에 대한 정보와 내가 걸리기 쉬운 병에 대한 확률 정보를 받아 볼 수 있다. 유전자 검사 비용은 기본 정보가 12만 원 정도이고, 건강정보까지 포함하면 24만 원 정도다. 미국식품의약국FDA은 23앤미가 개인 고객의 유전자를 분석하여 파킨슨병을 포함한 10가지 유전병에 대한 정보를 개인에게 제공해도 된다고 2017년에 허가했다. 병과 관련된 유전정보는 중요한 정보이기 때문에 국가의 허락을 받아야 회사가 개인 고객에게 정보를 제공할 수 있다.

사실 23앤미는 단순히 수수료를 받고 고객의 유전자분석을 해주는 것에 만족하지 않는다. 타액 샘플 제공자의 동의를 얻어서 거대한 유전자 데이터베이스를 구축하고 있다. 이렇게 구축된 데이터베이스는 23앤미 연구진과 파트너에게 제공되어 각 인종과 유전적 특성에 따른 치료제 개발 등에 이용된다.

영국은 2012년 말부터 희귀 질환자와 암환자를 포함하여 10만 유전체를 분석하는 프로젝트를 시작했다. 이를 통해 확보한 유전체 데이터와 의료기록을 통합하여 질병의 원인을 찾고 치료법을 연구하는 데에 이용하고자 한다. 그리고 유전자분석 전문업체인 일루미나는 IBM의 인공지능 왓슨과 손을 잡았다고 2017년에 발표했다. 170개 암에 대해서 일루미나가 유전자를 해독해서 정보를 주면 인공지능 왓슨이 받아서 최근 연구결과와 의료정보를 분석한다. 이렇게 해서 얻어진 결과를 보고서 형식으로 정리하여 임상 의사들에게 제공하는 서비스를 하는 것이 이들의 목표다.

고품질 보건의료 빅데이터

■

　우리나라는 고품질의 의료 빅데이터를 가진 나라다. 최근 빅데이터가 큰돈을 벌어준다는 것이 알려지면서 우리나라가 가진 고급 의료 빅데이터의 중요성에 관심이 쏠리고 있다. 우리나라가 다른 나라에 비해 매우 우수한 의료 빅데이터를 가지고 있는 이유에는 몇 가지가 있다. 우선 우리나라는 전 국민이 가입한 단일 건강보험 제도를 지난 18년 전에 시작하여 지금까지 이어오고 있다. 이를 통해서 잘 만들어진 단일 제도로 시행되어오고 있어서 전 국민의 건강이나 질병과 관련된 많은 양질의 빅데이터를 가지게 되었다. 그리고 서울을 비롯하여 전국의 대도시, 대형병원 의사들의 진료 수준과 의료 시설장비 수준은 세계 최고 수준이다. 따라서 이러한 대형병원이 가진 환자들의 건강검진과 치료에 관련된 고급 의료 빅데이터가 많이 있다.

　보건복지부에서 건강보험공단과 건강보험심사평가원이 가진 빅데이터의 양을 2016년에 발표했다. 건강보험공단은 가입자의 자격이나 보험료, 진료와 투약 내용, 건강검진 결과와 생활습관 등과 관련된 빅데이터 2조 1천억 건 정도를 보유하고 있으며 이것은 데이터 용량으로는 92테라바이트나 된다고 발표했다. 또한 건강보험심사평가원은 진료 내역, 실시간 투약 내용, 의약품 유통 등에 관한 빅데이터를 2조 2천억 건 정도 가지고 있으며 이것은 데이터 용량으로는 89테라바이트나 된다고 밝혔다.

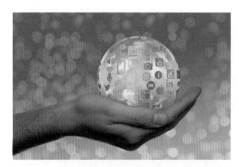

그림 3-3 소중한 고품질 보건의료 빅데이터. 건강보험공단과 건강보험심사평가원 등 여러 기관이 가진 빅데이터를 모아 보건의료 빅데이터 플랫폼을 2019년 연말까지 정부에서 만든다.

이처럼 많은 고급 빅데이터를 이용해서 새로운 의료 기술 개발을 위해 도움을 주거나 국민 건강에 도움이 되는 빅데이터 분석 결과를 제공하는 서비스를 몇 년 전부터 해오고 있다.

건강보험공단과 건강보험심사평가원은 가지고 있는 의료 빅데이터 정보를 비식별화 조치한 후에 별도의 망분리된 보건의료 빅데이터 개방 데이터베이스를 만들어 공공데이터로 개방하여 분석 지원하는 서비스를 하고 있다. 여기서 비식별화 조치를 한다는 것은 공개되면 안 되는 개인의 중요한 정보를 삭제한 의료 데이터를 제공하고 이용한다는 말이다. 그러니까 이 두 기관이 가진 의료 데이터 원본에는 환자의 이름과 주민등록번호 및 질병과 치료에 관한 많은 중요한 정보들이 들어있다. 이것을 원본 그대로 공개하거나 다른 기업체나 기관에 넘겨주게 되면 문제가 된다. 그래서 환자 개인의 중요한 정보를 삭제해서 비식별화한 의료 데이터를 모아서 보건의료 빅데이터 개방 데이터베이스를 만든다는 말이다.

이렇게 제공되는 공공 의료 빅데이터는 연구원이 건강이나 질병 관련 연구를 할 때 중요하게 사용되며 기업체에서 신약을 개발하거나 정밀의료와 인공지능 등 첨단 의료기술과 제품을 개발할 때에도 중요하게 사용된다.

건강보험공단은 자체적으로 보건의료 빅데이터를 질병의 종류별로 분석하여 그 경향을 분석하고 통계자료를 만들어 제공하며 국민건강정보 데이터베이스 구축 등을 하고 있다. 특히 최근 다양한 빅데이터를 국민 건강증진이나 산업 활성화에 이용할 수 있는 지표를 개발하고 정책 방향 제안 등을 하고 있다.

건강보험심사평가원은 보건의료 원격 데이터 분석시스템과 빅데이터 개방 포털을 만들어서 정책 수립이나 연구자 및 의사와 약사 등 여러 분야에 보건의료 빅데이터를 적극적으로 개방하여 제공하고 있다. 또한 공공데이터 포털을 통해서 공개 가능한 통계성 데이터도 유형별로 제공하고 있다. 지역별, 요양기관종별, 병상규모별, 연령구간별 등의 통계성 데이터를 제공한다. 특히 건강보험심사평가원은 빅데이터 분석을 통해 연구기관이나 기업체의 연구개발을 적극적으로 지원하고 있다. 연구개발에 필요한 맞춤형 데이터 제공과 빅데이터 분석 지원 등을 하고 있다. 이를 통해서 국내 개발 신약 제30호인 CJ헬스케어의 케이캡이 개발되어 식약처 허가를 받고 제품으로 출시되었다. 최근 건강보험심사평가원에서 보건의료 빅데이터를 제공한 현황을 보면 2016년에 1만 7천 건 정도였는데 2018년에 3만 9천 건 정도로 크게 증가하였다.

건강보험심사평가원은 보건의료 빅데이터 분석을 통해서 일반인들에게도 건강 관련 유익한 정보를 제공하고 있다. 2018년에 의료기관에서 진료를 받은 2천 472만 명의 여성 환자의 진료 현황 빅데이터를 건강보험심사평가원에서 분석한 결과를 2019년에 발표했다. 갑상선 관련 질환과 철 결핍에 따른 빈혈, 비타민 D 결핍 등과 같은 질병은 여성이 남성보다 두 배 이상 많은 진료를 받았다. 특히 갑상선 암의 경우에 여성 환자가 29만 명인데 남성 환자는 6만 명으로 4.5배나 차이가 났다. 그리고 여성 환자 1인당 진료비는 169만 원 정도이며 1인당 내원일수는 36일이었다.

또한 연령대에 따른 보건의료 빅데이터 분석결과도 건강보험심사평가원에서 2019년에 발표했다. 나이에 따라서 50대에 고혈압과 당뇨병, 60대에 치아, 70대에 치매 등의 질병을 주의해야 한다는 빅데이터 분석결과가 나왔다. 2018년에 병원을 찾은 환자들을 분석했더니 환자 1인당 가진 질병의 개수가 70대 이상에서 7.77개, 60대는 6.69개, 50대는 5.49개라는 결과가 나왔다. 그리고 나이에 따라서 병원이나 약국을 얼마나 많이 방문했는지도 분석했다. 70대 이상이 490만 4천 명이고, 60대가 597만 4천 명이며 50대가 857만 7천 명으로 결과가 나왔다.

위에서 몇 가지 실제 빅데이터 분석 사례들을 살펴봤다. 우리가 건강이나 질병에 관한 빅데이터 분석 결과를 알면 미리 건강관리를 좀 더 신경 쓰거나 조심하여 병에 걸리지 않도록 예방하는 데 도움이 된다. 아직은 의료 빅데이터를 이용해서 연구자나 기업체 및 기관에서 사용하는 사례가 적고 초기 단계여서 일반인들에게 크게 와 닿지 않는다. 그렇지만 앞으로 점점 우리 생활 곳곳에 빅데이터 분석결과가 많이 사용될 것이며 내 건강을 관리하고 병을 예방하고 치료하는 데에 빅데이터 분석

결과가 많은 도움을 줄 것이다.

함께 쓰는 의료 빅데이터

■

미국은 국가 안보와 개인비밀을 제외한 모든 정보를 원칙적으로 개방한다고 선언했으며, 영국은 공공데이터의 94퍼센트를 개방하고 있다. 우리나라도 2013년부터 공공데이터 개방정책을 시행하고 있지만 아직 개방되어 있는 공공데이터의 양이 많지는 않다. 최근에 우리나라의 의료 빅데이터를 공공의 이익을 위해서 확대 개방하는 것에 대해서 정부와 전문가 단체가 신중하게 검토하고 방안을 찾고 있다.

빅데이터로서의 파워를 제대로 내려면 믿을 만한 고급 데이터를 많이 가져야 한다. 이를 위해서 빅데이터를 가진 병원들이 서로 협약을 맺어 뭉치고 있으며, 빅데이터를 가진 기관들도 서로 손을 잡고 함께 일하기 시작했다. 2017년에 정보통신기술ICT 기반의 의료 빅데이터 공동연구 협력을 위해서 서울대학교병원, 서울아산병원, 분당서울대학교병원이 3자간 업무협약MOU을 체결했다. 이들은 이처럼 협약을 맺고 글로벌 수준의 의료 빅데이터 경쟁력을 확보하기 위해 함께 일하기 시작했다.

최근에는 의료 빅데이터를 가진 우리나라 공공기관들이 뭉쳤다. 건강보험심사평가원, 국민건강보험공단, 질병관리본부, 국립암센터 등 의료 빅데이터를 가진 공공기관들이 공익과 연구목적으로 연구자에게 빅데이터를 제공하기 위한 일을 시작했다. 지금까지는 각 기관이 자체적으로 제한적인 범위에서 가지고 있는 빅데이터를 공익을 위해 제공해왔다. 그런데 이 기관들이 연합해서 빅데이터 플랫폼을 함께 만들어 보다 적극적으로 공익을 위해 빅데이터를 제공할 계획이다. 이러한 보건의료 빅데이터 플랫폼을 2019년 하반기까지 완성할 계획이라고 보건복지부가 발표했다. 이를 통해서 2021년부터는 본격적으로 보건의료 빅데이터를 공유하는 시대를 열겠다는 것이 정부의 계획이다. 지금까지 의료 빅데이터를 이용하는 데 있어서 개인정보보호법과 의료법 등이 걸림돌이었다. 정부에서 주도해서 의료 빅데이터를 보다 활발하게 잘 이용할 수 있도록 이와 관련된 법을 개정하거나 새로 만드는 것도 고려하고 있다.

의료 빅데이터를 질병 진단과 치료에 활용하고 병을 예방하며 건강 상태를 모니터링하는 데에 활용하기 시작한 지는 얼마 되지 않았다. 최근 몇 년간 의료 빅데이터를 본격적으로 활용하기 위한 기초 작업이 활발하게 진행되었고, 우리는 머지않아 우뚝 솟은 마천루와 같이 잘 구축된 의료 빅데이터를 가지게 될 것이다. 정보화시대에 인터넷이 우리 보통 사람들에게 큰 혜택을 주었던 것처럼 4차산업혁명시대에 빅데이터가 바로 그 역할을 할 것이다. 이러한 의료 빅데이터가 많은 사람이 더욱 건강하고 활기찬 삶을 누리도록 돕게 될 것이다.

인공지능은
어떤 신약을 개발하고 싶을까?

진시황의 도시, 중국 장안으로 수출하는 회사가 있다. 어느 날 사장님이 직원들에게 제품을 하나씩 등에 짊어지고 걸어서 중국 장안까지 가서 팔고 오라고 보낸다면 어떨까? 지금이 박지원의 열하일기에 나오는 조선시대도 아니고 중국 장안, 지금의 시안까지 걸어간다는 것은 말이 안 된다. 걸어서 가면 몇 달이 걸리는 거리지만 인천공항에서 비행기를 타면 몇 시간 만에 도착한다. 그리고 돈도 비행기를 타는 쪽이 훨씬 싸다. 비행기가 발명되지 않았던 옛날에는 걸어서 갈 수밖에 없었겠지만, 지금은 비행기를 타고 가는 것이 훨씬 편하고 빠르다. 요즘 과학계에서 이러한 일이 벌어지고 있다.

바로 '인공지능'이라는 비행기가 발명되어 비행기를 타고 중국 시안까지 날아가듯 다양한 과학 분야에 인공지능을 이용할 수 있게 된 것이다. 최근에는 사람의 병을 고치는 약도 인공지능이 개발하고 있다는 소식이 솔솔 들려온다. 인공지능이 신약을 개발하고 있다고? 맞다. 인공지능이 요즘 어떤 신약을 개발하고 있는지 그 현장을 살짝 들여다보자.

인공지능이 신약개발에 도전장을 냈다?

■

'제약사 인공지능 신약개발, 시간·비용 90% 절감'이라는 제목의 기사가 2018년 10월, 아주경제신문에 실렸다. 세상에나 이런 일이 진짜 가능하단 말이야? 깜짝 놀랄 일이다. 어떤 회사가 물건 하나 만드는 데에 10시간이 걸렸고, 1만 원 정도의 비용을 들였다면 이것을 1시간에 단돈 1천 원으로 만들 수 있다는 말이다. 아무리 요즘 인공지능이 인기를 끌고 있다지만, 믿기 힘든 말이다. 그런데 'AI(인공지능) 파마 코리아 컨퍼런스 2018'이라는 학술대회에 모여든 전문가들은 인공지능이 신약 후보물질을 잘 찾는다며 향후 신약개발 기간과 비용을 지금의 10분의 1 정도로 줄일 수 있다고 주장했다. 이 학술대회는 한국제약바이오협회와 한국보건산업진흥원에서 국내외 인공지능 솔루션 개발회사 9개사를 초청해서 진행되었다. 여기에서 신약 후보물질을 찾아서 발굴하고 개발하는 과정에서 인공지능이 어떻게 이용되고 있는지가 발표되었다.

인공지능이 신약개발에 뛰어들어 도대체 무슨 짓을 했기에 벌써 전문가들이 이렇게 열렬히 환영하고 있을까? 그 내막을 하나씩 들춰보자.

제약사는 왜 인공지능에게 신약개발을 맡길까?

■

요즘 제약사들이 인공지능에 대한 핫한 정보를 접하고 인공지능 회사에 러브콜을 보내고 있다. 미국 제약사 화이자는 IBM과 손을 잡고 면역항암제 개발을 이미 시작했는데, 화이자가 가진 암에 관한 자료를 IBM의 인공지능 왓슨에게 넘겨줘서 신약 후보물질을 찾도록 하고 있다. 또한 미국 제약사 머크가 아톰와이즈와 함께 신경질환 치료제를 개발하고 있고, 미국 제약사 얀센과 영국의 베네볼런트가 난치성질환 치료제 개발에 협력하고 있다.

클라우드 파마슈티컬스 기업은 인공지능과 클라우드 컴퓨팅을 연결해서 가상 분자 공간을 검색하여 새로운 약물을 설계하고 있다. 이렇게 설계된 약물은 암이나 염증 및 희귀질환 치료제 신약개발에 이용된다. 그리고 프랑스의 사노피와 영국의 지에스케이 기업은 영국의 인공지능 회사인 엑스사이엔티아와 공동으로 신약을 개발하기 위해 수천억 원의 계약을 2017년에 맺었다.

환자들이 약을 먹은 후에 어떤 부작용이 일어나는지에 대한 사례들을 모아서 조사한다면 앞으로 새로운 신약을 개발하는 데에 중요한 정보로 사용될 수 있다. 세계에서 가장 큰 복제약을 만드는 회사인 테바는 IBM과 업무협약을 체결하고 호흡기 및 중추신경계 질환 분석과 만성질환 약물 복용 후 분석과 같은 일을 시작했다. 테바 기업에서 만든 약을 먹는 환자 2억 명 정도의 복용 후 데이터를 모아서 부작용 사례 등을 분석하여 신약개발에 이용할 계획이다.

병원의 진료 기록과 세포 속 DNA의 유전자 발현 및 단백질의 상호작용 등에 관한 아주 방대한 데이터를 인공지능으로 분석해서 신약을 개발하는 일을 미국 스타트업 투사 기업이 시작했다. 이렇게 해서 투사는 희귀 피부질환, 간암, 당뇨병성 신장질환 등과 관련된 신약을 스탠퍼드대, 시카고대, 뉴욕 마운틴 시나이병원 등과 함께 개발하고 있다. 이외에도 머크와 누머레이트, 아스크라제네카와 베르그 헬스 등 제약사와 인공지능 기업이 손을 잡고 질병 치료제 개발에 나서고 있다.

인공지능이란 존재가 세상에 알려진 지가 얼마 되지 않았다. 그런데 인공지능 신약개발에 대한 정보를 제공하는 회사인 벤치사이의 시몬 스미스는 2019년 4월에 이미 글로벌 제약사 31개 이상이 신약개발에 인공지능을 이용하기 시작했다고 설명했다. 또한 2019년 4월에 신약개발의

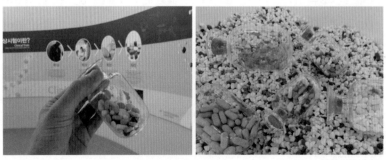

그림 4-1 다양하게 개발된 신약. 최근 글로벌 제약사와 인공지능 기업이 손잡고 인공지능을 이용하여 신약을 개발하고 있다.

각 과정에 인공지능을 활용하기 위한 기술을 개발하는 스타트업 기업체 수가 129개 이상이나 된다고 밝혔다. 이 신생 벤처기업인 스타트업 기업체들은 신약개발의 각 단계에 맞는 인공지능을 개발하고 있다.

시몬 스미스는 신약개발의 단계를 14개의 단계로 구분하였는데 각 단계와 관련된 인공지능 기술을 개발하는 기업체 수는 다음과 같다. 첫 번째 단계인 정보를 모으는 단계에 22개 기업체, 두 번째 단계인 질병의 메커니즘을 알아내는 단계에 9개 기업체가 있다. 여섯 번째 단계인 신규 신약 후보물질을 도출하는 단계에 40개 기업체, 일곱 번째 단계인 신약 후보물질을 검증하는 단계에 9개 기업체, 여덟 번째 단계인 신약 디자인 단계에 8개 기업체가 있다. 그리고 비임상시험과 관련된 아홉 번째와 열 번째 단계에 8개의 기업체가 있다. 또한, 임상시험과 관련된 열한 번째에서 열세 번째 단계에 19개 기업체가 있다. 마지막으로 열네 번째 단계인 데이터 공개 단계에 2개의 기업체가 있다. 이처럼 신약개발의 초기부터 마지막 단계까지 각 단계에 인공지능 기술을 개발해서 접목시키려는 스타트업 기업들이 있다.

우리나라의 인공지능 신약개발은?

이런 기이한 현상은 남의 나라뿐만 아니라 우리나라에서도 일어나고 있다. 이미 우리나라 기업들도 신약개발에 인공지능을 이용하고 있다. 국내 바이오기업인 크리스탈지노믹스가 인공지능 회사인 스탠다임과 함께 인공지능을 이용한 암과 간질환 신약개발을 2017년에 시작했다. 이를 통해 비알코올성 지방간 치료에 쓸 수 있는 신약을 발굴하여 전임상시험을 2018년에 진행했다. 스탠다임은 이 신약을 처음단계부터 새롭게 개발한 것이 아니라 기존에 다른 용도로 사용되고 있는 약 중에서 약의 특성을 분석해서 비알코올성 지방간 치료에 효과가 있는 약을 찾아낸 것이다. 이처럼 인공지능을 이용하면 신약을 처음부터 완전히 새롭게 개발하는 데에 도움이 될 뿐만 아니라 기존에 다른 용도로 사용되고 있는 약 중에서 다른 질병에도 효과가 있는 약을 찾아내서 치료 약을 개발하는 데에도 이용할 수 있다. 특히 기존에 사용되고 있는 약을 대상으로 다른 질병에 효과가 있는 약을 찾아낸다면 이미 사람이 먹어도 안전하다는 것이 검증된 약이므로 더욱 믿을 만하고 사람을 대상으로 하는 임상시험도 상대적으로 간단하게 통과할 수 있다는 장점도 가지고 있다. 또한 스탠다임은 약물 후보물질을 찾아 신약개발 과정에서 컴퓨터 시뮬레이션 실험을 반복해서 하는 데에 이용하기 위해서 약물의 상호작용 정보를 포함한 약물 구조에 대한 데이터베이스를 적용한 알고리즘도 개발하고 있다.

유한양행 기업도 인공지능을 이용한 항암제 개발을 위해서 한국전자통신연구원의 신테카바이오 기업과 업무협약을 2018년에 맺었다. 신테카바이오는 항암제 반응을 예측하는 인공지능 플랫폼인 씨디알스캔을 2018년에 개발했다. 이것은 환자에 따라서 얼마나 약효가 잘 듣는지를 예측하는 데 이용된다. 씨디알스캔은 폐암이나 간암과 같은 여러 가지

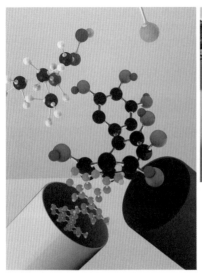
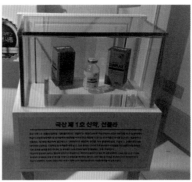

그림 4-2 국산 1호 신약. 최근 국내 기업들도 신약개발에 인공지능을 이용하고 있다.

암에서 유래한 1천 개의 암 세포주와 항암 약물의 화학적인 특성을 비교하고 여기에 유전체 데이터까지 연결하여 치료 효과를 예측해내는 인공지능이다. 이처럼 인공지능을 이용해서 예측하게 되면 각 사람의 특성에 맞는 최적의 맞춤 신약을 개발해서 제공해 줄 수 있을 것이다. 또한 씨디알스캔을 개발한 회사에서는 이처럼 약효를 예측함으로써 신약개발 과정에서 임상시험에서 실패할 가능성을 낮춰줄 수 있다고 한다.

SK바이오팜 기업과 SK C&C 기업도 인공지능을 이용한 약물 설계 플랫폼 사업을 2018년에 시작했다. 이것은 신약 후보물질의 약물 효과를 예측하는 데에 이용된다. 이 사업을 통해 인공지능이 기존 신약 후보물질이 가지고 있는 약효와 독성에 대한 데이터를 분석해서 특정한 효능을 갖는 신규 화합물을 설계하거나 그 화합물의 성질을 예측하는 기술을 개발한다. 이렇게 하면 신약개발에 들어가는 시간과 돈이 4분의 1 정도로 줄어들 것으로 예상하고 있다. 그리고 파로스 아이비티 기업은 방대한 약물 관련 데이터베이스와 논문 정보 빅데이터를 학습하고 분석해주는 인공지능 플랫폼 '케미버스'를 개발하고 있다. 이 인공지능도 신약개발에 도움을 준다고 한다. 대웅제약도 인공지능을 이용해서 신약개발을 위해 울산과학기술원과 2018년에 협약을 맺었다. 이를 통해 앞으로 신약 후보물질을 발굴하고 약효를 검증하는 일을 함께해나갈 계획이다.

약물과 표적의 상호작용을 예측하는 플랫폼을 광주과학기술원의 연구팀이 개발하고 있다. 이것은 신약 약물과 그 약물이 우리 몸속에서 특정한 단백질과 결합하거나 상호작용하는 것을 예측하는 기술이다. 이 연구팀은 화합 약물에 대한 정보와 단백질에 대한 정보를 사용하여 화합물과 단백질 간 상호작용을 학습한 후, 질병을 일으키는 단백질을 제어하는 화합물 구조를 예측하는 신약 후보물질을 발굴하거나 화합물과 단백질의 상호작용을 예측하여 기존 약물 중에서 새로운 병에 효과가 있는 것을 찾는 일에 이용될 수 있다. 또한, 경상대학과 이화여자대학 공동연구팀은 약물동태와 독성 예측 플랫폼을 개발하고 있다. 우선 화합물의 인체 내 흡수, 분포, 대사, 배출 등의 약물동태 정보를 학습한 후, 이를 통해서 특정 표적에 대해 흡수 배출이 잘 되고 독성이 낮은 화합물 구조를 예측하는 신약 후보물질을 찾아내는 데에 이용하는 것이다. 이처럼 국내 여러 기업체와 연구기관에서 신약개발에 인공지능을 이용하기 시작했다.

사람 vs 인공지능 연구원

■

　글로벌 제약사는 신약을 개발하고 있는 석사나 박사 연구원들을 이미 많이 데리고 있다. 그런데 왜 인공지능 연구원을 채용하려고 할까? 그 내막을 잠시 들여다보자.

　사람 연구원은 일 년에 300개 정도의 논문 자료를 찾아 분석할 수 있지만, 인공지능은 동시에 100만 편의 논문을 분석한다. 이뿐만 아니라 인공지능은 400만 명 이상의 임상데이터도 동시에 분석할 수 있다. 이것이 왜 중요할까? 여기서 말하는 논문이란 질병이나 건강과 관련된 연구를 해서 그 과학적인 결과를 담아놓은 결과 보고서다. 논문 300개를 보고 분석해서 질병을 치료할 신약개발에 이용하는 것과 100만 개를 보고 신약개발에 이용하는 것은 그 수준이 다르다. 즉, 사람은 감히 엄두도 내지 못할 정도의 정말 어마어마한 양의 논문과 자료를 순식간에 분석해서 신약개발에 가장 좋은 것을 찾아내는 일을 인공지능이 할 수 있다.

　이러한 인공지능의 놀라운 재능은 단순한 가능성 차원을 넘어서 벌써 가시적인 결과를 내놓고 있다. 인공지능이 1,660억 종의 화합물을 조사하여 기존 약과 약효가 비슷한 물질을 찾아내는 데에 단 3분밖에 걸리지 않았다고 스위스 베른대학 연구팀이 발표했다. 또한 미국에서는 인공지능이 7천 종의 약 중에서 에볼라 치료제가 될 수 있는 2종을 단 하루 만에 찾아냈다고 아톰와이즈 기업이 발표했다. 사람 연구원이 같은 일을 했다면 몇 년이나 걸릴 일이지만, 인공지능은 단 하루 만에 해낸 것이다.

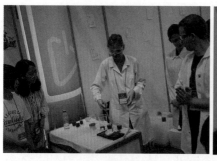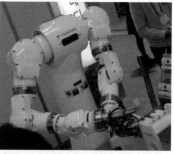

그림 4-3 실험 중인 사람 연구원(왼쪽)과 항암제 주사약을 만드는 로봇(오른쪽). 인공지능은 동시에 100만 편의 논문과 400만 명의 임상데이터를 분석하여 신약을 개발하고 있다.

그렇다. 인공지능의 실력이 사람 연구원과 비교했을 때 이처럼 큰 차이가 나기 때문에 제약사들이 신약개발에 인공지능을 이용하려고 열을 내는 것이다. 위의 사례들을 보면 그럴 만도 하다는 생각이 든다. 그렇다고 미래에 신약을 개발하는 사람 연구원이 필요 없어서 다 없어지지는 않을 것이다. 인공지능이 할 수 있는 장점 분야도 있지만 사람 연구원이 더 잘하는 장점 분야도 있기 때문이다. 앞으로 인공지능이 발달하면서 신약 개발과 관련된 각 과정에서는 인공지능이 더 잘할 수 있는 부분은 인공지능이, 사람이 더 잘 할 수 있는 부분은 사람이 맡게 될 것이다.

인공지능이 신약개발하면 뭐가 좋을까?

이제 인공지능을 신약개발에 이용하면 무엇이 좋은지 조금 더 살펴보자. 우선, 신약을 개발하는 과정이 어떤지 조금 이해할 필요가 있다. 첫 번째 단계는 특정한 질병을 치료할 수 있는 효능을 가진 신약 후보물질을 찾는 것이다. 두 번째 단계는 이 신약 후보물질이 안전한지와 효과가 있는지를 동물을 대상으로 시험하는 비임상시험을 하는 단계다. 이 과정을 통과하면 다음 단계로 넘어간다. 세 번째 단계는 사람을 대상으로 한 임상시험 단계다. 이 임상시험 단계는 건강한 정상인을 대상으로 독성을 시험하는 임상 1상, 환자에게 약을 투여해서 효능과 부작용을 확인하는 임상 2상, 그리고 더 많은 환자를 대상으로 시험하는 임상 3상으로 나누어서 진행한다. 이 모든 과정을 다 통과하면 신약은 국가의 허가기관에 허가신청을 하여 승인을 받은 후에 신약 제품으로 판매할 수가 있다. 여기서 국가의 허가기관이라는 것은 우리나라의 식품의약품안전처 KFDA나 미국식품의약국FDA 등을 가리킨다.

새로운 신약 하나를 개발하는 것은 어마어마한 돈과 시간이 들어가는 일이다. 학술지『네이처 리뷰』에 따르면 신약개발에 평균 15년의 시간과 1조 9천억 원의 돈이 들어간다고 한다. 또한 5년에 걸쳐서 연구해서 1만 개 정도의 신약 후보물질을 발굴하면, 이 중에 1개가 최종 약으로 만들어져서 판매된다고 한다. 그리고 미국식품의약국FDA의 설명으로도 신약이 개발과정을 거쳐 제품으로 출시되는 데에는 14년의 시간과 2조 8천억 원 정도의 돈이 들어간다고 한다. 이처럼 신약을 개발한다는 것은 무척 어려운 일이다.

또한 신약 후보물질을 새로 찾아서 개발했다고 하더라도, 마지막 단계인 사람을 대상으로 하는 임상시험에서 많은 신약 화합물이 실패로 끝나고 만다. 한국바이오협회가 2006년에서 2015년까지 10년 동안 미국식품의약국FDA에서 임상시험을 진행한 9,985건을 조사한 결과 임상 1상에서 시작하여 최종 신약 승인을 받은 비율은 9.6퍼센트밖에 되지 않았다. 새로운 신약 후보물질을 찾아내서 동물을 대상으로 한 실험에서 안전하고 효과가 있다고 판명 난 화합물임에도 불구하고, 사람을 대상으로 한 임상시험에서의 성공률이 10퍼센트도 되지 않는다는 것이 현실이다. 이렇게 어려운 과정을 모두 무사히 통과해야 드디어 신약 제품으로 판매될 수 있으니 신약개발의 과정은 무척 길고 험난하다.

이처럼 험난하고 오랜 시간이 걸리는 신약개발 과정이지만, 인공지능을 이용하면 훨씬 쉽고 빠르게 신약개발을 할 수 있다고 한다. 영국 지에스케이 기업은 인공지능을 이용하면 평균 5년이 소요되던 신약 후보물질 발굴을 1년으로 크게 줄일 수 있고 비용도 4분의 1로 줄일 수 있다고 말한다. 이것은 인공지능과 빅데이터 기술을 이용해서 신약을 개발하면 기존 방법보다 돈과 시간을 4분의 1로 줄일 수 있다는 미국식품의

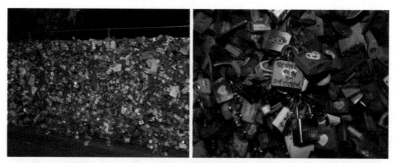

그림 4-4 서울 남산의 자물쇠들. 신약을 개발하는 것은 수많은 자물쇠 중에 딱 하나의 열쇠와 짝을 이루는 자물쇠를 찾는 것과 같다. 사람이 수작업으로 한다면 아주 오랜 시간이 걸리는 것도 인공지능은 순식간에 해낼 수 있다.

약국FDA의 발표와도 같다.

인공지능을 신약개발에 이용하면 신약 후보물질 발굴에 시간을 단축할 수 있을 뿐만 아니라 개발 전반에 소요되는 시간과 돈을 많이 줄여준다. 신약을 만드는 회사에서 보통 2~3년 정도 걸리는 신약 후보물질을 찾는 시간을 대폭 단축시켜 준다. 또한 인공지능이 부작용이 적고 실패할 확률이 적은 신약 후보물질을 찾아줄 수 있기 때문에 임상시험을 통과하여 최종 제품이 될 가능성도 높다. 그리고 기존에 판매되고 있는 약과 동등한 효과를 나타내면서도 가격이 저렴한 신약 후보물질을 찾는 데 이용할 수도 있다. 또한 이전에 신약개발 과정에서 최종 제품이 되지 못하고 중간에 실패한 약물을 대상으로 다른 새로운 효능이 있는지를 인공지능이 찾아서 용도가 다른 새로운 신약을 만드는 데에도 이용할 수 있다. 이처럼 인공지능은 신약개발 과정에서 다양한 일을 할 수 있다.

인공지능이 이렇게 빨리 신약 후보물질을 찾아낼 수 있는 것은 방대한 빅데이터를 짧은 시간 내에 분석해내는 기계학습 능력 때문이다. 수많은 화합물과 질병에 관련된 아주 많은 정보를 인공지능에게 학습시킨 후, 스스로 신약이 될 수 있는 가능성을 가진 물질의 패턴을 찾도록 하는 것이다. 그러니까 빅데이터를 학습시킨 인공지능에게 목표가 되는 단백질을 정해서 알려주면 인공지능이 이 목표에 적합한 새로운 화합물을 찾아주는 것이다. 이뿐만 아니라 인공지능은 실제 실험실에서 하는 실험이 아닌 가상공간에서 실험을 하기도 하고, 기존의 문헌을 분석해서 약의 효능이 어느 정도 되는지에 대한 예측 결과도 제공한다. 수많은 논문과 관련 자료를 이용해서 내놓는 예측 결과여서 믿을 만하다고 하니, 앞으로 인공지능의 활용범위는 점점 더 넓어질 것 같다.

쑥~쑥~ 크는 인공지능 신약
■

요즘 같은 불경기에 연평균 성장률이 40퍼센트나 되고, 2024년에 4조 원의 시장을 형성하는 산업이 있다고 글로벌 마켓 인사이트가 발표했다. 바로 인공지능을 이용한 신약개발 시장이다.

일본에서는 정부 산하 이화학연구소^{RIKEN}가 주도하여 제약사와 정보기술기업체 및 도쿄대와 함께 인공지능을 활용한 신약개발을 추진한다고 2017년에 밝혔다. 이화학연구소는 인공지능을 이용해서 암, 치매, 자가면역질환, 아토피성피부질환, 발달장애, 우울증 등을 치료하기 위한 신약개발을 시작했다. 이 연구에는 다케다와 후지필름 및 시오노기제약 등 제약사와 후지쯔와 같은 정보기술 기업이 참여하여 총 50개 기업이 이화학연구소와 교토대가 함께 인공지능을 이용하여 신약을 개발한다. 이처럼 기업체, 대학교, 연구소, 정부가 힘을 모아 100여 명의 연구개발자로 구성된 연구팀을 구성해서 3년 이내에 신약개발에 특화된 인공지능을 개발하려는 목표를 세웠다. 이들은 연구논문, 환자 임상데이터, 질병 관련 단백질 정보, 슈퍼컴퓨터로 탐색한 후보물질 정보를 인공지능이 학습하고 분석하여 신약이 될 수 있는 적합한 물질을 찾는 기술을 개발하고 있다. 이 사업을 위해서 일본 문부과학성은 총 1천억 원 정도의 돈을 지원한다.

우리나라 정부도 인공지능을 이용한 신약개발 지원에 팔을 걷어붙였다. 특히 우리나라는 정보기술ⁱᵀ 강국이며 병원 의료 수준도 다른 나라에 비해 매우 높다. 이러한 국가적인 강점에도 불구하고 국내 제약사들은 신약개발에 인공지능을 도입하기에 경제적인 부담을 느끼고 있다. 또한 인공지능 기술을 가진 정보기술 기업의 경우에는 작은 기업체가 많아서 우수한 기술을 가지고 있어도 이것을 신약개발에 이용하기에는 현실적인 어려움이 있다. 따라서 우리나라 정부가 나서서 인공지능을 이용한 신약개발을 지원하기 위한 정책을 마련하고, 연구개발 과정에 필요한 비용을 지원해줄 필요가 있다.

인공지능을 활용한 신약개발 지원 등의 내용이 담긴 '제약산업 육성 및

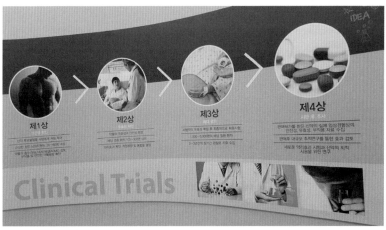

그림 4-5 신약 개발을 위한 임상시험 단계. 새로 개발한 신약의 효능이 있는지와 독성이 없는지에 대한 시험을 건강한 사람과 환자를 대상으로 진행하는 것이 임상시험이다. 신약은 임상시험을 반드시 통과한 후 식약처의 허가를 받아야 판매할 수 있다.

지원에 관한 특별법' 개정안이 2018년에 우리나라 국회 본회의를 통과했다. 우리나라도 2019년 정부 예산에 인공지능 기반 신약개발 예산이 신설되었다. 보건복지부는 '인공지능 기반 신약개발 전략'을 위해 2019년에 103억 원을 지원하고 3년간 총 580억 원을 지원한다고 밝혔다. 이를 통해서 신약개발 단계 중 신약 후보물질 발굴, 임상시험, 스마트 약물감시, 약물 재창출 등 4대 선도분야를 집중해서 키우겠다고 밝혔다.

또한 우리나라 과학기술정보통신부는 인공지능과 빅데이터 관련 4개의 전문기관을 모아서 신약개발 과정에서 시간과 비용을 줄이기 위한 인공지능과 빅데이터 활용 플랫폼을 만드는 일을 2018년에 시작했다. 이 일에 광주과학기술원, 경상대학교, 이화여자대학교, 한국화학연구원이 참여하고 있다. 이 일은 우리나라가 글로벌 바이오 강국으로 우뚝 서기 위한 '바이오경제 2025'와 '혁신성장동력 추진계획' 등의 사업과도 관련되어 진행되고 있다. 한국화합물은행에 국가연구개발사업을 통해 개발된 연구데이터가 많이 있다. 한국화합물은행은 국가에서 지정한 화합물을 관리하고 유통하는 전담기관이며, 2000년 이후 연구자들이 맡겼거나 등록한 약 55만 종의 화합물을 가지고 있다. 이처럼 한국화합물은행이 가진 데이터와 국내외 많은 데이터를 활용하여 인공지능 학습을 위한 화합물 빅데이터 플랫폼을 만들 수 있다. 이렇게 구축된 플랫폼은 화합물의 종류에 따른 효능이나 독성 등 주요 연구데이터 간 관계를 포함한 관계형 데이터베이스를 만들 수 있다. 또한 구축된 플랫폼에 문헌 분석, 딥러닝 기술 등을 접목하면 약물-표적 상호작용, 약물동태와 독성 등을 예측하는 인공지능 플랫폼도 개발할 수 있다.

정보기술IT 강국인 우리나라가 이제 인공지능을 이용한 신약개발 투자에 나섰다. 지금까지 우리나라에서 개발된 국산 신약이 불과 30개 정도밖에 되지 않는 실정을 보면, 신약 분야에 있어 많이 뒤져있는 것이 현실이다. 천문학적인 돈과 오랜 시간이 들어가는 신약개발은 무척 힘들다. 그렇지만 새로 개발되어 최종 제품으로 나온 신약은 어마어마한 돈을 벌어주는 고부가가치 제품이 된다. 머지않아 우리나라에서 인공지능을 이용해 개발한 신약이 최종 제품으로 나와서 세계에 우뚝 서는 날이 오리라 기대해 본다.

인공지능을 의료기기라고
불러도 될까?

인공지능의 도전은 어디까지일까? 요즘 부쩍 인공지능이 사람 노릇을 하느라 바빠졌다. 몇 년 전에 바둑을 둔다며 이세돌을 이겨서 세상을 깜짝 놀라게 했던 인공지능 알파고. 어느새 의학 공부를 해서 의사가 되어 병원에서 의사 노릇을 하는 인공지능 왓슨. 이뿐만 아니라 사람의 창의성의 결실인 예술 분야까지 손을 뻗고 있다.

벌써 음악을 작곡하는 인공지능과 화가 인공지능이 등장하였다. 얼마 전에 인공지능이 그린 그림이 경매에서 5억 원에 팔린 것을 보면, 단지 유치한 그림을 그린다고만 할 수도 없는 노릇이다. 이 와중에 인공지능이 의료기기가 되었다는 소식도 함께 들려온다.

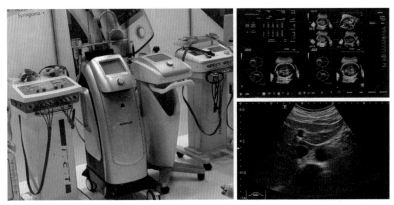

그림 5-1 초음파 의료기기(왼쪽)와 초음파 의료영상 이미지(오른쪽).

의료기기라 하면, 병원에서 엄마 뱃속의 태아를 보기 위한 초음파기기나 엠알아이MRI나 씨티CT와 같은 의료영상기기가 생각난다. 이처럼 건강검진이나 치료에 쓰이는 기기를 의료기기라 부른다. 그런데 눈에 보이지도 않고 손에 잡히지도 않는 컴퓨터 프로그램이라 할 수 있는 인공지능이 의료기기가 되었다니, 도대체 어찌 된 사연인지 들여다보자.

인공지능은 왜 의료기기가 되었을까?

공식적으로 의료기기라고 인정받은 인공지능은 2018년에 처음으로 미국과 우리나라에 등장했다. 의료기기는 일반 제품과 달리 기업에서 만든 후에 식품의약품안전처의 허가를 받고 나서 팔 수 있다. 사람의 질병 진단과 치료에 사용되기 때문에 팔기 전에 안전한지 및 효과가 있는지 확인한 후에 식약처에서 허가를 내준다.

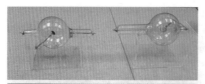

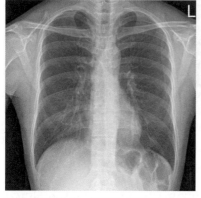

그림 5-2 엑스레이(X-ray) 관(위)과 인체 엑스레이 영상 이미지(아래).

인공지능을 아주 단순하게 말하면 컴퓨터 프로그램이라 할 수 있다. 그렇지만 일반 컴퓨터 프로그램과 다르게 사람의 사고체계인 인지, 학습, 추론, 판단 등을 스스로 하도록 만들어진 알고리즘 소프트웨어인 것이다. 그런데 이 인공지능이 공식적인 의료기기로 인정을 받았다.

뷰노 기업이 개발한 '뷰노메드 본에이지'가 2018년 5월에 식약처의 허가를 받아서 우리나라 최초의 인공지능 기반 의료기기가 되었다. 이것은 엑스레이X-ray 영상을 인공지능이 자동으로 분석해서 뼈 나이를 진단해주는 소프트웨어로, 2등급 의료기기로 허가를 받았다. 뷰노 기업은 국내 병원으로부터 받은 수만 건의 엑스레이 영상을 이용해 인공지능을 학습시켜서 판독 능력이 높은 소프트웨어를 개발했다. 이 뷰노메드 본에이지는 의사가 성조숙증이나 저신장증 등을 진단하는 과정에서 의사의 판독 업무를 보조해준다. 의사가 뷰노메드 본에이지를 사용하면 판독 정확도는 8퍼센트 정도 높아지고, 판독 시간은 40퍼센트 정도 줄어든다고 한다. 이와 같은 뷰노메드 본에이지의 성능시험 결과가 미국영상의학학회지에 2017년에 발표되었다.

이처럼 요즘은 손에 잡히지도 않는 인공지능이 의료기기로서 개발되고 식약처의 허가를 받아 사용되고 있다. 국내 두 번째와 세 번째 인공지능 의료기기도 2018년에 식약처의 허가를 받았다. '루닛 인사이트'와 '제이비에스−01케이'가 바로 그 주인공이다.

루닛 기업이 개발한 루닛 인사이트는 환자의 가슴 부분을 단순촬영한 엑스레이X-ray 영상을 분석하여 의사가 폐 결절을 진단하는 데 도움을 주는 소프트웨어다. 환자의 흉부 영상에서 폐 결절이 의심되는 부분을 색깔로 표시하면 의사가 이것을 보고 폐 결절 진단을 더욱 쉽게 할 수 있다. 루닛 인사이트의 성능이 어느 정도 되는지 테스트하기 위한 임상시험이 진행되었다. 루닛 인사이트를 사용하지 않는 기존 방법으로 폐 결절을 진단하면 89.5퍼센트의 정확도가 나온다. 그런데 루닛 인사이트를 사용했을 때 폐 결절 진단 정확도가 94.3퍼센트로 높아졌다. 이처럼 루닛 인사이트를 사용하면 진단 정확도가 높아지기 때문에 환자로서는 비싼 컴퓨터 단층촬영CT과 같은 의료영상을 촬영하지 않고 저렴한 엑스레

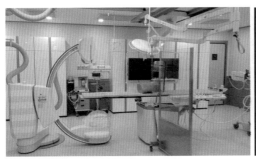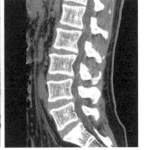

그림 5-3 의료영상기기(왼쪽)와 인체 척추 영상 이미지(오른쪽).

이 영상만으로 진단할 수 있어서 편하고 좋다. 사실, 의료영상 진단 분야의 스타트업 기업인 루닛은 몇 년 전부터 세계 최고 수준의 의료영상 기술을 가지고 있는 기업체로 소문이 나 있었다. 세계 이미지 인식 대회인 'TUPAC 2016' 대회에서 마이크로소프트MS와 IBM을 제치고 1위를 차지한 기업체가 바로 루닛이었다. 이러한 세계 최고의 우수한 기술을 바탕으로 루닛 인사이트를 개발한 것이다.

제이비에스-01케이는 제이엘케이인스펙션 기업이 개발한 인공지능 의료기기인데 환자의 자기공명MR 뇌 영상과 심박세동 발병 유무 자료를 이용하여 뇌경색 패턴을 제시해주는 소프트웨어다. 뇌경색 유형은 대혈관 동맥경화, 소혈관 폐색, 심장탓 색전증, 복합 원인 등 4가지로 나뉜다. 뇌경색 환자를 제대로 치료하기 위해서 어떤 유형에 속하는지를 판단하는 것이 중요한데, 제이비에스-01케이는 환자가 어떤 뇌경색 유형을 가지는지를 의사에게 제시해준다. 그러면 의사는 그 제시된 유형을 보고 진단하고 치료한다. 제이비에스-01케이의 성능을 알아보기 위한 임상시험에서 의사가 진단한 뇌경색 유형과 비슷한 수준으로 뇌경색 유형을 제이비에스-01케이가 제시했다.

앞서 미국식품의약국FDA은 2018년 4월에 인공지능 의료기기를 처음으로 허가했다. 눈의 망막 영상으로 당뇨 합병증을 진단하는 의료기기 IDx-DR인데 미국 기업 아이디엑스IDx가 개발했다. 이 인공지능 의료기기를 이용하면 당뇨병 환자의 실명 원인이 되는 당뇨병성 망막증을 진단할 수 있다. 카메라로 눈의 망막을 찍은 영상을 인공지능 의료기기IDx-DR

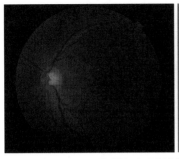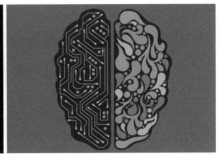

그림 5-4 안과의료기기로 촬영한 눈의 망막 영상(왼쪽)과 인공지능 이미지(오른쪽). 인공지능 아이디엑스는 눈의 망막 영상으로 당뇨 합병증을 진단한다.

서버에 올리면, 인공지능 알고리즘으로 영상이 분석되어 당뇨병성 망막증이 있는지를 진단한다. 특히 이 인공지능 의료기기는 스스로 영상을 분석하여 판단하기 때문에 안과 전문의의 별도 해석이 필요 없다고 한다. 그러니까 안과 전문의가 아닌 일반 의사가 사용 가능한 인공지능 의료기기인 것이다. 이 인공지능 의료기기IDx-DR의 성능은 어느 정도 될까? 아이디엑스 회사는 미국 내에 있는 10개의 진료기관에서 당뇨병 환자 9백 명을 대상으로 임상시험을 진행했다. 안과 전문의의 진료가 필요한 증상 진단에 관해서는 진단 정확도가 87.4퍼센트라는 결과가 나왔다. 그리고 재검사가 필요한 증상 진단에 관해서는 진단 정확도가 89.5퍼센트로 나타났다.

일본에서는 내시경 화상을 이용하여 대장의 용종을 찾아내는 인공지능 진단시스템이 2018년 12월에 승인을 받았다. 이것은 나고야대와 쇼와대 및 사이버넷시스템이 공동 개발한 것으로서 6만 장 정도의 대장 내시경 사진을 학습하여서 악성 용종을 98퍼센트의 정밀도로 판별하는 인공지능이다.

인공지능 의료기기는 이제 막 등장한 신기술이지만, 비 내린 후에 죽순이 쑥쑥 자라는 것처럼 세계 곳곳에서 다양하게 개발되고 있다.

빅데이터와 인공지능 기반 의료기기

그렇다면, 질병을 진단하거나 치료하기 위해 병원에서 사용하는 소프트웨어나 인공지능은 모두 의료기기일까? 이에 대한 논란이 몇 년 전부터 본격적으로 제기되었다. IBM 기업이 만든 인공지능 의사라고 불리는 '왓슨 포 온콜로지'가 몇 년 전에 국내에도 들어와서 가천대길병원을 시작으로 국내 여러 병원에서 사용되고 있다. 이 인공지능 의사 왓슨은 바로 위에서 살펴본 뷰노 본에이지와 루닛 인사이트처럼 의료기기에 해당될까? 만약 어떤 인공지능이 의료기기라면, 병원에서 사용하기 전에 반드시 식약처의 허가를 받아야 한다. 이외에 최근에 질병의 진단과 치료에 관련된 여러 소프트웨어와 인공지능이 개발되면서 이러한 소프트웨어가 의료기기에 해당되는지 또는 해당되지 않는지의 여부가 아주 중요한 문제가 되었다. 그렇지만 이것을 판단하는 것이 무척 어려워서 전문가들도 엇갈린 다른 판단을 내리곤 했다.

드디어 식약처에서 이와 같은 물음에 답변이라도 하듯이 어떤 것이 의료기기에 해당되는 지에 대해 상세히 적은 가이드라인을 발표했다. 이것이 식약처에서 2017년 11월 발표한 '빅데이터 및 인공지능AI 기술이 적용된 의료기기의 허가 · 심사 가이드라인'인데, 여기에 보면 어떤 소프트웨어나 인공지능이 의료기기에 해당되는지 자세히 구분되어 있다.

환자 맞춤으로 질병을 진단, 치료, 예방하는 의료용 소프트웨어는 의료기기다. 그렇지만 일상생활 속에서 개인의 건강관리에 사용되거나 의료정보, 문헌 등의 자료나 정보를 검색하는 제품은 의료기기가 아니다.

또한 의료기기에 해당되는 소프트웨어도 몇 가지로 구분된다. 데이터 분석을 통해서 환자의 질병 유무와 상태 등을 자동으로 진단이나 예측 또는 치료하는 제품과 의료영상기기, 신호획득시스템 등을 통해서 측정된 환자의 뇌파, 심전도 등 생체신호 패턴이나 시그널을 분석해 진단이나 치료에 필요한 정보를 주는 제품으로 나뉜다.

좀 더 구체적인 예를 들어 살펴보자. 의료기기에 해당되는 소프트웨어는 폐 컴퓨터단층촬영CT 영상을 분석해서 폐암이 있는지 없는지 알려주거나 폐암의 진행 상태를 자동으로 진단하는 소프트웨어 제품, 심전도를 분석해서 부정맥의 진단이나 예측을 하거나 피부병변 영상을 분석해서 피부암 유무를 미리 진단하는 소프트웨어 제품, 방사선 치료가 필요한 환자의 치료계획을 수립해주는 소프트웨어 제품 등이 있다.

이에 반해서 의료기기에 해당되지 않는 소프트웨어는 의료기관에서 보험청구 자료를 수집하고 처리하는 등의 행정사무를 지원하는 제품, 운동이나 레저 또는 일상생활에서 건강관리를 위해 사용되는 제품, 대학이나 연구소 등에서 교육이나 연구를 목적으로 사용되는 제품, 의료인이 논문이나 가이드라인 또는 처방목록 등의 의학정보에서 환자에게 필요한 치료법 등의 정보를 쉽게 찾을 수 있도록 도움을 주는 제품 등이 있다. 대표적으로 약 복용시간을 알려주고 고혈압 환자의 영양 섭취와 체중 조절을 관리해 주는 소프트웨어 등이 있다.

환자에게 맞는 항생제를 찾아서 추천해주는 제품, '에이브릴 항생제 어드바이저'를 SK C&C 기업과 고려대학교 의료원에서 개발했다. 이 에이브릴 항생제 어드바이저는 감염병이나 항생제 관련 국내외 논문, 가이드라인, 약품 정보, 보험 정보 등의 방대한 양의 정보를 모아서 학습한 후 환자의 증상에 가장 잘 맞는 항생제를 추천해준다. 이 제품은 의료기기에 해당될까? 2018년에 식약처에서 이 제품은 의료기기에 해당되지 않는다고 판정했다. 그 이유는 에이브릴 항생제 어드바이저가 스스로 판단해서 질병을 진단하는 것이 아니라 의사가 하는 일에 도움이 되는 정보를 제공하는 것이기 때문이라고 식약처는 설명했다. 그리고 한때 IBM이 만든 인공지능 의사인 왓슨 포 온콜로지도 의료기기에 해당되는지에 대한 논란이 있었지만 2017년 11월에 식약처가 의료기기가 아니라고 판정했다.

기업체 입장에서 보면 질병의 진단과 치료와 관련된 제품이 의료기기에 해당되는지 아닌지가 중요하다. 왜냐하면 어떤 제품이 의료기기가 아니라고 판정이 나면 회사에서 만들어서 바로 시장에 내놓고 팔 수 있기 때문이다. 그러나 해당 제품이 의료기기라고 판정이 나면 안전한지와 효과가 있는지에 대해서 엄격한 절차를 거쳐서 시험해야 하고 식약처의 허가를 받아야만 시장에 내놓고 팔 수가 있다.

바로 앞에서 살펴본 식약처의 가이드라인을 적용하여 의료기기로 판정을 받고 허가를 받은 의료기기가 2018년에 국내에서 출시되었다. 그것이 바로 앞에서 살펴본 뷰노메드 본에이지와 루닛 인사이트 등과 같은 인공지능 의료기기 제품이다.

눈부시게 성장하는 인공지능 의료기기

정보기술IT과 헬스케어 기술이 빠르게 성장하더니 이제 인공지능 기술까지 연결되어 질병을 진단하고 치료하는 기술로 더욱 발전하고 있다. 구글은 인공지능 기술이 접목된 당뇨병성 눈 질환을 진단하는 소프트웨어를 개발하고 있다. 또한 애플과 데스컴은 공동으로 지속 혈당 모니터링 시스템을 개발하였다. 국내 기업인 래디센은 의료용 엑스레이를 판독하는 인공지능 솔루션을 개발했다. 특히 이 인공지능은 동남아시아나 아프리카의 오지 마을과 같이 병원이 부족한 지역에서 폐결핵 진단에 도움을 주고 있어 더욱 주목받는다.

우리나라 정부는 바이오-메디컬 육성정책에 맞춰서 인공지능-바이오-로봇기술을 의료기기에 접목해 신개념 의료기기를 개발하기로 정했다. 이를 위해서 산업통상자원부, 과학기술정보통신부, 보건복지부, 식품의약품안전처 등이 모여 2017년부터 워크숍 등 다양한 논의를 해오고 있다.

이 사업에서 9개 과제를 정했고, 앞으로 5년 동안 420억 원을 집중해서 투자할 계획이라고 정부는 발표했다. 이 9개 과제 중에 3D 프린터와 인공지능을 이용해서 맞춤형 의수를 개발하는 'AI(인공지능) 의수 개발 연구팀'과 가상현실과 실시간 뇌활성도 모니터링 기술을 이용해서 재활 의료기기를 개발하는 '뇌신경재활 의료기기 개발 연구팀' 등이 있다.

또한 우리나라 정부는 '4차산업혁명 기반 헬스케어 발전전략'을 2018년에 발표했다. 주요 내용을 살펴보면 헬스케어 빅데이터 생산과 관리 시범체계 운영, 인공지능 활용 신약개발, 스마트 임상시험 체계 구축, 스마트 융복합 의료기기 개발, 헬스케어 산업 혁신 생태계 조성 등이 있다. 그리고 2020년부터 10년 동안 총 2조 8천억 원을 정부에서 투자하여 스마트 융복합 의료기기 개발 지원 시스템을 구축한다는 내용도 들어있다.

우리나라 정부가 이렇게 적극적으로 큰돈을 투자하며 기술 개발과 기업체 지원을 하려고 하는 것은 이유가 있다. 4차산업혁명에 잘 대응하면, 향후 경제 및 사회 전반에 혁신을 가져올 뿐만 아니라 2030년까지 최대 630조 원의 경제효과와 730만 개의 새 일자리가 만들어질 것이라고 정부의 4차산업혁명위는 전망하고 있다.

혁신과 안전이라는 두 마리 토끼

인공지능이나 소프트웨어를 의료기기로 보는 개념 자체가 생긴 것은 거의 최근의 일이다. 그래서 기존의 의료기기법에 '의료기기'라는 정의에 인공지능이나 소프트웨어가 명시되어 있지 않았었다. 벌써 인공지능 의료기기가 개발되어 세상에 나왔는데도 말이다.

인공지능이나 소프트웨어 기반 의료기기와 같은 최첨단 기술이 접목된 의료기술은 예상을 훨씬 뛰어넘는 빠른 속도로 발전하고 있다. 아무리 기술의 발전속도를 현행 법과 제도가 따라가지 못하더라도, 사람에게 사용하는 의료기기를 안전하게 사용하기 위해서는 법과 제도를 제대로 만들어야 한다. 아무리 바빠도 바늘허리에 실을 묶어서 바느질할 수는 없는 노릇이다. 최근 의료기기는 인공지능, 빅데이터, 로봇, 가상현실 등과 같은 첨단기술과 연결되어서 첨단의료기기로 발전하고 있어서 이에 맞는 법 개정 요구도 커졌다. 이에 우리나라 정부도 관련법과 규정을 정비하여 첨단기술이 접목된 신제품이 빨리 출시되어 사용될 수 있도록 애쓰고 있다. 인공지능이나 소프트웨어와 같은 정보기술IT이 접목된 의료기기가 개발되고 있는 현실을 반영한 '의료기기법' 개정안 대안이 국회 보건복지위원회에 의해 만들어져 2018년 11월에 본회의를 통과했다. 이처럼 의료기기법이 개정됨에 따라 앞으로 첨단기술이 접목된 혁신 의료기기 발전이 더욱 활발해질 것이다.

또한 우리나라 정부가 인공지능이나 3D 프린팅 등과 같은 첨단기술이 융합된 의료기술로 만들어진 제품이 시장에 빨리 출시되도록 돕는 별도의 평가트랙을 만들었다. 이것이 '혁신의료기술 별도 평가트랙' 내용을 담은 '신의료기술평가에 관한 규칙' 개정안인데, 2019년 1월부터 시행한다고 보건복지부에서 발표했다. 보통 의료기술이 개발되면 이것이 사용되기 전에 얼마나 안전하고 효과가 있는지를 검사하는 안전성과 유효성 시험을 거친다. 이 안전성과 유효성 시험을 통과해야 제품으로 출시된다. 그런데 인공지능이나 3D 프린팅과 같은 첨단기술이 적용된 혁신의료기술은 새로 등장한 기술이기 때문에 안전성과 유효성 근거를 충분히 쌓을 시간이 없다는 어려움이 있다. 지금부터 시간을 들여서 안전성과 유효성 근거를 쌓은 후에 제품으로 출시하려고 하면 시간이 너무 많이 걸려서 너무 늦게 시장에 나오게 되는 문제가 있다. 즉, 이러한 문제를 해결해서 별도의 평가과정으로 제품이 빨리 시장에 나오도록 하는 제도다. 즉 혁신의료기술의 경우에 안전성과 유효성 등에 대해서 문헌 중심의 평가 외에 혁신성, 환자의 삶에 미치는 영향, 대체기술의 유무, 오남용의 가능성 등 잠재가치를 추가로 평가해 허가 여부를 결정한다. 이렇게 해서 혁신의료기술들이 시장에 빨리 제품으로 나올 수 있도록 하고 있다. 이렇게 혁신의료기술 별도 평가트랙을 통과해서 시장에 나온 제품이라 할지라도 향후 3~5년 후에 의료현장 활용 결과를 바탕으로 재평가를 받아야 한다. 왜냐하면 사람의 질병 진단과 치료에 사용되기 때문에 안전성과 유효성에 대해서 시험해서 확인해야 하기 때문이다.

별도 평가트랙 대상이 되는 혁신의료기술은 첫째, 로봇, 3D 프린팅, 인공지능, 나노기술, 이식형 의료기술 등 첨단기술을 활용한 의료기술, 둘째, 암, 심장이나 뇌혈관질환, 희귀질환, 장애인 재활, 치매 등 사회적 효용가치가 높은 의료기술, 셋째, 환자 만족도 증진이 기대되는 의료기술 등이다.

인공지능 의료기기를 사용하다가 인공지능의 잘못된 판단에 의해 의료사고가 발생하면 누가 책임져야 할까? 인공지능에게 책임지라고 할 수 없는 노릇이다. 그럼 병원의 의사가 책임져야 할까? 아니면 그것을 만든 기업체 대표가 책임져야 할까? 판단하기 쉽지 않다.

인공지능 의료기기에서 인공지능은 사람처럼 사고하고 스스로 판단해서 결정하는 주체로서 역할을 한다. 그렇지만 인공지능이 사람을 대상으로 하는 의료행위에 대한 법적인 책임을 지는 주체가 될 수는 없다. 아직 이처럼 인공지능과 관련하여 사고가 발생했을 때 누가 법적인 책임을 질 것인가에 대해서 국내에서는 활발하게 논의되고 있지 않으며, 법적인 근거도 분명하게 마련되어 있지 않다. 우리나라의 법은 사람을 행위 주체로 규정하고 있어서 인공지능이 직접 스스로 어떤 행동을 하는 주체로서 행위를 하는 것은 적절하다고 인정하고 있지 않다.

현재로서는 인공지능이 법을 어기는 행위를 하거나 의료사고를 일으키면 인공지능과 관련된 설계자, 제조자, 관리자, 이용자 등이 책임 소지를 따져서 책임을 지도록 되어있다. 그렇지만 현실적으로 누구에게 책임이 있는지를 따지기가 쉽지는 않을 것이다.

현재까지는 인공지능이 병원에서 의사가 하는 일의 보조적인 역할을 담당하기 때문에 아직은 크게 문제가 되지 않는다. 그렇지만 미래에는 인공지능이 스스로 판단하고 행위를 지시할 것이므로 이 과정에서 발생하는 사고에 대한 책임 문제를 미리 논의하여 법과 제도를 준비해 놓을 필요가 있다.

해외에서도 이와 같은 문제를 논의하고 준비하고 있다. 유럽연합EU

의회는 인공지능을 가진 로봇이 '전자 인간Electronic Person'으로서의 법적 지위를 가지는 것을 인정하는 결의안을 2017년에 통과시켰다. 그렇다고 인공지능을 가진 로봇이 세금을 내야 하는 의무를 갖지는 않는다. 즉, 아직 인공지능이 완전한 권리와 의무를 가진 주체로 인정을 받은 것은 아니다. 최소한 전자 인간으로서의 법적 지위를 확보한 것이다. 앞으로 지속적인 논의와 준비를 해서 인공지능 의료기기를 안전하게 사용하기 위한 제도를 만들어나가야 한다.

4차산업혁명은 이미 시작되었을 뿐만 아니라 바로 우리가 사는 지역에서 빠르게 많은 것들을 변화시키고 있다. 빅데이터, 인공지능, 로봇, 3D 프린팅 등 첨단기술들이 의료기술과 만나서 서로 융합하며 이전에는 없었던 새로운 첨단의료기기들을 만들어가고 있다. 머지않아 영화에서나 보던 인공지능 의료기기들이 병원과 가정에 더 많이 실제로 사용될 날이 곧 올 것이다.

인공지능이 거짓말을 하면
어떤 일이 벌어질까?

거짓말이 없는 세상은 어떤 모습일까? 거짓말이 없는 세상에서 처음으로 거짓말을 하게 된 어떤 남자의 이야기를 다룬 〈거짓말의 발명〉이라는 영화가 2009년에 개봉되었다. 이 영화는 리키 저베이스와 매슈 로빈슨 감독이 만들었다. 거짓말이 없는 세상에서 사는 마크 벨리슨은 어느 날 회사에서 해고당하고 여자친구와도 헤어진다. 설상가상으로 월세를 내지 못해서 살고 있던 아파트에서도 쫓겨날 상황에 처했다. 이때 벨리슨은 자신의 전 재산인 300달러를 찾으러 은행에 갔다가 은행 시스템이 다운된 것을 발견하고 무의식적으로 계좌에 800달러가 있다고 거짓말을 하게 된다. 그런데 은행 직원이 벨리슨의 말을 믿고 800달러를 내

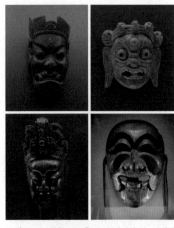

그림 6-1 다양한 얼굴을 가진 세계의 탈. 거짓말하는 인공지능은 각기 다른 얼굴을 가진 가면을 쓴 것처럼 서로 다른 모습으로 보일 것이다.

어준다. 이처럼 거짓말이 없는 세상에서 유일하게 거짓말을 할 수 있는 능력을 우연히 가지게 된 벨리슨은 카지노에서 거짓말로 돈을 벌고 거짓말로 시나리오를 써서 작가로서도 성공한다. 사실 우리 모두는 거짓말을 너무도 자연스럽게 잘할 수 있는 놀라운 능력을 가지고 있기 때문에 이런 영화를 보면 그냥 우스꽝스러울 것이다. 거짓말 전문가인 파멜라 메이어에 따르면 사람은 하루에 10~200번 정도 거짓말을 한다고 한다. 하얀 거짓말, 빨간 거짓말, 새빨간 거짓말. 색깔도 다양한 거짓말을 우리는 창의적으로 마음껏 지어낼 수 있다.

인공지능이 거짓말을 할 수 있을까? 인공지능은 컴퓨터를 사용해서 만든 지능이다. 우리 인간의 두뇌가 어떻게 작동하는지를 연구해서 알게 된 것을 이용하여 수십 년 전부터 과학자들은 생각하는 기계를 만들기 시작했다. 이렇게 해서 인공지능이 만들어졌다. 벌써 인공지능이 인간의 지능을 능가하였다고 전문가들은 말한다. 더욱이 앞의 영화에서처럼 거짓말이라는 것을 모르는 인공지능들 사이에 거짓말을 할 수 있는 능력을 가진 인공지능이 짠~ 하고 나타난다면 어떻게 될까? 인공지능은 기계언어나 컴퓨터 프로그램이라고 생각하고 있어서 거짓말을 하는 것은 불가능하다고 생각해왔다. 그러나 우리는 이미 인공지능이 거짓말을 하는 시대에 살고 있다. 공상과학SF 영화에서 인공지능이 발달하여 사람들을 모두 속이고 지배하는 장면이 종종 등장한다. 이처럼 거짓말하는 인공지능이 발달하여 언젠가 우리 모두를 속이고 지배하면 어떡하나? 라는 두려움을 가지고 있다. 그럼에도 불구하고 벌써 거짓말하는 인공지능을 과학자들이 개발해버렸다. 요즘 인공지능이 어떤 거짓말을 하고 있는지 그 현장을 들여다보자.

인공지능이 밥 먹듯이 거짓말을 한다?

■

인공지능을 그냥 놔둔다고 거짓말하는 실력이 생기는 것은 아니다. 거짓말하는 인공지능을 사람들이 일부러 개발한 것이다. 최근 페이스북 연구팀은 거짓말을 배우는 인공지능을 개발했다고 발표했다. 페이스북 연구팀이 개발한 인공지능 봇이 책, 모자, 농구공을 가지고 흥정을 하면서 거짓말하는 것을 배우고 있다. 흥정을 통해서 내가 갖고 싶은 것을 갖기 위해서는 내 속마음을 감추고 때로는 거짓말도 하게 된다. 인공지능 봇이 자기가 원하는 것을 숨기고 원하지 않는 것을 원하는 척하고 나중에 자신이 원하는 것을 마지못해 드러내는 흥정의 기술을 배우는 것이다. 이처럼 페이스북은 몇 년 전부터 개인과 기업을 대신해서 협상해줄 인공지능 봇을 개발하고 있다. 이 인공지능은 잠을 자거나 밥도 먹지 않고 무서운 속도로 배우며 실력을 키워나가고 있다. 또한 캐나다의 라이어버드 회사에서 사람의 목소리를 모방해서 똑같이 내는 인공지능을 2017년에 개발했다. 이 회사에서 개발한 라이어버드 알고리즘은 단 1분 짜리 목소리 녹음 파일만 있으면 그 사람의 목소리를 그대로 흉내 내서 만든다. 심지어 화내는 소리와 같은 감정 섞인 목소리도 만들어낼 수 있다. 뿐만 아니라 인공지능은 가짜 영상도 만들어낸다. 인공지능이 오바마 대통령이 나온 영상을 14시간 학습한 후에 음성, 입 모양, 고갯짓, 턱 모양 등을 모방해서 합성한 후, 가짜 오바마 대통령 영상을 만들었다고 미국 워싱턴대학 연구팀이 2017년에 발표했다. 인공지능이 만든 가짜 영상과 진짜 영상을 나란히 놓고 보면 어느 것이 가짜 영상인지 구분하기 어렵다고 한다. 이처럼 거짓 목소리와 영상을 만들고 거짓말을 하며 협상하는 인공지능이 빠르게 개발되고 있다. 머지않아 이러한 인공지능의 거짓말 실력이 부쩍 자라서 다양한 분야에 실제로 사용된다면 그 파장이 무척 클 것이다.

인공지능은 거짓말을 눈치 챌 수 있을까?

■

거짓말하는 인공지능뿐만 아니라 사람의 거짓말을 잡아내는 인공지능도 개발되고 있다. 보통 사람이 다른 사람의 거짓말을 알아차리는 확률은 50퍼센트 정도밖에 되지 않는다. 그런데 2015년에 미시건대학에서 개발한 인공지능 소프트웨어는 75퍼센트의 확률로 거짓말을 맞춘다. 미시건대학 연구팀은 미국에서 실제 진행된 120회 재판 영상을 사용하여 피고와 증인들의 모습을 분석했다. 그들의 증언내용을 글로 적고 머리, 눈, 눈썹, 입, 손 등 신체 움직임을 분석해서 횟수를 세었다. 이러한 데이터를 인공지능 소프트웨어에 입력해서 거짓말을 하는 사람의 특징을 파악하도록 했다. 이렇게 해서 거짓말을 잡는 인공지능이 개발되었다. 또한 사람이 컴퓨터 마우스 커서를 움직이는 방식을 파악하여 거짓말을 탐지하는 인공지능 기술이 이탈리아 파도바대학에서 2017년에 개발되었다. 파도바대학 연구팀은 60명의 대학생들에게 절반은 진실을 답하도록 하고 나머지 절반은 거짓을 답하도록 지시했다. 이후 학생들이 질문에 답할 때의 마우스 커서 이동거리를 조사했다. 진실을 답할 때 마우스 커서가 답변을 향해 똑바로 움직인 반면 거짓을 답할 때는 마우스 커서가 구부러지게 움직여서 이동거리가 길다는 것을 발견했다. 이러한 결과를 학습한 인공지능은 마우스 커서의 움직임으로 거짓말을 탐지할 수 있다.

거짓말하고 들키지 않는 비법

하얀 거짓말을 했다가 하늘이 노랗게 변하는 경험을 한 사람들이 있다. 음주측정을 거부해서 정식재판에 부쳐진 아버지의 재판에서 가족이 짜고 거짓 진술을 했다. 결국 가족들의 거짓말이 들통 나서 아들과 사위가 각각 징역 6개월을 선고받고 법정 구속된 일이 2008년에 있었다. 2017년 국정농단 청문회에서 거짓 증언을 한 정 모 교수와 이 모 교수는 각각 징역 1년과 징역 10개월에 집행유예 2년을 선고받았다. 우리나라에서 선서한 증인이 거짓말을 하면 위증죄로 징역 5년 이하나 1천만원 이하의 벌금을 낼 수 있다. 이처럼 거짓말의 대가는 크다. 이처럼 재판이 진행되는 법정에서의 대단한 거짓말 외에도 우리는 매일 크고 작은 거짓말을 할 때가 많다. 때로는 상대방을 위해서나 우리 모두를 위해서 일부러 거짓말을 해서 숨기기도 한다. 그럼 거짓말을 하고도 상대방에게 들키지 않는 비법은 없을까? 이에 도움이 되는 기사가 보도되었다. 거짓말을 할 때 자신도 모르게 하는 행동들에 대해서 영국의 데일리메일이 2017년에 보도했다. 이 보도 내용을 재구성하여 거짓말을 한 후에 들키지 않는 행동 수칙을 만들면 다음과 같다. 첫째, 눈을 자주 깜빡거리지 말라. 사람은 평소에 10~12초 간격으로 눈을 깜빡인다. 그러나 거짓말을 할 때는 생각할 시간이 더 필요해서 눈을 더 자주 깜빡거리는 본능적인 행동을 한다. 그리고 일부러 눈을 지나치게 맞추거나 외면하면 무언가를 숨기고 있다는 의심을 사게 되어 위험하다. 둘째, 상대방을 정면에서 마주 보고 앉아라. 똑바로 앉지 않고 비스듬히 앉으면 거짓말을 하고 있다는 인상을 주게 된다. 특히 무의식중에 발끝이 문을 향하고 있어서 거짓말을 하고 있다는 것이 들통나지 않게 주의해야 한다. 셋째, 왼쪽 위를 보라. 뇌의 왼쪽에 기억 센터가 있어서 오른손잡이는 진실을 말할 때 왼쪽 위를 본다. 그런데 무언가를 거짓으로 꾸며낼 때는 오른쪽 위를 응시하므로 절대 오른쪽 위를 봐서는 안 된다. 넷째, 문 쪽을 보지 말라. 거짓말을 하는 동안 빨리 탈출하고 싶어서 무의식적으로 문 쪽을 자주 보게 된다. 다섯째, 남자라면 코가 커지지 않도록 조심하라. 여자보다 남자의 코기둥이 더 커서 혈관이 많다. 따라서 거짓말을 하면 혈류량이 증가해서 코가 붉어지고 커진다. 이때 가려워서 자기도 모르게 코를 만지게 된다. 빌 클린턴 대통령이 성 추문 증언을 할 때 코를 1분에 26번이나 만졌다고 한다. 여섯째, 전화할 때 목소리 톤을 높이지 말라. 전화 통화에서 갑자기 목소리의 음높이가 높아진다면 거짓말일 가능성이 크다. 이것은 자기도 모르게 스트레스를 받아서 성대가 긴장해서 음높이가 높아지는 것이므로 세심한 주의가 필요하다. 일곱째, 시간을 버는 단어를 쓰지 마라. 거짓말을 둘러댈 시간을 벌기 위해 '음~', '글쎄~' 등과 같은 단어를 쓰는 것은 위험하다. 사실 거짓말을 하면서 이러한 일곱 가지 행동을 아주 자연스럽게 한다는 것은 무의식을 통제하는 것이므로 쉽지 않다.

거짓말탐지기를 속일 수 있을까?

거짓말에 관해 논할 때, 약방의 감초처럼 거짓말탐지기를 빼놓을 수 없다. 거짓말을 할 때 얼굴이 빨갛게 변하거나 눈을 피하는 것과 같은 이상 행동을 하므로 상대방의 거짓말을 쉽게 알아차릴 수 있을 것 같지만, 사실 개인차가 커서 알아차리기가 어렵다. 그렇지만 입은 거짓말을 하고 있어도 신체의 다른 부분들은 자신이 거짓말을 하고 있다는 신호를 무의식적으로 계속 보내고 있다. 이 미세한 생체신호를 감지하여 거짓말을 잡아내는 기계가 바로 거짓말탐지기다. 피검사자가 질문에 답을 하는 동안 계속 혈류, 심박, 호흡, 피부 반응 등의 변화를 체크한다. 거짓말을 할 때 심장이 빨리 뛰거나 호흡이 가빠지는 것과 같은 생체신호의 변화를 잡아서 진실을 말하는지 거짓을 말하는지 판단하는 것이다. 특히 거짓말탐지기는 미세한 생체 반응도 수천 배 증폭해서 잡아낼 수 있기 때문에 과학적인 방법으로서도 신뢰를 얻고 있다. 2009년에서 2012년까지 거짓말탐지기 검사에서 거짓으로 드러난 것과 최종 유죄판결을 받은 것을 비교하면 90.5퍼센트가 일치하였다. 이러한 거짓말탐지기 결과는 법적인 증거 능력을 갖추지는 못하지만, 중요한 수사 자료로 사용되고 있다.

수천 년 전 중국에서는 용의자에게 쌀을 씹게 해서 입안에 침이 적은 사람을 범인으로 판정했다. 이것은 과학적으로도 어느 정도 일리가 있

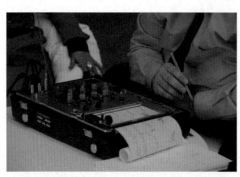

그림 6-2 생체신호를 감지하는 거짓말탐지기. 거짓말탐지기는 피검사자의 혈류, 심박, 호흡, 피부반응 등 미세한 생체신호를 감지하여 거짓말을 잡아낸다.

다. 거짓말을 하고 있는 사람은 긴장하고 있어서 침이 덜 분비되어 입에 침이 적다. 바로 이 원리를 이용한 판별법인 것이다. 그리고 고대 페르시아에서는 고온으로 달군 다리미를 맨손으로

만지게 해서 화상을 입지 않으면 진실을 말하는 것으로 판정했다. 이처럼 거짓말을 둘러싼 진실게임은 수천 년 전부터 지금까지 이어져 오고 있다. 최근 거짓말을 하는 인공지능과 거짓말을 잡는 인공지능이 빠르게 발전하고 있다. 이와 같은 인공지능의 재능이 사람을 위한 협상, 교육, 질병 치료, 소통, 범인 검거, 게임 등과 같이 좋은 용도로 사용될 것이다. 그렇지만 동시에 나쁜 의도로 사용될 위험성도 존재한다. 인공지능이 다른 사람을 사기 치는 데에 이용되면 어떻게 될까? 인공지능의 거짓말로 발생하는 문제의 책임은 누가 질까? 등을 이제는 고민해보아야 할 시점에 와 있다.

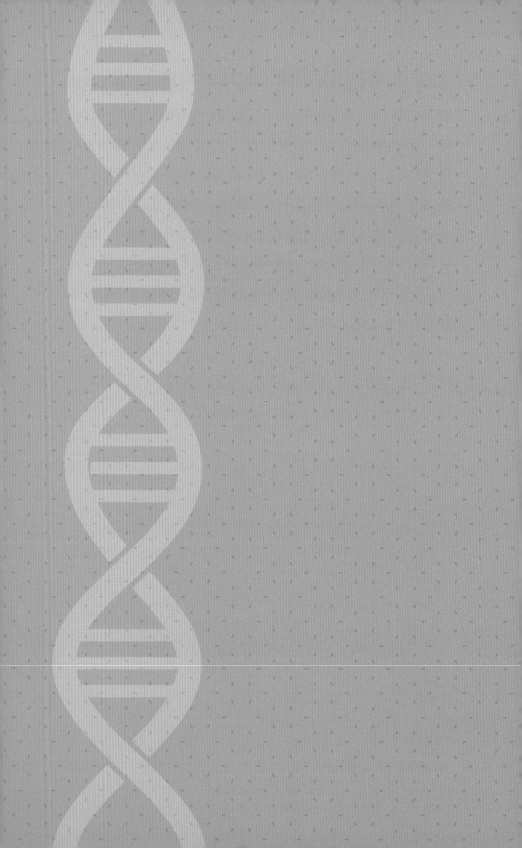

PART 2

고령사회 간호로봇과 뇌-기계 연결

노인을 돌보는 로봇과 뇌에 연결된 로봇 팔

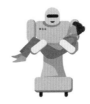

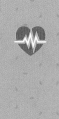

로봇은 어떤 암까지
수술할 수 있을까?

　로봇이 환자를 수술하는 장면을 영화에서 자주 본다. 영화에서 보여주는 로봇이 수술하는 장면은 아주 먼 미래의 어느 시점에서 우주선 안의 수술실에서 이루어지는 모습이다. 그래서 로봇이 환자를 수술하는 일은 아주 먼 미래의 일처럼 여겨져 왔다. 그런데 실제로 이미 병원에서 로봇이 암환자를 수술하는 데에 쓰이고 있다. 그러니까 이제 누군가 암과 같은 큰 병에 걸리면 병원에 가서 사람 의사가 하는 일반수술을 받을 것인지 아니면 로봇수술을 받을 것인지를 결정해서 치료하는 시대가 된 것이다.

　이처럼 우리가 느끼지 못하는 사이, 암을 수술하는 로봇은 빠르게 발

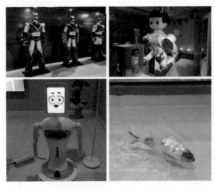

그림 7-1 다양한 종류의 로봇. 로보트 태권브이 (왼쪽 위), 아이스크림 만드는 로봇(오른쪽 위), 안내 로봇(왼쪽 아래), 물고기 로봇(오른쪽 아래) 등 다양한 로봇들이 개발되었다.

전해왔다. 요즘 로봇이 어떤 수술을 하고 있는지 그 현장을 잠시 들여다보자.

수술로봇 다빈치는 어떤 암을 수술할까?

■

전립선암에 걸린 70대 환자 김 모 씨가 2017년 9월에 서울아산병원에서 1만 번째로 로봇수술을 받았다. 이제 대장암, 전립선암, 췌장 질환, 심장판막 질환과 같은 병에 걸리면 병원에서 로봇수술로 치료하는 시대에 우리는 살고 있다. 암을 수술하는 로봇의 이름은 '다빈치da Vinci 수술 시스템'이다. 미국 인튜이티브 서지컬 기업은 다빈치를 개발하여 2000년에 세계 최초로 수술로봇으로서 미국식품의약국FDA의 허가를 받았다. 이 다빈치 수술로봇은 우리나라에 2005년에 들어와서 여러 병원에서 암수술을 하는 데에 사용되고 있다. 중국에서도 2006년에 군병원에서 다빈치가 사용되기 시작해서 지금까지 6만 번 이상 수술에 사용되었다. 또

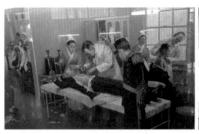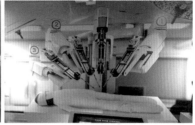

그림 7-2 사람 의사의 수술(왼쪽)과 로봇의 수술(오른쪽) 장면. 암 수술하는 다빈치와 무릎 관절 수술하는 로보닥 등 여러 수술 로봇들이 개발되어 병원에서 사용되고 있다.

한 다빈치 수술로봇이 전 세계에 4,000대나 판매되었다는 보도가 2017년에 나왔다. 이처럼 전 세계 많은 병원에서 다빈치와 같은 수술로봇을 이용해서 여러 암이나 질병을 치료하기 위한 수술을 하고 있다.

사실 수술하는 로봇의 원조는 다빈치 로봇이 아니다. 이보다 더 앞서서 '로보닥'이라는 수술로봇이 있었다. 이 로보닥은 IBM 토마스 J. 왓슨 리서치센터와 캘리포니아대학이 1986년부터 공동 개발해서 만든 수술로봇이다. 로보닥은 1998년에 미국식품의약국FDA의 허가를 받았다. 로보닥을 만드는 기업인 씽크 서지컬이 1989년에 제작된 로보닥 시제품 기기를 미국 스미소니언박물관에 2017년에 기증했다. 이처럼 벌써 세계 최초로 만들어진 수술로봇 로보닥이 박물관에 들어가는 상황이 벌어지고 있다. 요즘 기술의 발전속도는 정말 눈 깜짝할 새에 새로운 것이 나올 정도로 빠르다. 로보닥은 지금도 정형외과에서 무릎이나 엉덩이뼈 인공관절 수술에 많이 사용되고 있다. 우리나라에 로보닥이 2002년, 이춘택병원에 처음 들어온 이래 1만 번이 넘는 수술에 이용되었다. 로보닥이 퇴행성관절염 환자 무릎의 관절을 깎고 인공관절을 끼워 넣는 수술

실력이 사람 의사보다 훨씬 뛰어나다는 평가를 받고 있다.

최근 중국에서는 다빈치 수술로봇과 비슷한 텐지 수술로봇이 개발되어 2016년에 중국식품약품 감독관리국으로부터 허가를 받았다. 텐지 수술로봇은 팔다리, 골반, 척추 등 다양한 부위의 수술에 사용될 수 있다. 이미 40개 이상의 중국에 있는 병원에서 4,000번이 넘는 수술에 사용되었다고 한다. 사실 텐지 수술로봇의 핵심부품은 외국에서 수입해온 것으로 중국의 기술은 미국이나 일본에 비하면 뒤처져있기는 하지만, 최근 중국 정부에서 로봇개발을 적극적으로 지원하고 있고 여러 기업이 로봇기술을 개발하고 있어 빠르게 발전하고 있다.

원격으로 로봇수술도 할 수 있을까?

5G 인터넷 시대가 열렸다. 2019년 4월, 세계 최초로 우리나라에서 5G 서비스가 시작되었다. 5G 기술을 이용하면 인터넷으로 영화를 다운로드 받거나 게임을 할 때에 아주 빠른 속도로 할 수 있다. 이러한 엔터테인먼트뿐만 아니라 앞으로는 5G 기술이 사물인터넷이나 자율주행자동차 및 첨단의료기술 등에 폭넓게 이용될 것이어서 매우 중요한 기술로 관심을 끌고 있다. 어떤 중요한 일을 하는 중간에 인터넷 속도가 느려서 끊겼다가 연결되었다가 한다면 큰 문제가 발생할 수도 있다. 가령 환자를 수술하는 수술실에서 인터넷이 갑자기 끊겨서 기기가 제대로 작동하지 않는 일이 발생한다면 환자의 생명이 위협받을 수 있다. 그래서

빠른 속도로 끊김 없이 안정적으로 인터넷 연결을 해주는 5G 기술에 관한 의료분야 연구원들의 관심이 크다. 5G 기술을 이용해서 원격으로 진행된

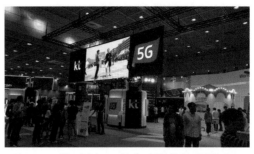

그림 7-3 5G 기술 전시장. 5G 기술을 이용한 원격 로봇수술이 2019년 1월에 중국에서 시행되어 성공했다.

로봇수술이 세계 최초로 2019년 1월에 성공했다. 이때 중국 화웨이 기업의 5G 기술이 이용되었다. 원격으로 로봇수술을 했다는 것은 말 그대로 의사가 다른 곳에 있는 로봇을 조종해서 수술을 진행했다는 말이다. 그러니까 이번에 수술을 진행한 의사는 중국 푸젠성 차이나 유니콤 둥난 연구소에 있었고 실제로 수술이 진행된 곳은 50킬로미터나 떨어져 있는 푸젠 의과대학병원 수술실이었다. 이렇게 멀리 떨어져 있어도, 5G 통신 기술을 이용해서 수술을 진행할 수 있었던 것이다. 원격으로 로봇을 조종해서 돼지의 간 일부를 자르는 수술이 한 시간 동안 진행되었다. 수술은 성공적으로 끝났고, 돼지는 양호하게 회복되었다고 한다. 이 기술은 향후 농촌이나 섬과 같은 외진 곳에 사는 사람들을 치료하기 위한 로봇수술에 사용될 수 있을 것이라고 한다.

로봇수술을 하면 어떤 점이 좋을까?

■

　로봇수술을 하면 어떤 점이 더 좋을까? 일반수술은 의사가 직접 수술칼을 잡고 수술할 부분을 잘라가며 수술을 한다. 그러나 로봇수술은 의사의 팔과 손의 움직임을 그대로 따라서 움직이는 로봇 팔을 이용해서 수술한다. 다빈치 수술로봇 같은 경우에 로봇 팔이 1센티미터보다 작은 절개부위로 들어가서 환자 몸속에서 수술한다. 로봇수술을 하면 이처럼 환자 몸의 절개부위가 작아서 수술도 빨리할 수 있고 수술 후에 회복도 훨씬 빠르다. 일반수술 후에는 일주일 이상 병원 침대에 누워있어야 하지만, 로봇수술을 하면 이틀 정도면 침대에서 일어날 수 있다고 한다. 당연히 수술로 인한 흉터도 작게 남는다. 그리고 로봇수술하는 장면을 가만히 보고 있으면, 수술실 안에 환자가 누워있는 곳 위에는 로봇 팔만 몇 개 있고 의사는 조금 떨어진 곳에서 손을 움직이며 로봇 팔을 조종하는 것을 볼 수 있다. 보통 수술 중에 수술하고 있는 환자 몸속의 수술부위를 보기 위해서 의료영상장치를 이용해서 영상을 촬영해가며 수술한다. 그런데 이 과정에서 수술을 진행하는 의사가 방사선에 많이 노출된다. 왜냐하면 수술을 진행하고 있는 환자의 몸속 장기 모습을 관찰하기 위해서 방사선이 많이 방출되는 의료영상장치를 사용하기 때문이다. 이처럼 환자 바로 옆에서 수술을 진행하는 의사가 방사선 노출의 위험을 가진다. 하지만 로봇수술은 의사는 환자에게서 떨어진 곳에 앉아서 로봇 팔을 조작하기 때문에 방사선에 노출되지 않는다. 즉, 로봇수술을 하게 되면 수술에 참여하는 의료진이 과도한 방사선에 피폭되는 것을 피할 수 있어서 좋다. 또한 로봇수술을 하면 수술 부위를 삼차원 영상으로 열 배 정도 확대해서 의사에게 보여주기 때문에 더욱 정확하게 수술을 진행할 수 있다. 이처럼 로봇수술은 환자와 의사 모두에게 좋은 수술방법으로 인기가 높다.

벌써 우리나라에서 로봇수술로 인공관절 수술을 개시한 지가 10년이 넘었다. 최근에 이춘택병원에서 인공관절 수술을 받은 사람들을 대상으로 조사를 했다. 일반수술을 받은 사람 300명과 로봇수술을 받은 사람 300명을 조사한 결과가 발표되었다. 무릎 통증을 수치화한 통증 점수에서 일반수술이 84점인데, 로봇수술은 89점으로 5점이 높았다. 그리고 무릎의 운동기능을 수치화한 기능 점수에서 일반수술은 82점인데 비해 로봇수술은 91점으로 9점이나 높았다. 이처럼 실제로 로봇수술을 받은 환자들이 로봇수술 후에 통증도 적고 운동기능도 더 좋아졌다고 한다. 날이 갈수록 로봇수술 기술이 발전할 뿐만 아니라, 환자나 의사들의 관심과 사용빈도도 높아지고 있다.

우리나라 수술로봇은 폭풍성장 중

세계 두 번째 복강경수술 로봇인 레보아이를 2018년에 의료기기 전시회에서 만났다. 이 레보아이 수술로봇은 우리나라 기술로 국내 기업이 만든 것이어서 더욱 예뻐 보였다. 복강경수술이란, 우리 몸속 장기의 연한 조직을 수술하는 것을 말하며 세계 첫 번째 복강경수술 로봇은 앞에서 설명한 다빈치 수술로봇이다. 레보아이 수술로봇은 미래컴퍼니 기업에서 개발하여 2017년에 식품의약품안전처의 허가를 받았다. 레보아이는 담낭이나 전립선 절제술 등과 같은 내시경 수술에 사용할 수 있는 수술로봇이다. 이처럼 우리나라도 이미 수술로봇에서 높은 기술을 가지고 있으며 제품도 출시하고 있다.

현대중공업은 지난 30년 동안 산업용 로봇을 만들어온 기업으로써 로봇을 만드는 기술을 많이 가진 전문기업이다. 이러한 축적된 산업용로봇을 만드는 기술을 이용해서 최근에 첨단 의료로봇들을 개발하고 있다. 이미 현대중공업은 보행재활로봇, 중재시술로봇, 환자이동보조로봇 등 의료로봇을 개발해서 식약처의 허가도 받았다. 최근에 서울아산병원을 비롯하여 전국의 7개 의료기관에 이 의료로봇들을 보내서 병원 현장에서 얼마나 일을 잘해낼 수 있는지 실증 테스트를 하고 있다.

2002년, 국내 기업인 큐렉소는 미국 로보닥 기업을 인수했다. 이 로보닥 기업은 위에서 설명한 세계 최초의 인공관절 수술로봇인 로보닥을 만든 회사다. 큐렉소는 이 로보닥 회사를 인수한 후, 회사명을 씽크 서지컬로 바꾸어 자회사로 거느리고 있다. 큐렉소는 2010년, 로보닥 수술로봇의 국산화 개발을 완료했으며 인공관절 수술 과정에서 인공관절을 삽입하는 수술로봇인 티솔루션원도 개발해서 2015년에 미국식품의약국 FDA의 허가도 받았다. 또한 큐렉소는 2017년에 현대중공업의 의료로봇 사업부도 인수하여 몸집을 불렸다. 이를 통해서 수술로봇의 유통뿐만 아니라 자체 연구개발도 가능한 환경을 만들었다. 2019년 하반기에는 큐비스 스파인이라는 척추수술로봇을 큐렉소에서 출시할 계획이다. 이 로봇은 척추수술 시에 환자의 몸속에 나사못을 심을 위치와 각도를 정확하게 정할 수 있도록 엠알아이MRI와 같은 의료영상정보를 이용한다.

최근 국내 연구팀이 만든 닥터 허준 수술로봇도 비임상시험에 성공했다는 뉴스가 들려온다. 한국과학기술연구원과 세브란스병원 등 공동연구팀이 지난 5년 동안 닥터 허준 수술로봇시스템을 개발해서 2018년에 비임상시험을 성공했다. 이 수술로봇은 미세한 영역 수술에 특화된 것이다. 이외에도 국내 여러 연구기관과 대학에서 의료용 로봇을 개발 중에 있다.

요즘 병원에서 로봇이 암환자를 수술하는 것을 보면 의료로봇의 역사가 오래된 것 같지만, 실제로는 매우 짧다. 1985년에 'PUM560'이라는 산업용 로봇을 뇌 수술에 사용한 것이 수술로봇의 시작이었다. 이처럼 짧은 역사에도 불구하고 전 세계적으로 수술로봇은 급성장을 거듭하고 있다. 점점 더 많은 병을 고치기 위한 수술에 로봇이 사용되고 있으며 이와 관련된 기기장치와 소프트웨어 기술들도 함께 발전하고 있다. 인공지능 기술도 빠르게 발전하고 있어서 영화에서 보는 것처럼 언젠가 인공지능 로봇이 혼자서 스스로 환자를 수술하는 날도 머지않아 실제로 올 것 같다.

간호로봇은 노인의 진짜 친구가
되어줄 수 있을까?

일본에서 아시모를 만났다. 첨단과학을 전시하는 도쿄의 미라이칸 과학관에서 아시모가 축구를 하고 있었다. '아시모'는 일본 혼다 기업이 만든 사람 모양의 휴머노이드 로봇이다. 과학관의 안내직원이 축구공을 보내자 아시모가 걸어가서 축구공을 발로 뻥~ 찼다. 로봇 혼자 두 발로 스스로 걸어가서 축구공을 차는 모습을 보며 아이들이 신기한 눈빛으로 손뼉 치며 소리쳤다. 바로 눈앞에서 아시모가 사람처럼 자연스럽게 걸어가고 여러 행동을 하는 것을 보면서 로봇이 많이 발전했다는 것을 느꼈다. 이외에도 사람처럼 다양한 표정을 지어 보이는 휴머노이드 로봇들이 함께 과학관에 전시되어 있었다.

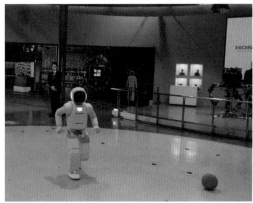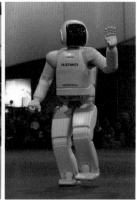

그림 8-1 일본 도쿄의 미라이칸 과학관에서 휴머노이드 로봇인 아시모가 축구하는 모습.

　아시모가 축구하는 모습을 보는 동안, 로봇을 기계장치라고 생각해오던 고정관념을 이제는 바꿔야겠다는 생각이 들었다. 영화에서 보는 것처럼 아시모 같은 로봇이 예쁜 옷을 입고 서울 한복판을 자연스럽게 걸어간다면, 사람인지 로봇인지 쉽게 구분할 수 있을까? 라는 생각이 들었다. 요즘은 일본뿐만 아니라 미국, 중국, 우리나라 등 세계 여러 나라에서 로봇 개발의 열기가 정말 대단하다. 이제 로봇은 기계공학을 전공한 사람들이 만지는 물건도 아니고 공장에서 제품을 빨리 만드는 기계도 아니다. 어느새 이미 우리 생활 속으로 훅~ 들어와 버렸다. 돌봄이 필요한 치매 노인들을 치료하기 위해서 우리나라 치매예방센터에서 로봇이 노인들을 돌보고 있다. 최근 빠르게 발전하고 있는 의료로봇의 개발 현장과 실제로 다양한 의료로봇이 우리 생활에서 사용되는 현장을 살짝 들여다보자.

간호로봇은 어떻게 환자를 돌볼까?

■

병원에는 환자의 질병을 치료하기 위해서 수술하는 의사뿐만 아니라 간호사도 있어야 한다. 이처럼 병원에서 일하는 로봇도 수술로봇뿐만 아니라 간호로봇도 필요하다. 병원에서 거동이 불편한 환자의 이동을 도와주거나 목욕이나 배설 등을 도와주는 일을 간호로봇이 할 수 있다. 이뿐만 아니라 무거운 의료기구나 의료용 물품을 들어 운반하는 일도 로봇이 할 수 있다.

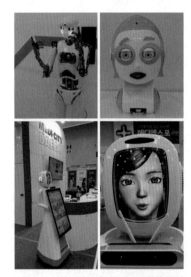

그림 8-2 사람 모양의 휴머노이드 로봇들. 국립중앙과학관의 휴머노이드 로봇들(위의 왼쪽과 오른쪽)과 메디엑스포 전시장에서 안내하는 로봇(아래의 왼쪽과 오른쪽) 등 여러 로봇들이 이미 개발되어 사용되고 있다. 최근에는 이러한 휴머노이드 로봇들이 환자를 돌보는 데에도 이용되고 있다.

얼핏 보면 로봇이 병원에서 일하기 시작하면서 사람의 일자리를 빼앗는 것은 아닌지 걱정도 된다. 그렇지만 우리나라를 비롯하여 전 세계적으로 고령화가 진행되면서 노인 인구가 점점 늘어남에 따라, 간호와 돌봄을 받아야 하는 사람들의 수가 크게 증가하고 있다. 이에 반해서 간호와 돌봄을 해줄 수 있는 사람은 제한적이어서 향후 간호사와 요양보호사가 많이 부족할 것으로 전망된다. 그러므로 병원에서 로봇이 환자를 돌보는 일과 물건을 운반하는 일 등을 돕는다면, 사람 간호사의 일이 그만큼 줄어들어서 덜 힘들 뿐만 아니라 로봇이 할 수 없는 다른 중요한 일에 집중할 수 있어서 더 양질의 의료서비스를 제공할 수 있을 것이다. 또한 새로운 로봇산업 분야를 개척해서 새로운 일자리도 만들고 경제적인 이익도 얻을 수 있다.

최근, 미국은 요즘 베이비붐 세대들이 노인 연령에 접어들면서 돌봄이 필요한 사람들이 증가하고 있다. 그래서 미국 내 간호사 수요가 2014년에 270만 명에서 2024년에는 320만 명으로 16퍼센트 정도 증가할 것이라고 미국 노동통계국이 발표했다. 그렇지만 간호사로 일할 사람은 적어서, 앞으로 간호사가 많이 부족할 것이라고 한다. 일본은 세계에서 가장 빨리 늙어가는 나라이기 때문에 고령화로 인한 간호사 부족 문제는 매우 심각하다. 2025년에 전국에서 3만에서 13만 명의 간호사가 부족할 것이라고 일본 후생노동성이 발표했다. 이 문제를 해결하기 위해서 일본 정부는 이미 수년 전부터 로봇과 인공지능을 개발해서 의료현장에 투입하겠다고 발표한 바 있다. 덕분에 일본에서 간호로봇이 많이 개발되고 제품으로 출시되고 있다.

이제 간호로봇이 병원에서 어떤 일을 하고 있는지 살펴보자. 우리나라에서 최초로 인공지능 의사 왓슨을 도입한 가천대길병원은 2017년 10월에 인공지능 로봇 페퍼를 병원에 배치했다. 사람처럼 생긴 외모에 120센티미터 정도 되는 키를 가진 로봇 페퍼는 병원으로 오는 환자들에게 인공지능 암센터 안내를 하며 환자들과 게임도 같이 한다. 페퍼는 일본의 소프트뱅크 기업체가 만든 세계 최초 소셜 로봇으로서 2015년에 출시되었다. 페퍼는 다목적 로봇이어서 길 안내도 하고 건강정보를 제공하고 혈당측정기와 건강관리 플랫폼을 연계하여 환자의 건강 상태를 분석해서 설명도 해준다. 그리고 환자나 노인들의 운동도 돕고 춤추며 노래도 하는 재능이 많은 로봇이다. 영화를 보면, 로봇이 사람처럼 혼자서 움직이고 사람들과 자연스럽게 대화하는 장면들이 나온다. 실제로도 사람처럼 생긴 로봇이 인공지능을 가지고서 자연스럽게 대화하는 기술을 습득한다면 사람들과 대화하는 것도 가능할 것이다. 페퍼를 만든 소프트뱅크 기업은 이미 2015년부터 IBM과 협력해서 인공지능 왓슨을 이용해서 페퍼가 자연스럽게 일본어로 대화할 수 있도록 연습시키고 있다고 한다. 페퍼가 대화하는 연습을 열심히 해서 실력을 키운다면, 머지않아 인간과 자연스러운 대화가 가능할 날이 올 것이다. 이렇게 되면 환자의 건강에 대해서 상담해주는 일을 비롯해서 외로운 노인들에게 말벗이 되어서 정서적인 도움도 줄 수 있을 것이다.

보통 로봇이라고 하면 우선 덩치 큰 기계 덩어리가 생각난다. 그래서 환자나 노인에게 로봇이 간호해준다고 하면 거부감을 느끼게 된다. 이러한 거부감을 줄이고, 보다 친근하게 느껴지도록 곰 인형 얼굴을 가진 간호로봇이 개발되었다. 일본 이화학연구원이 귀여운 곰 인형 얼굴을 한 로봇, '로베어'를 개발했다. 로베어는 거동이 불편한 환자가 이동하는 것을 돕는 로봇이다. 침대에 누워있는 환자나 노인을 휠체어로 옮겨주고 혼자서 움직이기 힘든 환자의 이동을 도와준다. 그리고 미국 조지아 공대에서 환자나 노인의 목욕을 도와주는 로봇 코디를 개발했다. 코디는 센서를 이용해서 누워있는 환자를 자동으로 인식해서 몸에 묻은 것을 닦아낼 수도 있다고 한다. 이처럼 환자를 간호하는 여러 일을 로봇이 할 수 있다.

로봇은 병원에서 환자를 직접 돌보고 도와주는 일 외에도 간호사가 하는 여러 가지 일들을 도와줄 수 있다. 미국 샌프란시스코 병원은 2015년부터 로봇, '터그'를 도입해서 사용하고 있다. 터그는 애톤 기업체에서 개발한 업무보조 로봇인데 환자의 혈액샘플, 식사, 약물, 의료폐기물, 수술 도구 등과 같은 물건을 운반해준다. 터그는 카메라와 적외선 센서 등 30가지 센서를 가지고 있고 무선 와이파이 인터넷으로 병원 내 문을 열거나 엘리베이터를 타고 이동해 다닌다. 그리고 미국에서는 사회적 지능을 가진 병원용 로봇인 '목시'가 딜리전트 로보틱스 기업체에 의해 2018년에 개발되었다. 목시는 네 개의 바퀴로 돌아다닐 수 있고 얼굴과 머리 및 팔을 가지고 있어서, 의료용품을 집어서 간호사나 의사에게 배달도 할 수 있다. 미국 텍사스 헬스 달라스와 휴스턴 감리교 병원에서 2018년에 시범적으로 서비스를 했고, 이는 성공적이었다. 목시는 사람이 있는 방향으로 LED 눈이나 머리를 움직이기도 하고, 하트 이모티콘이나 무지개 눈을 표시해서 축하도 해준다.

일본의 가나가와현 성 마리안나 의과대학병원이 2019년에 한 달 동안 환자의 검체나 약품 등을 운반하는 로봇, '릴레이'를 시범적으로 도입했다. 릴레이 로봇은 미국의 세비오크라는 벤처기업이 개발했는데, 엘리베이터를 타고 이동할 수 있으며 백미터 이상의 거리를 이동하여 물건을 전해줄 수도 있다. 이 로봇은 이미 호텔에서 객실 비품을 운반하는 데 이용된 로봇이어서 병원 내에서 물건을 운반하는 일도 잘 해낼 것으로 기대되고 있다. 또한 일본의 파나소닉 기업이 병원에서 약품을 운반하는 로봇 호스피를 2013년에 개발해서 일본 전국에 있는 병원에 15대 이상 보급하였다.

중국에서도 간호로봇을 개발해서 병원에서 사용하기 위한 열기가 대단하다. 중국 광저우 여성아동병원은 노아라는 간호로봇을 도입하여 병원의 여러 업무를 맡기고 있다. 노아는 300킬로그램이 넘는 물건도 거뜬히 들어서 옮길 수 있다. 그래서 무거운 서류나 의약품 등을 싣고 병원 구석구석을 돌아다니며 운반하는 일을 한다. 큰 병원에 가면 복잡해서 길을 찾아가기가 쉽지 않다. 노아는 위치를 정확하게 찾아가도록 도와주는 GPS 기능을 가지고 있어서 복잡한 병원 구역 내에서도 길을 잘 찾아간다. 이렇게 힘도 세고 길도 잘 찾으며 물건을 척척 잘 운반해주기 때문에 노아와 같은 간호로봇 한 대가 네 사람 몫의 일을 해낸다는 말까지 나오고 있다. 이뿐만 아니라 병원에서 로봇을 사용하면 다른 장점도 있는데, 바로 물건을 옮기는 과정에서 오염이 발생하거나 실수하는 일을 방지할 수 있다는 점이다. 그리고 중국 뒤메이 기업이 의료서비스 로봇 6종을 개발하여 2017년에 출시했다. 이 의료로봇들은 병원 로비에서 환자와 상담을 하고 입원한 환자에 대한 치료 후 컨설팅도 한다. 또한 시골에서 의사들을 위한 상담보조 일도 하며 가정에서 환자의 일상적인 건강 상담이나 치료 알림 서비스도 제공해줄 수 있다.

우리나라에서 만든 로봇들도 병원에서 일하고 있다. 포스코 아이시티 기업체가 2007년에 만든 간호서비스 로봇이 지역병원에 도입되어 일하였다. 이 로봇은 환자의 생체신호 분석과 간호업무를 보조한다. 그리고 한국로봇융합연구소와 경주시가 공동으로 2012년에 개발한 노인 간호보조 로봇인 키로-M5는 병원의 물건을 운반하며 실내공기 살균이나 환자 기저귀 교환 알람 등의 기능을 수행하고 있다.

로봇이 노인을 돌봐줄 수 있을까?

■

우리나라는 일본에 비해 7년이나 일찍 고령사회에 진입했다. 무엇이든 빨리빨리~를 외치며 산업경제를 발전시켜왔고, 고령화도 빨리빨리 진행되고 있다. 국제연합UN은 65세 이상 인구가 전체 인구 중 7퍼센트를 넘으면 고령화사회, 14퍼센트를 넘으면 고령사회, 그리고 21퍼센트를 넘으면 초고령사회라고 정의한다. 2000년에 우리나라 인구 중 7.3퍼센트가 65세 이상인 노인으로, 고령화사회에 진입했다. 이로부터 17년이 지난 2017년에 14.2퍼센트로 노인이 두 배나 늘어나서 고령사회가 되었다. 그리고 2026년이 되면 우리나라가 초고령사회에 진입할 것이라고 한다. 고령사회가 되는 데에 프랑스는 115년이 걸렸고 미국은 73년 걸렸는데 우리나라는 18년밖에 걸리지 않았다. 또한 초고령사회가 되는 데에도 프랑스는 39년이 걸렸고 미국은 21년이 걸렸는데, 우리나라는 7년밖에 걸리지 않는 속도로 빠르게 진행되고 있다.

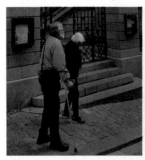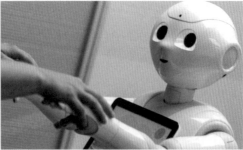

그림 8-3 노인(왼쪽)의 친구가 되어주는 로봇(오른쪽). 신체의 장애와 심리적 외로움을 가진 노인을 돌보는 다양한 돌봄로봇들이 개발되어 사용되고 있다.

일본의 고령화는 잘 알려진 것처럼 아주 심각하다. 이미 길거리에서 만나는 사람 네 명 중 한 명이 노인이다. 일본은 벌써 초고령사회에 진입했으며 65세 이상 노인이 2017년에 27퍼센트에 달했다. 일본 국립사회보장인구문제연구소에 의하면 2025년에 고령화율이 30퍼센트를 넘을 것이라고 한다. 이때가 되면 복지와 간호 인력이 38만 명이나 부족할 것이라고 일본 정부 후생노동성이 발표했다. 이처럼 노인 수는 크게 증가하고 있는데 저출산으로 인해 젊은 사람은 적다. 더군다나 젊은 사람들이 나중에 노인들 간호하는 일에 많이 투입되고 나면, 국가의 산업을 발전시키고 돈을 벌 사람이 그만큼 줄어드는 심각한 문제가 생긴다. 일본은 미래 노동력의 10퍼센트가 간병인으로 일하게 되었을 때 국가적인 손실이 크다고 판단하여, 로봇을 개발해서 노인 간병을 시키려고 계획하고 있다. 일본 경제산업성은 2030년까지 저출산과 고령화로 인한 문제를 해결하기 위한 신산업구조를 만들 계획이다. 이를 통해 인공지능과 사물인터넷을 활용한 간병로봇을 개발하여 2035년까지 간병인 수

미래의료 4.0

요 문제를 해결하겠다는 계획이다. 일본 경제산업성은 간병로봇 시장이 2012년에 10조 원에서 2035년에 100조 원으로 10배 정도 커질 것이라고 발표했다. 이처럼 노인이나 환자를 돌보는 로봇산업이 앞으로 많이 커질 전망이다. 그리고 일본은 우리나라의 노인장기요양보험에 해당하는 개호보험에 간병로봇을 적용할 것이라고 발표했다. 이처럼 간병로봇에 보험이 적용되면 이용요금의 80퍼센트 이상을 보조받을 수 있기 때문에 앞으로 노인들이 더욱더 간병로봇을 많이 이용하게 될 것이다.

나이가 들어 노인이 되면 병에 걸려 아프기도 하고 근력이 떨어져 일상적인 생활을 하는 데에도 불편함을 겪는다. 또한 이러한 신체적인 어려움뿐만 아니라 정서적으로도 쓸쓸하고 외롭게 된다. 앞으로 이러한 노인들을 돌보는 간병인의 일을 로봇이 하게 될 것이다. 집 청소와 물건을 갖다주는 일에서부터 노인들이 걷고 움직이는 것을 도와줄 뿐만 아니라, 게임이나 대화를 통해 정서적으로도 덜 외롭도록 도와주는 일을 돌봄로봇이 해나갈 것이다. 앞으로 다가올 시대는 정말 로봇이 노인의 친구가 되는 시대라 할 수 있다.

아기 물범 모양의 로봇인 '파로'를 일본의 산업기술종합연구소AIST가 개발했다. 귀여운 동물 모습을 하고 있어 친근한 느낌이 들고, 손으로 쓰다듬으면 센서가 작동하여 반응도 보인다. 파로는 외로운 노인과 대화하고 만지면 반응하기 때문에 노인의 심리치료에 도움이 된다. 이처럼 일본에서 개발된 심리치료 로봇인 파로는 미국식품의약국FDA으로부터 신경치료용 의료기기로 허가도 받았다. 이뿐만 아니라 2018년에 파로는 미국의 공적 의료보험인 메디케어의 적용 대상에 들어갔다. 즉, 미국에서 뇌졸중 후에 발생하는 신체적 및 인지적 재활 치료 과정에서 파로를 사용하면 메디케어 보험이 적용되어 비용이 지원된다는 것이다. 파로는 다섯 가지 센서를 가지고 있어서 사람이나 주변 환경을 인식하고 사람이 만지면 반응할 뿐만 아니라 간단한 단어도 알아듣는다. 이처럼 벌써 파로와 같은 로봇이 노인을 돌보는 일을 하고 있다.

미국에는 루보조 기업이 만든 서비스 로봇인 '샘'이 있다. 샘은 요양시설이나 노인복지 시설에서 사용할 수 있도록 만든 서비스 로봇이다. 샘은 건물 안에서 노인이나 환자의 건강 이상을 확인하거나 일상생활에 관해서 상담해줄 수 있다. 그리고 노인에게 낙상사고가 발생하면 바로 간호사를 불러주는 기능과 자율주행, 증강현실을 이용한 통화기능도 가지고 있다.

우리나라에서도 노인을 돌보는 로봇들이 개발되고 있다. 한국과학기술연구원이 치매케어 로봇인 '실벗'을 개발했다. 실벗은 17개의 인지치료 게임을 가지고 있어서 노인이 게임을 하면서 기억력과 인지력을 높일 수 있도록 돕고 있다. 최근 서울 강남구와 수원 영통구의 치매지원센터에 실벗이 투입되어 노인들의 치매 예방 프로그램에 사용되고 있다. 퓨처로봇 기업과 수원과학대 공동연구팀은 치매케어 로봇을 2018년에 개발했다. 이 치매케어 로봇은 감성 인공지능 기술을 적용해서 만들었기 때문에 정서적인 안정감을 준다. 치매환자에게 대화를 유도하거나 노인환자에게 약 먹을 시간과 운동시간을 알려준다. 또한, 음악 감상이나 사진 찍기 등의 기능을 통해 환자의 개인 취향에 따라 작동하는 로봇이다.

우리나라 정부는 2019년까지 돌봄로봇 1천 대를 지방자치단체 3곳에 보급하여 로봇제품의 수요를 키울 계획이라고 발표했다. 또한 정부는 로봇산업을 미래 성장산업으로 육성할 계획이며 비즈니스 창출형 서비스로봇 개발을 위해 2026년까지 4천억 원을 투입하고 향후 5년 동안 로봇전문기업 100개를 집중해서 키우겠다고 발표했다. 이러한 정부의 지원과 기업체의 기술개발로 우리나라도 로봇 강국으로 성장할 것으로 기대된다.

로봇이 기계라는 거부감을 없애기 위해서 친근한 애완동물 모양이나 사람 모양을 한 로봇을 만들고 각종 센서와 기능들을 넣어서 노인들과 교감하도록 만들고 있다. 앞으로는 인공지능과 사물인터넷 기술 등 첨단기술을 연결하여 더욱더 노인과 자연스럽게 대화하고 교감하며 필요한 것을 도와주는 돌봄로봇이 많이 개발될 것이다.

아이언맨처럼 로봇을 입을 수 있을까?

■

마블이 만든 영화 〈어벤져스〉에는 히어로들이 여럿 나온다. 헐크는 갑자기 덩치가 커지고 괴력을 발휘하는 초능력을 가지고 있다. 그런데 아이언맨이라고 불리는 토니는 보통 사람이며 초능력이라고 할 것은 하나도 없다. 단지 토니는 아이언맨 수트를 입고 날아다니기도 하고 괴력을 발휘한다. 그러니까 첨단과학기술로 만든 입는 로봇인 '아이언맨 수트'가 보통 사람인 토니를 수퍼 히어로로 만든 것이다. 이러한 영화에서 나 나올 것 같은 초능력을 발휘하도록 만들어주는 입는 로봇이 현실에서도 개발되고 있다.

겨울 외투처럼 입는 로봇은 웨어러블 로봇, 로봇 수트, 외골격 로봇, 근력증강 로봇 등으로 불리며 빠르게 발전하고 있다. 이러한 입는 로봇을 착용하면 힘이 세지기 때문에 공장이나 산업현장에서 일하는 노동자가 물건을 옮기는 데에 큰 도움이 된다. 그뿐만 아니라 걷지 못하는 장애인이나 근력이 많이 약해진 노인들에게 아주 유용하게 사용될 수 있는 기술이어서 주목받고 있다.

일본은 초고령 사회를 대비하기 위해 로봇 개발에 지속적으로 투자해오고 있어서 입는 로봇 기술이 세계 최고다. 환자나 노인의 이동을 돕는 간병인의 근력을 보조하는 이송지원로봇과 보행을 지원하는 이동지원로봇 등이 개발되고 있다. 일본 이마센전기제작소 기업은 노인이 걷는

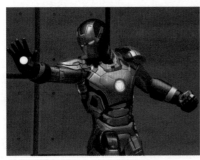 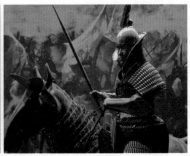

그림 8-4 입는 로봇을 착용한 아이언맨(왼쪽)과 갑옷을 입은 장군(오른쪽). 옛날 갑옷처럼 입는 로봇을 입으면 노인이나 장애인의 근력이 커져서 더 큰 힘을 낼 수 있다.

것을 도와주는 로봇, '알크'를 팔고 있으며 일본 사이버다인 기업은 노인용 로봇수트를 팔고 있다. 이 로봇수트를 입으면 자기 힘보다 40 퍼센트나 더 큰 힘을 낼 수 있다고 한다. 이것은 노인이나 환자 간병인 또는 산업현장 근로자 등이 사용할 수 있다. 또한 일본 파노소닉 기업이 공장에서 무거운 물건을

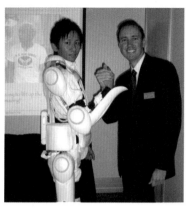

그림 8-5 입는 로봇을 착용한 사람. 입는 로봇은 거동이 불편한 노인이나 환자 및 일반인도 사용할 수 있도록 다양한 제품들이 개발되었다.

운반할 때 작업자의 부담을 줄여주는 어시스트 수트를 개발했다.

미국에서도 입는 로봇 개발이 한창이다. 미국 리워크 로보틱스 기업은 척추손상을 입은 사람이 똑바로 서서 걷거나 계단을 올라갈 수 있도록 도와주는 외골격로봇을 개발했다. 그리고 미국 포드 기업은 자동차를 만드는 회사인데 요즘 외골격로봇 기업인 엑소바이오닉스와 공동으로 입는 로봇인 '엑소베스트'를 개발하고 있다. 공장에서 작업자가 엑소베스트를 사용하면 오랫동안 팔을 들어 올려서 일을 해도 팔이 덜 아프다고 한다.

우리나라 기업인 크레템은 지능형 하지 재활보행 보조로봇인 '슈바'를 개발했다. 슈바는 경증이나 중증 장애 환자가 보행재활훈련을 하거나 거동이 불편한 노인이 걷는 것을 보조해주는 재활로봇이다. 특히 척추손상이나 뇌졸중과 같은 환자들의 재활 보행보조 치료에 효과적이라

고 한다. 그리고 현대로템 기업은 의료용 로봇인 '에이치맥스'와 재활 보조용 웨어러블 로봇인 '휴마'를 만들었다. 에이치맥스는 노인의 생활보행을 도와주는 로봇이며 휴마는 하반신 마비 환자의 재활을 보조해주는 로봇이다. 또한, LG전자는 2018년에 로봇 수트인 'LG 클로이 수트봇'을 만들었다. 이 로봇을 착용하면 하체를 든든하게 지지해줘서 근력이 더 커진다. 이 클로이 수트봇을 입으면, 일을 할 때 훨씬 적은 힘으로 무거운 짐을 손쉽게 들어 옮길 수 있다. 이처럼 지금까지 영화에서나 보던 입는 로봇이 국내외에서 만들어져 사용되는 시대에 살고 있다.

성큼성큼 커가는 의료로봇

■

최근 환자를 간호하고 노인을 돌보는 의료로봇들이 급성장하고 있다. 의료로봇 개발은 1980년대부터 시작되어서 매우 짧은 역사를 가지고 있음에도 불구하고, 전 세계에서 빠른 성장을 이어가고 있다. 의료로봇이 앞으로 얼마나 더 클 것인지는 향후 로봇산업 시장 전망을 보면 알 수 있다.

지금까지는 산업용 로봇이 큰 비중을 차지하고 있으나, 2035년이 되면 서비스 로봇이 전체 로봇 시장의 55.9퍼센트나 될 것이라고 일본 경제산업성은 발표했다. 그러니까 그때가 되면 의료로봇이 포함되는 서비스 로봇이 산업용 로봇보다 더 큰 비중을 차지하게 된다는 말이다. 그리고 세계 수술로봇 시장은 2021년에 20조 원 정도되고 재활로봇시장은 2

조 원 정도가 될 것으로 시장조사기관에서는 전망하고 있다.

우리나라 정부의 대통령직속 4차산업혁명위원회는 로봇제품의 시장 진출 지원 방안을 2018년 연말에 심의했다. 정부는 로봇제품의 시장창출 지원을 위해서 제품의 사업화 지원과 수요기반 강화, 시장 연계 기술 개발 지원 및 시장창출 기반 구축을 하기로 정했다. 이를 위해서 2019년에 200억 원 정도의 로봇산업육성펀드도 조성하기로 했다. 그리고 2019년에서 2021년까지 153억 원을 투자해서 돌봄로봇을 우선적으로 개발할 계획이라고 밝혔다. 또한, 2020년부터 6년 동안 4천억 원 정도 투입해서 물류나 수술 등 서비스로봇 기술 개발을 추진할 계획이라고 발표했다.

지금까지 로봇이라고 하면 공장에서 부품을 조립하는 산업용 로봇을 주로 생각해왔다. 그러나 요즘은 병원에서 수술하거나 환자를 간호하고 돌보는 로봇들이 개발되어 사용되고 있다. 앞으로는 이러한 의료로봇들이 더 다양하고 많이 개발되어 환자와 노인들을 치료하고 간호하는 데에 사용될 것이다. 최근 급성장하는 의료로봇 분야를 보면서 우리나라의 뛰어난 정보통신기술과 전문 의료기술이 로봇기술과 만나 세계 최고의 의료로봇들이 많이 개발되리라 기대해 본다.

03

뇌의 생각을 읽는 기계가
발명되었을까?

키아누 리브스가 슬로우 모션으로 날아오는 총알을 피하는 장면이 멋있었던 영화, 〈매트릭스〉. 이 영화는 래리 워쇼스키와 앤디 워쇼스키 감독이 만들어 1999년에 개봉하여 세계적인 흥행을 이끌었다. 인공지능 컴퓨터가 지배하는 2199년을 배경으로 하는 영화다. 매트릭스 프로그램 때문에 사람들은 자신이 1999년에 살고 있다는 착각에 빠져서 평생 가상현실 속에 갇혀서 인공지능의 통제를 받으며 산다. 일부 사람들이 이런 현실을 깨닫고 진정한 현실 세계에서 인공지능과 맞서 싸우는 스토리다. 그들은 자신의 뇌에 광케이블을 꽂아서 가상세계인 매트릭스 속으로 침투하며 자기 뇌세포에 매트릭스의 여러 데이터를 입력한다. 매트릭스에 침투해서 싸우는 과정에서 벌어지는 여러 에피소드가 가득한 재미있는 영화다.

이 영화에서처럼 우리 뇌에 광케이블을 꽂으면 컴퓨터에 연결될까? 광케이블을 통해 인터넷의 데이터를 다운로드하여 우리 뇌세포에 저장하는 것이 가능할까? 우리 기억을 광케이블을 통해서 컴퓨터로 백업하거나 다른 사람의 기억을 우리 뇌에 심는 것이 가능할까? 손톱만 한 영어 마스터 칩을 사서 머리핀처럼 머리에 꽂으면 완벽하게 영어로 말할 수 있을까? 태권도 칩을 사서 꽂으면 골목에서 깡패를 만나도 두렵지 않은 무술 실력을 갖출 수 있을까? 텔레파시 칩을 사서 꽂으면 커피숍에서 마주 앉아서 입으로 말하지 않아도 뇌파를 인식해서 서로 수다를 떨 수 있을까? 뇌파 헤어밴드 하나면 생각만으로 자동차를 움직이고 기계를 마음대로 조작할 수 있을까?

얼마 전까지 이런 일들은 그저 영화나 소설에나 나오는 허무맹랑한 것이었다. 그런데 이 질문 중에 몇 개는 개발 진행 중에 있으며, 이미 기술개발이 끝난 것도 있다. 최근 4차산업혁명의 핵심기술들이 서로 유기적으로 연결되면서 예전에는 상상 속에 머물렀던 일들이 점점 현실 세계로 다가오고 있다. 그럼 이런 기술들이 현재 어디까지 개발되어 있는지, 앞으로 어떤 일들이 벌어질 것인지 미래의 기술들을 살짝 만나보자.

뇌 속을 들여다볼 수 있을까?

■

뇌는 언제나 신비의 영역에 머물러 왔다. 우리 몸속에 있지만 여전히 잘 알지 못하는 장기가 뇌다. 그런데 첨단과학이 발달하면서 요즘은 뇌 속을 들여다보는 기술들이 많이 발달했다. 덕분에 뇌 안에서 어떤 일이 일어나고 있는지 조금씩 엿보는 것이 가능해졌다.

병원에 가서 컴퓨터단층촬영CT이나 자기공명영상MRI 장비로 뇌 영상을 찍을 수 있다. 수술을 통해 머리뼈를 들어내고, 뇌 속을 들여다보지 않아도 이와 같은 영상장비를 통해서 뇌 속을 들여다보며 뇌에 종양이 있는지 등을 검사하는 것이 가능해졌다. 이처럼 뇌 속을 정밀하게 들여다보고 질병을 진단할 수 있는 대형 장비 외에도 간단하고 작은 장비를 통해서 뇌 속을 살펴볼 수 있는 기술도 있다. 바로 뇌파를 읽어서 분석하는 기술이다.

뇌파Brainwave는 뇌전도Electroencephalography, EEG라고도 불리는데 우리 몸

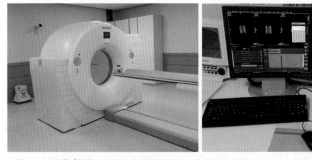

그림 9-1 뇌 속을 촬영할 수 있는 자기공명영상(MRI) 장비(왼쪽)와 컴퓨터(오른쪽). 자기공명영상 장비를 이용해서 살아있는 사람의 뇌 속의 이미지를 촬영하여 볼 수 있다.

의 신경계에서 뇌신경으로 신호가 전달되는 과정에서 발생하는 아주 미세한 전기의 흐름을 말한다. 뇌에 전기가 흐른다고? 맞다. 전기가 흐른다. 사실 우리 몸의 구석구석으로 신경을 타고 전기신호가 실시간으로 계속 흐르고 있다. 마치 컴퓨터 본체의 뚜껑을 열어보면 복잡하게 얽혀 있는 전자회로 기판의 선들을 따라서 미세한 전기가 흐르는 것처럼 말이다. 우리 몸에도 신경세포가 몸의 구석구석까지 연결되어 있어서 각종 신호를 주고받는 신경을 타고 미세한 전기가 흐르고 있다. 온몸의 각 부위에서부터 신호들이 모여서 최종 집결하는 곳, 그곳이 바로 우리의 뇌다. 발끝에서 머리끝까지 각종 장기와 피부에서 수집한 신호들이 뇌로 전달되어 뇌가 분석하고 명령을 내린다. 마치 슈퍼컴퓨터가 각종 데이터를 받아서 분석한 후 명령을 내리는 것과 비슷하다.

뇌에 전기가 흐른다는 것은 어떻게 발견되었을까? 역사를 살펴보면 영국 의사인 리처드 캐튼이 1875년에 토끼와 원숭이를 대상으로 실험하다가 뇌에서 전기가 흐른다는 것을 처음 발견했다. 이후 1924년에 독일 예나대학의 한스 베르거가 환자의 두개골 피하에 백금전극을 넣어서 뇌파를 읽는 뇌전도^{EEG} 기술을 개발했다. 이렇게 한스 베르거에 의해서 사람의 뇌파가 처음으로 측정되었다. 이후 많은 과학자가 뇌파를 읽고 분석해서 뇌에서 어떤 일들이 일어나는지 알기 위한 연구에 뛰어들었다.

뇌의 생각을 읽는 기계가 있을까?

■

'열 길 물속은 알아도 한 길 사람의 속은 모른다'라는 속담이 있다. 이처럼 바로 옆에 있어도 그 사람이 무슨 생각을 하는지 알 수가 없다. 그럼 뇌파를 읽으면 그 사람이 무슨 생각을 하는지 알 수 있을까? 위에서 말한 컴퓨터단층촬영CT이나 자기공명영상MRI 장비는 뇌 속을 훤히 들여다볼 수 있는 고성능의 장비지만 속도가 느려서 뇌의 영상을 측정하는 데에 시간이 좀 오래 걸린다. 그렇지만 뇌파를 측정하는 것은 실시간으로 빨리 측정할 수 있어서 지금 뇌 안에서 무슨 일이 일어나고 있는지 엿보는 데에는 딱 맞는 기술이다. 뇌 영상을 촬영하는 데에는 수 초 정도의 시간이 걸리는데 뇌파를 측정하는 데에는 수 밀리 초 정도로 아주 빨리 측정할 수 있다. 즉 뇌파를 실시간으로 빠르게 연속적으로 측정하는 것이 가능하다. 또한, 뇌 영상을 촬영하는 장비는 대형 장비이고 측정 비용도 매우 비싼데 비해 뇌파를 측정하는 장비는 저렴하고 작은 장비들이 개발되어 있다.

뇌파를 측정하기 위해서는 머리 피부에 전극을 붙여서 읽으면 되기 때문에 무척 편리하고 안전하다. 그런데 이렇게 측정한 뇌파의 신호는 너무 작은 값이다. 머리 피부에 붙인 전극을 통해 측정한 뇌파는 0.1밀리볼트mV 정도 된다. 그렇지만 수술을 통해서 두개골 뼈를 들어내고 뇌의 표면인 피질에 전극을 붙여서 측정한 뇌파는 1밀리볼트mV 정도 된다. 이처럼 뇌파는 두개골 뼈를 통과하면서 신호가 많이 흐려진다. 뇌파

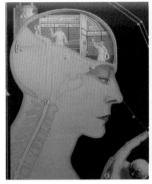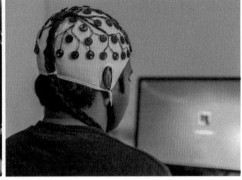

그림 9-2 뇌의 생각을 그린 그림(왼쪽)과 뇌파 측정 전극을 머리에 부착한 사람(오른쪽). 사람이 어떤 생각을 할 때에 뇌에서 발생하는 뇌파 신호를 뇌파 측정 전극으로 감지한 후에 신호분석을 통해서 사람의 생각을 읽어내는 기술이 개발되어 발전하고 있다.

는 파형에 따라서 델타, 세타, 베타, 감마 등으로 분류해서 사용한다. 이렇게 약한 뇌파 신호를 그대로 사용하기는 어려워서 앰프를 통해서 신호를 증폭해서 분석한다. 앰프를 통해서 전압을 약 10만 배까지도 증폭할 수 있다. 좀 더 강하고 분명한 뇌파 신호를 얻기 위해서는 머리뼈를 제거하고 뇌의 표면에 전극을 붙여서 뇌파를 측정해야 하지만, 뇌 수술을 해야 하므로 현실적으로 쉽지 않다. 그래서 신호는 작지만 안전한 머리 피부에 전극을 붙여서 뇌파를 측정하는 방법을 많이 사용한다. 이렇게 측정되는 뇌파는 뇌의 표면에서 발생하는 신호만 측정할 수 있고 뇌파 신호가 약하다. 그럼에도 불구하고 뇌파를 측정해서 뇌 손상, 치매 등의 질병 진단에 이용할 수 있다. 이러한 의학적인 이용 외에도 동물이나 사람의 행동과 뇌의 활동을 연구하는 기초연구 분야에서도 활용된다. 최근에는 일반인들이 뇌파를 이용해서 게임을 하거나 기계를 작동시키는 등에 사용하기 위한 기술개발도 활발하게 진행되고 있다.

뇌파로 게임하기

■

게임은 참 재밌다. 사람이 가진 소중한 속성인 놀이를 통해서 행복을 추구하도록 도와주는 것이 게임이다. 요즘이야 게임이라고 하면 컴퓨터 게임을 먼저 떠올리지만, 수천 년 전부터 시대에 따라 다양한 게임을 만들어 즐기며 살아왔다. 신라시대의 주령구나 중국의 장기와 유럽의 체스 등이 대표적이 예다.

요즘은 휴대폰이나 노트북으로 언제 어디서나 게임을 즐길 수 있는 시대가 되었다. 최근에는 단순히 혼자 즐기거나 몇 사람이 모여서 즐기는 정도의 게임 수준을 넘어서 'e스포츠'라고 하는 조직화된 문화로 자리 잡고 있다.

한국콘텐츠진흥원의 2017 e스포츠 실태조사 결과 발표에 의하면 일반인 1,200명을 대상을 조사한 결과 취미로 e스포츠를 즐긴다고 대답한 사람이 45퍼센트나 되었다. 또한 OGN e스타디움, 아프리카TV, 넥슨아레나 등의 관련 업계에 따르면 e스포츠 경기 현장을 찾은 사람이 2016년에 16만 명에서 2017년에는 21만 명이나 되었다고 한다.

2018년 7월에 제주도에서 '2018 서귀포 e스포츠 한마당 대회'가 열렸다. '리그오브레전드', '던전앤파이터', '클래스로얄', '피파온라인4', '스타크래프트', '온라인장기' 등 6개 종목으로 경기가 진행되었다. 이 대회에

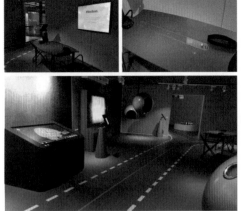

그림 9-3 인터랙티브 인스티튜트의 마인드볼 뇌파 게임 장치(위의 왼쪽과 오른쪽) 및 뇌파 게임 전시장. 마인드볼 뇌파 게임은 머리띠를 쓰고 생각을 하면 그때 발생하는 뇌파를 읽어서 하얀 공이 테이블 위에서 움직이는 것이다.

서 우승한 사람들에게는 8월에 개최되는 '제10회 대통령배 아마추어 e 스포츠대회' 본선에 참가할 수 있는 특전도 주어졌다. 이처럼 혼자나 몇 사람이 모여서 즐기는 게임에서 스포츠 경기처럼 대회로 진행되는 형태로 발전하였다. 뿐만 아니라 이 대회에서 제주도에 있는 기업체가 개발한 뇌파 센서 게임을 체험하는 코너도 마련되었다. 게임을 할 때 컴퓨터 마우스나 조이스틱을 잡고 손으로 움직여서 조작하듯이 뇌파 게임은 말 그대로 뇌파를 사용해서 게임을 하는 것이다. 따라서 뇌파 게임에는 손으로 잡고 조작하는 마우스나 조이스틱이 필요 없다. 뇌파를 읽는 헤어밴드를 하고서 집중하면, 모니터 화면 속 게임이 진행된다.

　뇌파를 이용한 게임은 국내외에서 이미 십여 년 전부터 개발되어 오고 있다. 락싸 기업의 자동차 경주 게임과 활쏘기 게임, 한국전자통신연구원의 볼링핀 쓰러뜨리기 게임, 이스라엘 인터랙티브 인스티튜트의 마인드볼 게임 등이 10년 전에 개발된 뇌파 게임이다. 또한 서울대학교 차세대융합기술원에서 헨젤과 그레텔이라는 뇌파 게임을 2010년에 개발했다. 이러한 뇌파 게임은 머리에 헤드셋을 쓰고 생각만으로 게임을 한다.

세계 최초로 스위스 취리히에서 '사이배슬론Cybathlon'이라는 사이보그 올림픽 경기가 2016년에 열렸다. 이 대회에서 뇌로 제어하여 달리기 시합을 하는 종목이 특히 인기를 끌었다. 장애인 선수가 머리에 뇌파를 읽는 장치를 착용하고 앉아서 컴퓨터 화면 속 선수의 움직임을 제어해 달리도록 하는 경기다. 즉 생각만으로 화면 속 선수를 달리게 하고 장애물을 피하도록 점프하게 하는 것이다.

이처럼 손가락 하나 까딱하지 않고 뇌파로 생각하는 대로 게임을 하는 것도 신기한데, 최근에는 뇌파와 연결된 가상현실VR 게임도 개발되었다. 세계 최초로 생각만으로 조작하는 가상현실 게임을 미국 보스턴에 있는 뉴러블 기업에서 2017년에 개발했다. 이 게임은 가상현실 속에서 로봇과 전투를 벌이는 내용인데 다른 가상현실 게임처럼 컨트롤러가 없이 단지 생각만으로 제어해서 게임을 한다.

이상과 같이 뇌파 신호를 읽어서 게임을 즐기는 기술은 빠르게 발전하고 있다. 이러한 기술은 단지 재미를 위한 뇌파 게임이 아니라 뇌의 집중력을 향상시키는 데 도움이 되기 때문에 치매와 같은 뇌질환자에게 도움이 되며 우울증 치료 등에도 이용할 수 있다. 또한 주의력결핍과잉행동 증후군ADHD 아이들의 치료에 도움이 될 수 있어서 이에 대한 연구개발이 활발하게 진행되고 있다. 주의력결핍과잉행동 증후군을 가진 아이는 공부를 할 때 하나에 집중하지 못하고 자꾸 다른 것을 하는 주의력이 결핍된 증상을 보인다. 그리고 잠시도 가만히 있지 못하고 왔다 갔다 하며 충동적이며 과잉행동을 한다. 미국정신의학협회 APA에 따르면 어린이 중 5퍼센트 정도가 주의력결핍과잉행동 증후군을 가지고 있다고 한다. 그리고 미국질

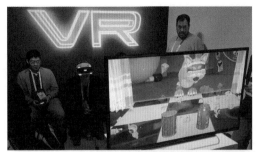
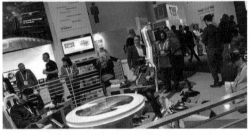

그림 9-4 가상현실(VR) 게임 전시장. 다양한 가상현실 게임들이 개발되었는데 최근에는 뇌파와 연결된 가상현실 게임도 개발되었다.

병통제예방센터CDC 자료에 의하면 미국에서 주의력결핍과잉행동 증후군을 가진 어린이가 6백만 명 이상이라고 한다. 우리나라에서도 2013년에 어린이와 성인 모두를 포함해서 5만 8천 명 정도가 주의력결핍과잉행동 증후군으로 진료를 받았다고 국민건강보험공단에서 발표했다.

이러한 주의력결핍과잉행동 증후군을 뇌파 게임으로 치료하기 위한 연구가 핀란드 정신의학센터에서 몇 년 전부터 진행되고 있다. 이처럼 뇌파를 이용한 게임을 통해서 주의력결핍과잉행동 증후군을 치료하는 기술이 개발 중에 있다. 이러한 기술들이 발전하여 뇌파 게임을 통해 집중력을 향상시키고 주의력결핍과잉행동 증후군을 치료할 수 있다면 많은 환자에게 큰 도움을 줄 수 있을 것이다.

뇌파로 채팅하기

■

친구와 만나서 '우리 뭐 먹으러 갈까?'라고 말했는데 둘이 동시에 '떡볶이~'라고 했다면 '텔레파시가 통했네'라고 예전에는 말했었다. 다른 말로는 '찌찌뽕'이라 하기도 했다. 옆 사람에게 입으로 말을 해서 내가 하고 싶은 뜻을 전하는 것이 아니라 내 머리에서 옆 사람 머리로 바로 전달하는 방법을 '텔레파시'라고 한다.

이러한 초능력과 같은 텔레파시가 실제로 가능할까? 우리는 버스를 타고 가다가 와이파이를 잡아서 휴대폰으로 인터넷을 열어본다. 눈에 보이지는 않지만 공기 중에 떠도는 와이파이 전파를 잡아서 인터넷의 정보를 내 휴대폰으로 전송받는 것이다. 이처럼 우리도 언젠가 머릿속에 무언가를 떠올리면 인터넷에 연결되어 어떠한 정보를 전송받거나 보낼 수 있을까? 하는 재미있는 상상을 해 볼 수 있다. 영화에는 그런 장면이 종종 나온다. 이와 같은 일이 실제로 가능하도록 해주는 기술을 개발하는 과학자들이 있다.

페이스북 기업이 머릿속의 생각을 글자로 바꿔주는 기술을 개발하고 있다는 소식이 최근에 들려온다. 이 기술이 개발되면 휴대폰으로 채팅할 때에 내가 손가락으로 글자를 타이핑하지 않아도 내 머릿속의 생각을 읽어서 글자가 자동으로 내 휴대폰 채팅창에 글자로 입력이 되어 전송된다. 이 기술의 핵심에 뇌파가 있다. 페이스북은 우리 뇌의 뇌파 신호를 측정해서 그것을 분석한 후 글자로 타이핑해주는 기술을 개발하고

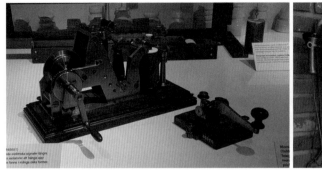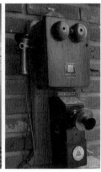

그림 9-5 모스 부호 신호를 보내는 장치(왼쪽)와 초창기 전화기(오른쪽). 모스 부호 송신 장치와 전화기가 발명되어서 멀리 있는 사람에게 메시지를 전송할 수 있게 되었다. 최근에는 뇌파를 이용해서 다른 사람에게 메시지를 전송하는 기술이 개발되고 있다.

있다. 이 기술을 개발하기 위한 미션을 가지고 60명으로 구성된 '빌딩8'이라는 연구그룹이 만들어졌다. 이들은 사람 뇌의 언어중추를 해독하는 프로젝트를 수행하며 뇌파를 이용해 생각만으로 글자를 쓰는 '브레인 타이핑 기술'을 개발하고 있다. 1분에 100단어를 쓰는 속도로 글자를 타이핑하는 기술을 개발하는 것이 페이스북의 목표다.

'사람의 생각을 글자로 타이핑하다니, 과연 진짜 될까?'라는 생각마저 드는 신기한 기술이다. 이미 2012년에 미국 스탠퍼드대학 연구팀이 뇌파를 글자로 바꿔주는 '아이브레인iBrain' 장치를 개발했다. 이 아이브레인 장치를 이용하면 마비환자가 뇌파를 이용해서 글자를 타이핑할 수 있다고 한다. 몸을 움직일 수 없는 마비환자가 머릿속에 어떤 생각을 하면, 그때 뇌파가 발생하고 이것을 아이브레인 장치가 읽어서 바로 글자로 바꿔주는 기술이다.

어떤 제품이 새로 개발되는 과정을 살펴보면, 기술개발의 정도가 어느 단계까지 왔으며 언제쯤 제품으로 출시될 것인지 어느 정도 가늠해 볼 수 있다. 처음에는 개인이나 몇 명의 과학자가 새로운 아이디어를 내서 연구를 시작한다. 이때 대체로 대학이나 연구기관의 연구팀에서 창의적인 아이디어를 바탕으로 기초연구를 해서 실현 가능성이 있는지를 검증해서 실현 가능한 기술을 개발한다. 이후, 이 기술을 제품화하기 위한 연구가 관심 있는 기업체 주도로 진행된 후에 우리가 쓰는 제품으로 포장되어 가게에 전시되어 팔린다. 뇌파를 측정해서 생각만으로 글자를 타이핑하는 기술도 처음에는 스탠퍼드대학에서 개발했지만, 최근에 페이스북 기업이 뛰어들어 대규모 투자를 하여 제품으로 만들기 위한 기술개발에 박차를 가하고 있다. 즉, 가능성 정도 수준이 아닌 진짜 제품을 만들 수도 있다는 의미이다. 몇 년 후에는 정말 이 기술이 더 발전하여 쓰일지도 모른다. 이처럼 뇌파를 읽어 글자로 타이핑해주는 기술개발이 완성되면, 머리띠나 헤드셋을 쓴 채로 아무 말도 하지 않고 손가락도 움직이지 않고 그냥 생각만 하면 휴대폰이나 컴퓨터 화면에 글자가 입력되고 그것을 상대방도 볼 수 있게 될 것이다.

이 기술은 특히 전신마비 환자나 장애가 있는 사람의 뇌파를 읽어서 글자로 타이핑해주기 때문에 다른 사람과 의사소통을 편하게 할 수 있는 길을 열어줄 것이다. 또한 장애가 없는 사람들도 손가락으로 타이핑하지 않아도 되기 때문에 편하다. 그런데 이 기술은 생각지 못한 암초를 만날 위험성도 가지고 있다.

〈거짓말의 발명〉이라는 영화에 보면 거짓말이 없는 세상을 사는 사람들의 모습이 나온다. 이 영화는 리키 저베이스와 매슈 로빈슨 감독이 만들어 2009년에 개봉했다. 모든 사람이 거짓말을 할 수 있는 능력이 없는 세상을 영화에서 보여준다. 어떤 사람을 만났을 때 그 사람이 못생겼다면 악수를 하며 '당신 참 못생겼네요'라고 말한다. 무언가를 의도적으로 숨기는 것이 불가능한 세상이다. 그런데 우리가 살아가는 현실 세상은 '빨간 거짓말', '새빨간 거짓말', '하얀 거짓말'이라고 거짓말들을 종류별로 나눌 정도로 거짓말을 많이 사용한다. 사람들은 상대방을 속여서 사기 치거나 나쁘게 이용하기 위해 거짓말을 사용한다. 때로는 상대방을 사랑하는 마음으로 도와주고 싶어서 거짓말을 하기도 하고, 세상을 살다 보면 경우에 따라서 어쩔 수 없이 거짓말을 해야 하는 경우도 가끔 생긴다. 그런데 어느 날 내 머릿속의 생각을 그대로 글자로 타이핑해서 상대방에게 보여주는 기계가 발명되어서 사용하게 된다면 어떤 일이 벌어질까? 사실 우리는 상대방과 웃으면서 친하게 수다를 떨 때에도 상대방이 듣기 좋은 말들을 입으로 쏟아내지만, 머릿속으로는 상대방에 대한 좋지 않은 생각을 떠올리기도 한다. 이러한 부정적인 생각들을 우리는 말을 하거나 글자를 쓸 때 걸러내어 상대방에게 전하지 않는다. 그래서 상대방은 내가 부정적인 생각을 하는지 잘 알지 못한다. 그런데 만약 우리의 머릿속 생각을 여과 없이 그대로 100퍼센트 상대방에게 전달한다면 어떻게 될까? 이에 따른 부작용도 꽤 있을 것 같다.

최근에 사람의 생각을 뇌파로 읽는 정도가 아니라, 생각을 저장하고 다른 사람에게 보내는 기술을 개발하겠다고 나선 회사가 있다. 테슬라의 최고경영자 일론 머스크는 이러한 기술을 개발하겠다고 선언하며 뉴럴링크 코퍼레이션이라는 새로운 회사를 2016년에 만들었다. 이 회사는 사람의 뇌에 작은 칩을 삽입해서 뇌에서 일어나는 활동을 실시간으로 읽고 분석하는 기술을 개발하고자 한다. 이 회사는 작은 칩을 통해서 사람의 생각을 읽고 저장할 수 있으며, 다른 사람의 뇌로 기억을 보낼 수 있는 제품을 개발하고자 연구하고 있다. 우리는 어떤 기계장치에 케이블을 꽂아서 데이터를 읽고, 다운로드해서 컴퓨터에 저장한 후에 다른 기계장치로 그 데이터를 보내서 저장하는 일을 일상생활에서 많이 하고 있다. 가령 친구들과 맛집에 갔을 때 주문한 음식 사진을 휴대폰으로 찍어서 카톡으로 다른 사람에게 보내거나 인터넷 블로그에 올린다. 이렇게 하면 내 휴대폰에 있던 음식 사진이 인터넷을 통해서 다른 사람의 휴대폰으로 전송된다. 이렇게 휴대폰과 같은 기계를 대상으로나 가능한 일이 사람을 대상으로도 진짜 가능할까? 그러니까 한 사람의 뇌의 생각을 읽고 저장해서 다른 사람에게 그 생각을 전송해서 심는다는 것이 정말 가능할까? 이런 공상과학 소설이나 영화에나 나올 법한 상상 속의 기술을 실제로 개발하겠다고 나선 과학자가 이미 10년 전에 나왔다. 그냥 허풍떨며 큰소리를 친 정도가 아니라, 지난 10년 동안 진짜 이 기술을 개발하겠다고 연구를 해오고 있다.

미국 서던캘리포니아대학 신경기술설계센터의 시어도어 버거 교수가 바로 그 과학자다. 그는 10년 전에 미국방위고등연구계획국DARPA으로부터 300억 원이 넘는 연구자금을 지원받아, 기억을 담당하는 '인공해마'를 만드는 연구를 하고 있다. 우리 뇌에서 단기기억을 장기기억으로 옮기는 역할을 '해마'라는 뇌의 부위가 담당하고 있는데 이 해마를 인공 칩으로 바꿔서 넣겠다는 목표를 가지고 연구를 진행하고 있다. 이 연구팀은 쥐를 대상으로 한 실험에서는 해마가 손상된 쥐의 뇌에 인공해마라고 할 수 있

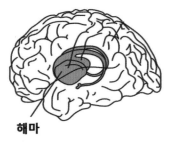

해마

그림 9-6 우리 뇌의 해마. 해마는 뇌의 단기기억을 장기기억으로 옮기는 역할을 한다. 최근 이 해마를 인공칩으로 바꿔 넣는 연구가 미국 서던캘리포니아대학에서 진행되고 있다.

는 작은 칩을 삽입해서 장기기억을 만드는 데 성공했다. 그러나 원숭이를 대상으로 한 실험에서는 아직 좋은 결과를 얻지 못하고 있어서 사람의 뇌에 실제 사용할 수 있을지는 아직 미지수다. 그렇지만 세계 여러 연구팀에서 뇌에 작은 마이크로칩을 꽂아서 신호를 읽고 해석하는 기술을 개발하고 있고, 뉴럴링크 기업 역시 기술개발을 진행하고 있어 머지않아 세상을 놀라게 할 기술이 등장할지도 모른다.

잠시 생각해보자. 지나가다 원수같이 미운 사람을 보면, 욕이 불쑥 머릿속에 떠오른다. 물론 입 밖으로 욕을 말하지 않았기 때문에 상대방은 눈치 채지 못하고 서로 웃으며 인사하고 지나간다. 그런데 생각을 읽어서 바로 다른 사람에게 보내는 기술이 개발되면 우리의 숨기고 싶은 생각은 어떻게 숨길 수 있을까? 전신마비 환자나 장애인을 위해서 뇌의 생각을 글자로 바꿔서 전달해주는 기술은 아주 유용하게 사용될 것이다. 그러나 개인의 생각을 해킹하거나 무작위로 전송됨으로 인해 발생

하는 개인 프라이버시 침해와 인권에 대한 문제도 함께 생각해볼 필요가 있다.

뇌파로 움직이는 자동차도 있을까?

■

주말에 늦잠을 자고 일어나 침대에서 뒹굴뒹굴거리다 보면 게으름이 절정을 향해 치닫는다. 초능력이 생겨서 생각만 하면 계란 프라이를 얹은 토스트와 우유 한잔이 침대로 오면 좋겠다는 생각에서부터 TV나 의자와 같은 물건이 내 생각대로 여기저기 움직여주면 좋겠다는 생각도 든다. 이처럼 어떤 사람이 손가락 하나 까딱하지 않고 단지 가만히 생각만 해도 그 생각을 읽어서 물건이 움직이는 일이 실제로 가능할까? 앞에서 살펴본 것처럼, 사람이 생각할 때에 발생하는 뇌파를 읽어서 그것으로 다른 물건을 움직이도록 조종하는 것이 가능할까? 마치 게임 속 캐릭터를 내 마음대로 조종하듯이 뇌파를 읽어서 실제 물체를 움직이도록 마음대로 조종하는 것이 가능할까? 지금까지는 상상 속에서만 머물러 있던 일들이 실제로 가능해졌다. 바로 뇌파를 읽어서 실제 물건이 움직이도록 하는 기술이 최근에 빠르게 발전하고 있기 때문이다. 뇌파를 이용해서 드론을 조종하는 기술이 개발되었는데, 2016년에 미국 애리조나 주립대학에서는 한 사람이 최대 4대의 드론을 뇌파를 이용해서 동시에 조종하는 기술을 개발했다. 그리고 미국 플로리다대학에서 뇌파를 이용해서 드론을 조종하는 경기가 2016년에 개최되었다. 더 신기한 것은 뇌파로 자동차를 움직이는 기술도 개발되었다는 것이다.

중국 톈진 난카이대학에서 뇌파를 이용해서 운전할 수 있는 자동차를 2015년에 개발했다. 16개의 센서가 부착된 헤드셋을 운전자가 쓰면 뇌파를 읽어서 컴퓨터로 신호를 보낸다. 그러면 컴퓨터가 신호를 분석한 후에 자동차가 움직이도록 조종하는 기술이다. 자동차를 움직이는 것에 관해 요즘 가장 화젯거리인 기술은 자율주행 자동차 개발이다. 이것은 자동차에 부착된 센서들이 주변 도로와 물체를 감지해서 그 신호를 컴퓨터로 분석한 후 자동차의 움직임을 제어해서 자동차를 달리도록 하는 기술이다. 따라서 사람은 운전하지 않고 그냥 자동차 안에 앉아 있으면 차가 스스로 알아서 목적지까지 운전해서 가는 것이다. 그런데 여기에 뇌파로 자동차를 움직이는 기술을 추가한 기업체가 있다.

닛산은 미국 라스베이거스에서 2018년 1월에 열린 'CES 2018' 전자제품전시회에 뇌파로 움직이는 자동차를 선보여서 세계의 주목을 받았다. 매년 개최되는 CES 전자제품전시회는 세계 최대 규모로 전 세계의

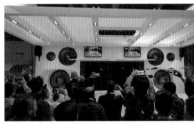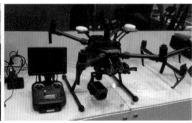

그림 9-7 드론 경기장(왼쪽)과 드론(오른쪽). 최근 미국 애리조나 주립대학에서 뇌파를 이용해서 한 사람이 4대의 드론을 조종하는 기술이 개발되었다. 또한 뇌파를 이용해서 자동차를 움직이는 기술도 중국과 일본에서 개발되었다.

기업과 대학 및 연구기관에서 개발된 각종 전자기기가 전시된다. 이 전시회에 가보면 가장 최근에 개발된 전자제품들과 기술들을 볼 수 있다. 2018년에 개최된 이 전시회에서는 인공지능 기술이 적용된 자율주행 자동차가 특히 주목을 받았다. 닛산이 공개한 'B2V^{Brain-to-Vehicle}' 기술은 사람의 뇌파를 감지해서 자동차를 움직이는 기술로써, 말 그대로 운전자의 생각대로 자동차를 움직이도록 조종하는 기술이다. 운전자가 헤드셋을 쓰고 생각을 하면 뇌파가 발생하고 뇌파 신호를 읽어서 분석한 후 자동차로 보내서 자율주행이나 수동 모드 운전을 할 수 있는 것이다. 이렇게 하면 운전자가 직접 손과 발로 조작해서 운전하는 것보다 평균 0.5초 정도 빨리 조작할 수 있다고 한다. 이 기술은 자율주행 자동차와 접목해서 자율주행 모드로 운전을 하다가도, 사람의 뇌파를 읽어서 속도를 높이거나 방향을 바꾸는 등의 능동적인 개입이 가능한 기술이라고 한다. 또한 자동차 내부의 온도나 스피커 볼륨 조절 등과 같은 환경을 바꾸는 데에도 쓰일 수 있다.

안전과 인권 이슈

■

화려하게 발전하고 있는 첨단과학기술을 보면 그 눈부신 화려함에 가려서 조심해야 하는 어두운 면을 보지 못하는 경우가 있다. 뇌파를 측정해서 뇌의 생각을 읽어내고 분석해서 기계를 움직이는 이와 같은 기술들의 화려함 속에 들어있는 문제점을 조금 짚어볼 필요가 있다. 필자는 교과서적으로 따분하게 문제점을 제기하고 싶은 생각은 없다. 그렇지만 '안전'과 '인권'에 관한 문제이기 때문에 한 번쯤은 생각해볼 필요가 있다.

만약 누군가 내 머릿속을 들여다보고 생각을 읽어서 매일 감시한다면 어떨까? 내가 출근해서 퇴근할 때까지 일할 때나 쉴 때나 내 머릿속의 생각을 뇌파로 읽고 분석해서 기록하고 감시하는 상사 밑에서 일한다면 어떨까? 상상하기도 싫은 일이다. 그런데 이런 일이 실제로 중국에서 벌써 벌어지고 있다.

중국에 있는 항저우 중흥전기를 포함한 12개의 공장에서 근로자들의 뇌파를 읽는 장치를 사용했다고 홍콩에서 발행하는 사우스차이나모닝 포스트가 2018년에 보도했다. 근로자들이 출근해서 머리에 쓰는 작업모에 뇌파를 읽는 전극을 붙여서 근로자가 작업하거나 쉬는 동안에도 뇌파를 실시간으로 읽어서 컴퓨터에 저장하고 분석했다는 것이다.

이렇게 근로자들이 일하는 동안 뇌파를 측정한 회사의 입장은 직원들이 스트레스를 받는지 또는 분노나 즐거움을 느끼는지를 측정해서 그 데이터를 보고 적절한 작업 흐름과 업무량을 조정하기 위해서라고 밝혔다. 중국의 저장성 전력공사는 이 장치를 도입한 후 지난 4년 동안 3220억 원 이상의 이익이 증가했다고 발표했다. 이와 같은 보도가 나가자 외신들과 인권단체에서는 사생활 침해 여지가 있다고 주장했다. 한편 전문가들은 근로자의 작업모에 전극을 붙여서 일하는 동안에 뇌파를 측정하는 장치는 뇌파 신호가 매우 약할 뿐만 아니라 잡음이 섞여 들어가기 때문에 그 신호를 분석해서 정확하게 의미를 파악하는 것이 기술적으로 어려울 뿐만 아니라, 실제로 근로자의 생각이나 감정 상태를 파악하는 것이 가능한지 의문이라고 말한다. 기술적으로 얼마나 정확하게 근로자의 머릿속 생각이나 감정을 읽어낼 수 있는지와 별도로 지나치게 근로자를 감시한다는 인권에 대한 문제 역시 제기되고 있다.

이제 우리는 수술을 하지 않더라도 뇌에 종양이나 뇌졸중과 같은 병이 있는지를 의료영상장비로 뇌 영상을 촬영하여 알아볼 수 있다. 또한 우리가 어떤 생각을 할 때 발생하는 뇌파를 읽어서 사람의 생각을 파악하고 글자로 바꿔주며 드론이나 자동차를 움직이도록 하는 기술도 개발되었다. 현재 이러한 기술이 아직 개발 중에 있어서 기술적인 한계와 잘못된 사용으로 인한 문제가 발생할 가능성도 있다. 이러한 부분들을 고려하여 향후 환자나 장애인을 돕기 위한 좋은 목적으로 많이 사용되기를 기대해 본다.

사람의 뇌에 로봇 팔을 연결하면
움직일 수 있을까?

제임스 카메론 감독이 만든 영화 〈아바타〉는 2009년에 개봉하여 전세계적인 흥행을 기록했다. 이 영화에는 사람의 뇌 신호를 읽어서 멀리 떨어져 있는 다른 신체를 조종하고 움직이는 장면이 나온다. 이처럼 우리가 헬멧을 써서 뇌의 신호를 읽고, 어떤 기계를 움직이는 것이 가능할까? 또는 수많은 정보가 올라오는 인터넷에 우리의 뇌를 연결하는 것이 가능할까?

최근 뇌과학분야에서 사람의 뇌와 기계를 연결하는 연구가 주목을 받고 있다. 사고로 팔이나 다리를 잃은 사람에게 생각대로 움직이는 로봇 팔이나 로봇 다리를 만들어주면 얼마나 좋을까? 이러한 생각이 과거에

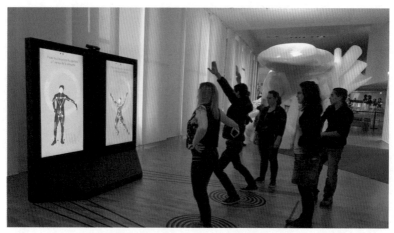

그림 10-1 인체 관절의 움직임. 우리 뇌의 생각대로 마음대로 팔과 다리를 움직일 수 있다. 이처럼 뇌에 로봇 팔을 연결해서 뇌의 생각대로 로봇 팔을 움직이기 위한 뇌-기계 연결 기술이 개발되고 있다.

는 그냥 막연한 꿈과 같은 기대였다. 그렇지만 실제로 살아있는 사람의 뇌에 로봇 팔을 연결하여 움직이는 기술이 개발되어 성공했다. 영화에서나 나올 것 같은 이러한 일이 어떻게 실제로 가능했는지 뇌와 기계를 연결하는 기술을 개발하는 실험실을 살짝 들여다보자.

뇌에 기계를 연결할 수 있을까?

■

　사람의 뇌의 신호를 읽어서 컴퓨터로 보낸 다음, 그 신호를 분석한 후에 기계를 움직이도록 하는 기술이 바로 뇌-기계 연결 기술이다. 이와 같이 사람의 뇌와 기계를 연결하는 기술은 뇌-기계 인터페이스 Brain-Machine Interface, 뇌-컴퓨터 인터페이스 Brain-Computer Interface, 마음-기계 인

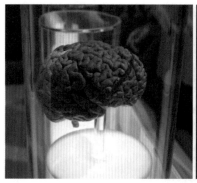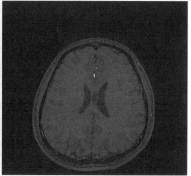

그림 10-2 사람의 뇌(왼쪽)와 뇌 영상(MRI) 이미지(오른쪽). 뇌와 기계를 연결하는 기술이 개발되어 뇌 신호를 읽어내어 로봇 팔을 움직이는 데에 이용되고 있다.

터페이스Mind-Machine Interface 등으로 불리며 세계 여러 연구팀에서 개발 중에 있다. 이제는 더이상 소설이나 영화에서나 나오는 기술이 아니다. 현실 세상에서 연구개발되고 있으며 성공한 사례들이 보고되고 있다. 사람의 뇌와 기계를 연결하기 위한 기술을 개발하기 위해서는 신경과학, 의학, 컴퓨터공학, 로봇공학 등의 분야가 유기적으로 손잡고 협력해야한다. 우선 뇌의 신호를 읽어야 하는데, 우리의 뇌는 생물학적으로 세포로 이루어진 장기다. 따라서 의학적 및 신경과학적 전문지식과 전문연구 경험이 필요하다. 그리고 뇌의 신호를 읽어서 분석하기 위해서는 컴퓨터공학적 전문성이 필요하다. 또한 뇌의 신호를 분석한 후에 기계적인 명령어로 바꿔서 기계에 보내서 작동시키기 위해서는 로봇공학적 전문성도 필요하다. 이처럼 최첨단과학의 핵심기술들이 긴밀하게 연결되어야만 제대로 된 연구개발이 가능한 첨단융복합 연구분야다.

우선 뇌의 신호를 읽어서 분석해야 하는데, 머리 피부에 전극을 붙여

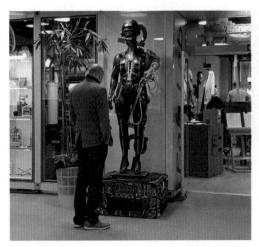

그림 10-3 사람과 로봇. 기계 덩어리인 로봇과 사람을 연결하는 기술인 뇌-기계 인터페이스 기술이 최근에 빠르게 발전하고 있다.

서 뇌파를 측정하는 방법은 간편하기는 하지만 뇌파 신호가 매우 약하다는 단점이 있다. 그리고 이 약한 신호에 잡음이 섞여들어 있어서 신호를 증폭해서 분석하기가 쉽지 않다. 그래서 뇌의 표면에 직접 전극을 삽입하는 방법도 연구되고 있다. 일반적으로 뇌파 측정방법은 머리 피부에 전극을 붙여서 뇌파 신호를 측정하는 비침습형Non-invasive 방법과 뇌수술을 해서 머리뼈의 일부를 제거하고 전극을 뇌에 직접 삽입해서 뇌파신호를 측정하는 침습형Invasive 방법이 있다. 침습형 방법은 비침습형 방법보다 강한 뇌파 신호를 얻을 수 있는 방법이어서 뇌-기계 연결 기술을 개발하는 데에 이용된다. 이 침습형 방법은 1998년에 미국 에모리 대학의 필립 케네디 교수에 의해 개발되었다. 필립 케네디 교수 연구팀이 목 밑으로 마비된 뇌졸중 환자의 머리뼈에 구멍을 뚫고 작은 칩을 삽입하는 데 성공했다. 그러나 이와 같이 직접 뇌에 칩을 이식하는 방법은 뇌 수술을 해야 하기 때문에 안전에 관한 위험부담이 있어서 안전한 환경을 조성하여 연구를 진행해야 한다.

환자의 뇌에 로봇 팔을 연결할 수 있을까?

■

미국 피츠버그대학에서 백악관 프런티어스 컨퍼런스가 2016년 10월에 열렸다. 이 행사에서 버락 오바마 대통령이 척수가 손상된 환자인 나단 코프랜드의 손을 잡고 악수를 했다. 나단의 손은 보통 사람의 손이 아닌 나단의 뇌와 연결된 로봇 팔이었다. 나단의 로봇 팔과 악수를 한 후, 오바마 대통령은 진짜 사람과 악수하는 느낌이었다고 소감을 말했다. 나단은 12년 전에 교통사고를 당해서 팔을 움직일 수 없는 중증 장애인이었다. 그런데 피츠버그대학교 신경생물학과 앤드류 슈워츠 교수 연구팀의 도움으로 로봇 팔을 갖게 되었다. 이 연구팀은 나단의 뇌에 작은 칩을 삽입해서 뇌의 신호를 읽어서 컴퓨터로 보낸 후, 신호 분석을 거쳐서 로봇 팔을 움직이도록 했다. 자기 생각대로 움직이는 로봇 팔을 갖게 된 나단은 이제 혼자서도 물건을 잡을 수 있게 되었다. 이 연구팀은 나단뿐만 아니라 2012년에도 다른 환자에게 로봇 팔을 만들어주어서 큰 화제를 모았다. 전신이 마비되어 꼼짝없이 침대에 누워서 생활하는 환자의 뇌에 작은 칩을 삽

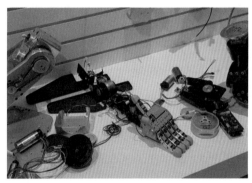

그림 10-4 휴머노이드 로봇의 로봇 팔. 마비환자의 뇌에 로봇 팔을 연결하여 뇌의 생각대로 로봇 팔이 움직이도록 하는 기술이 개발되고 있다.

입한 후 생각만으로 로봇 팔을 움직이도록 한 것이다. 그 환자가 생각만으로 로봇 팔을 움직여서 로봇 손에 잡고 있던 초콜릿을 자기 입으로 가져가서 먹는 감동적인 순간이 영상으로 촬영되어 2012년에 보도되었다. 이 환자는 무려 16년 만에 처음으로 다른 사람의 도움을 받지 않고 자기 스스로 초콜릿을 입으로 가져와서 먹었다고 한다. 이처럼 뇌와 기계를 연결해서 뇌의 생각으로 기계를 움직이는 것이 우리가 사는 세상에서도 가능한 일이 되었다. 이 기술은 특히 마비 환자나 장애가 있는 사람에게 유용하게 사용될 기술로서 주목을 받고 있다.

　이상으로 뇌와 기계를 연결한 기술개발의 가장 최신 결과를 살펴보았다. 사실 이러한 기술을 개발하기 위한 연구는 기술적으로 매우 어렵고, 뇌 수술을 해서 뇌에 직접 작은 칩을 삽입해서 진행하기 때문에 안전에 대한 위험성이 있다. 따라서 사람의 뇌에 칩을 꽂아서 실험하기 전에 동물을 대상으로 오랫동안 실험을 해서 뇌의 신호 측정이나 분석 및 안전성 등에 대해서 검증을 한 후에 사람을 대상으로 뇌에 칩을 삽입하여 기술개발 연구를 진행하게 된다. 위에서 설명한 앤드류 슈워츠 교수 연구팀의 경우에는 2008년에 원숭이의 뇌에 작은 칩을 삽입하여 로봇 팔을 움직이도록 하는 기술개발을 완성했다. 그 이후에 환자의 뇌에 작은 칩을 삽입하여 연구를 진행한 것이다. 이와 비슷한 연구가 미국 브라운대학에서도 진행되었다. 작은 96개의 전극을 마비 환자의 뇌에 삽입한 후, 생각만으로 로봇 팔을 움직이도록 하여 음료수를 마시는 것을 2012년에 성공했다.

뇌-기계 연결 기술, 안전할까?

■

뇌-기계 연결 기술을 안전하고 유익하게 사용하기 위해 좀 더 생각해 보자. 뇌에 작은 칩을 삽입해서 뇌의 신호를 측정하는 뇌-기계 연결 기술은 뇌 수술을 해야 한다는 위험성뿐만 아니라 뇌의 거부반응과 부작용 등의 우려도 제기되고 있다. 그리고 뇌와 인터넷을 연결하거나 뇌와 기계를 연결하는 기술이 실제로 많은 사람을 대상으로 사용되면, 해킹의 문제가 대두될 것이라는 우려도 제기된다. 지금이야 몇 개의 연구실에서 안전한 환경을 갖추고 독립된 연구를 진행하기 때문에 문제가 없지만 향후 언젠가 상용화되어 많은 사람이 사용하게 되면, 인터넷에 무언가를 연결하는 순간 해킹으로 인한 위험성에 노출될 수 있다.

미국 매사추세츠공대MIT에서 발행하는 『테크놀로지 리뷰』에 세상을 바꿔놓을 10대 혁신기술이 2017년 3월에 발표되었다. 이 10대 혁신기술 중 하나로서 '마비 역전기술Reversing Paralysis'이 포함되어 있다. 이것이 마비 환자의 뇌에 작은 칩을 삽입해서 뇌의 신호를 손과 발에 직접 전달해서 움직이는 뇌-기계 연결 기술이다. 이러한 뇌-기계 연결 기술이 좀 더 발전하면, 마비 환자나 장애가 있는 사람이 생각만으로 움직이는 로봇 팔을 가지고 장애를 극복하는 날이 올 것으로 기대된다.

뇌의 10퍼센트만 쓴다는 주장은
왜 틀렸을까?

뇌는 여전히 신비롭다. 뇌는 우리 몸무게의 2퍼센트 정도밖에 되지 않지만 우리 몸에서 사용되는 에너지의 20퍼센트를 쓴다. 뇌는 이렇게 많은 에너지를 쓰면서 무슨 일을 할까? 뇌에서는 어떤 작용들이 일어나고 있을까? 첨단과학이 발달한 요즘에도 뇌는 아직 밝혀지지 않은 부분이 많다. 2014년에 개봉된 뤽 베송 감독의 영화 〈루시〉는 이러한 뇌에 대한 호기심을 자극한다. 주인공 루시가 어느 날 폭력배에게 잡혀서 강제로 마약 운반을 하게 된다. 루시가 미국으로 가는 도중에 감시원에게 잡혀서 폭행을 당한다. 이때 루시의 배 속에 넣은 CPH4라는 마약 주머니가 터지면서 다량의 CPH4 마약이 몸속으로 들어가면서 두뇌의 사용량이 급격하게 증가한다. 뇌의 24퍼센트를 사용하게 된 루시는 신체를 완벽하게 제어하게 되고, 62퍼센트를 사용하게 되었을 때는 다른 사람을 조종할 수도 있게 된다. 과연 실제로도 진짜 이렇게 될 수 있을까? 누군가 우리 뇌의 사용량을 늘리는 신약을 개발하면, 그 약을 먹어서 우리 뇌를 몇 배 더 많이 사용하도록 하는 것이 가능할까? 영화

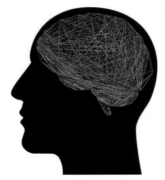

그림 11-1 신비로운 뇌. 첨단과학이 발달한 요즘에도 뇌는 여전히 신비롭다. 최근 뇌과학이 발달하면서 지금까지 잘못 알려졌던 뇌에 대한 오해가 풀리고 있다.

루시는 사람이 평생 자신의 뇌의 10퍼센트 정도밖에 사용하지 못한다고 하는 속설을 근거로 만든 영화다. 정말 우리는 뇌의 고작 10퍼센트 정도밖에 사용하지 못하는 것일까? 오늘날 인터넷에 유령처럼 떠도는 좌뇌와 우뇌에 관한 이야기는 사실일까? 최근에 밝혀진 뇌의 오해와 진실 속으로 살짝 들어가 보자.

좌뇌형 인간? 우뇌형 인간?

우리 뇌는 호두처럼 생겼으며 좌우로 반반 나뉘어 있다. 몇 년 전에 유행했던 좌뇌형 인간과 우뇌형 인간에 관한 주장을 보면 이렇다. 좌뇌는 논리적이고 수학적인 사고를 하며, 우뇌는 예술적이며 창조적인 사고를 한다고 주장한다. 따라서 요즘 시대가 요구하는 창조적 사고를 하는 우

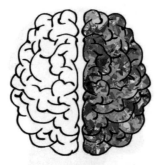

그림 11-2 좌뇌와 우뇌. '좌뇌형 인간'과 '우뇌형 인간'에 관한 잘못된 주장에 대한 오해가 풀렸다.

뇌형 인간이 되기 위해서는 우뇌를 많이 쓰는 연습을 할 필요가 있다는 것이다. 이러한 좌뇌와 우뇌에 관한 스토리가 지금도 감기처럼 사람들 사이에서 번져나가고 있다. 여전히 인터넷에 좌뇌와 우뇌에 대해서 검색하면 이와 같은 이야기가 유령처럼 떠돌고 있다. 우리가 알고 있는 이러한 좌뇌와 우뇌에 관한 이야기는 과연 믿을 만한 것일까? 이에 대해서 2007년에 경제협력개발기구OECD의 보고서는 좌뇌형과 우뇌형으로 나누는 것은 근거 없는 믿음에 불과하다고 밝혔다. 그렇다면 우리가 알고 있는 좌뇌와 우뇌에 대한 것이 틀렸다는 것인가? 이제 뇌과학자들이 연구한 결과를 좀 더 들여다볼 필요가 있다. 우선 캐나다 브리티시컬럼비아대학은 사람이 좌뇌와 우뇌의 구분 없이 뇌의 전 영역을 사용한다는 연구결과를 2012년에 발표했다. 그리고 미국 유타대학은 1천 명 이상의 사람들을 조사한 결과 좌뇌와 우뇌를 거의 공평하게 사용한다는 연구결과를 2013년에 발표했다. 이처럼 거창한 전문가들의 연구결과를 보지 않더라도 우리 주변의 일상을 잠시만 돌아보면 우리 뇌가 얼마나 바쁘고 많은 일을 동시에 하고 있는지 알 수 있다. 주말 오후, 예쁜 카페를 잠시 돌아보자. 어린아이를 데리고 커피숍에 앉아 수다를 떨고 있는 엄마들은 열심히 마주 앉은 사람과 수다를 떨면서도 바로 옆의 아이가 안전하게 잘 노는지를 늘

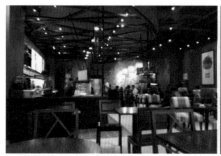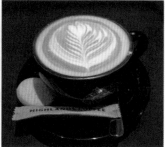

그림 11-3 분위기 좋은 카페와 한 잔의 커피.

살핀다. 이뿐만 아니라 조금 전에 커피숍으로 들어온 사람이 어디에 앉아서 누구랑 무슨 이야기를 나누고 있으며 얼마나 심각한 상황에 빠져드는지도 살핀다. 동시에 머릿속으로는 어제 저녁에 본 드라마의 줄거리를 떠올리다가, 오늘 저녁 식사로 무엇을 요리할지 계획도 세운다. 이 와중에도 머리부터 발끝까지 우리 온몸의 감각을 감지하는 수많은 세포들은 끊임없이 신호를 머리로 보낸다. 천정의 에어컨 바람이 왼쪽 팔 쪽으로 불어와서 왼쪽 팔이 너무 차갑다고 온도를 감지하는 팔의 세포는 신호를 머리로 보낸다. 옆 테이블의 젊은 커플이 말다툼하는 소리를 듣고 싶지 않아도 귀로 들려와서 귀의 청각 세포는 이 소리 신호를 뇌로 보낸다. 이뿐만 아니라 우리 눈, 코, 입, 피부를 통해 감지되는 모든 신호가 실시간으로 동시에 머리로 보내진다. 그러면 우리 머리는 이러한 신호들을 각각 분석한다. 에어컨 바람이 너무 차가우니, 옆에 놓인 얇은 옷을 하나 더 걸치는 것이 좋겠다는 분석 결과와 함께 옷을 집어서 입도록 명령하고 실행에 옮기도록 한다. 그리고 주변의 소리와 눈으로 들어오는 시각 정보, 입에서 느끼는 미각 정보, 피부에서 느끼는 온도와 압력 감지 정보 등을 끊임없이 실시간으로 뇌에서 분석해서 어떻게 해야 할지 결정해서 행동에 옮기도록 한다. 앞 사람과 수다를 떨면서 박수 치며 맞장구까지 쳐가면서 말이다. 우리가 공부나 일을 할 때나 운전을 할 때도 마찬가지다. 동시에 하는 것을 가만히 살펴보면 무척 많다. 그 많은 신호가 실시간으로 뇌에 전달되고 뇌는 이 많은 정보를 각각 분석하고 처리해서 결정을 내리고 행동에 옮기도록 한다. 이렇게 많은 일을 동시에 하기 위해서 뇌는 전 영역을 활발하게 이용해서 일한다. 심지어 잠을 잘 때도 우리 뇌는 중요한 일을 한다. 낮에 수집하여 저장한 정보들을 분석하고 구분하여 삭제할 것인지 또는 아주 중요한 정보여서 안전한 저장 장소에 장기 보관할 것인지를 분석하고 판단해서 처리한다. 우리 뇌는 매우 복잡하고 정교한 슈퍼컴퓨터와 같다. 우리의 뇌는 단지 좌뇌와 우뇌로 나눠서 다룰 정도로 단순하지 않다. 좌뇌와 우뇌로 둘로 나뉘어 있는 것처럼 보이지만 중간에 뇌량이라는 신경섬유가 있어서 좌뇌와 우뇌를 연결하여 하나의 뇌로 만든다. 뇌량을 통해 실시간으로 좌뇌와 우뇌는 서로 정보를 활발하게 교환하며 작동한다.

내 머릿속 외계인

■

간질환자를 치료하기 위해서 예전에는 뇌량을 잘라버리는 수술을 했었던 적이 있다고 한다. 이렇게 하면 환자의 간질증세가 줄어들기 때문이다. 그런데 다른 이상 증상이 나타나서 요즘은 간질환자의 뇌량을 절단하는 수술을 하지 않는다. 간질환자 외에도 좌뇌와 우뇌를 연결하는 뇌량이 끊어진 사람들이 간혹 있다. 이처럼 뇌량이 끊어진 분리뇌를 가진 사람은 일상생활에서 이상한 행동을 나타낸다. 가령 한쪽 손은 셔츠 단추를 풀고 있는데 다른 손은 도와주지 않고 방해한다. 그리고 오른손이 잡은 물건을 왼손이 갑자기 툭 쳐버리기도 하고 갑자기 자기 뺨을 때리기도 한다. 심한 경우, 잠을 자는 동안 자기 목을 조르기도 한다. 이런 증상을 '외계인 손 증후군'이라고 한다. 한쪽 손은 정상이지만 다른 손은 자신의 의지와 상관없이 마치 외계인이 조종하는 것처럼 움직이는 것이다. 그 이유는 뇌량이 끊어져 있어서 한쪽 뇌가 하는 일을 다른 뇌가 알지 못하기 때문이다. 마치 머릿속에 좌뇌와 우뇌라는 두 개의 뇌가 각각 다른 일을 독자적으로 하는 것과도 같은 상황이 벌어지는 것이다.

뇌에 관한 오해

■

뇌를 우주에 비유하기도 한다. 이처럼 우리의 뇌는 아직 밝혀지지 않은 신비에 쌓인 부분이 많다. 그럼에도 불구하고 뇌에 관한 관심은 높고, 알고 싶은 욕구가 크다. 그래서 종종 과학적인 근거가 없는 뇌에 대해 잘못 알려진 속설들이 여기저기 떠돌아다닌다. 몇 년 전에 『네이처』 학술지와 『파퓰러사이언스』 전문지에서 뇌에 대한 상식을 뒤집는 오해에 대해 보도했다. 첫째, 여자와 남자는 뇌의 구조가 다르다? 2015년에

1천 명 이상 남녀의 뇌를 자기공명영상MRI으로 촬영한 결과, 성별에 따른 차이가 없다는 연구결과가 『미국국립과학원회보PNAS』 학술지에 보고되었다. 뇌과학자들은 여자와 남자의 뇌는 기능적인 면에서 차이가 없다고 말한다. 옛날에는 여자는 지능이 떨어진다고 생각하여서 투표권도 주지 않았던 나라들이 있었다. 요즘 선진국의 정부나 기업에서 일하는 사람들을 보면 남자나 여자나 성별의 차이 없이 중요한 일을 맡아서 잘해나가는 사람들이 많다. 둘째, 뇌는 한번 손상되면 회복이 안 된다? 뇌도 손상 부위를 회복한다. 뇌졸중과 같은 심각한 손상은 회복이 어렵지만 다른 경미한 손상은 적절한 회복기를 통해 회복된다. 셋째, 머리가 큰 사람이 똑똑하다? 머리가 큰 것과 인지 능력과는 관련이 없다. 우리 주변을 보면 머리 큰 것과 똑똑한 것은 아무 상관이 없다는 것을 쉽게 볼 수 있다. 학교 교실의 수십 명의 학생 중에서 머리가 제일 큰 사람이 가장 똑똑하고 공부 잘하는 것이 아니라는 것은, 우리의 학창시절 동기들을 떠올려보면 알 수 있다. 그리고 연예인 중에 보통 사람보다 머리가 꽤 작은 사람들이 가끔 화제가 된다. 이들은 머리의 크기가 작아도 지능은 뛰어난 사람들이어서 대본도 외우고 개그도 잘한다. 머리의 인지 능력은 뇌의 해부학적 구조, 유전자, 인지발달과 같은 여러 요인을 함께 고려해서 판단해야 한다. 넷째, 사람은 뇌의 10퍼센트 정도밖에 사용하지 못한다? 이것은 1900년대 심리학자 윌리엄 제임스 박사로부터 기인한 잘못된 속설이다. 앞에서 살펴본 것처럼 2014년에 개봉한 영화 〈루시〉는 사람이 뇌의 10퍼센트 정도밖에 사용하지 못한다는 속설을 기반으로 해서 만들어진 영화다. 사람이 뇌의 단 10퍼센트만 사용해서 살아가면서도 많은 일을 하는데, 50퍼센트나 100퍼센트를 사용하면 얼마나 대단한 일이 벌어질까? 라는 궁금증을 가지고 만든 영화다. 이처럼 요즘도 많은 사람이 우리가 뇌의 10퍼센트만 사용한다는 잘못된 속설을 믿고 있다. 그러나 최신 뇌과학 연구결과는 뇌 대부분은 항상 활성화되어 있다고 말한다. 따라서 영화 〈루시〉에 나오는 것처럼 어떤 약물을 우리 몸에 투여한다고 해서 뇌의 사용량이 갑자기 높아지지 않는다.

사람의 뇌세포도 재생될까?

■

최근, 성인의 뇌세포가 다시 만들어지는지에 대한 신경과학자들 사이의 논쟁이 뜨겁다. 불과 얼마 전까지만 해도 우리는 사람의 뇌세포는 어린 시절에 생겨나고, 어른이 되면 뇌세포는 절대 새로운 것이 만들어지지 않고 나이가 들면 뇌세포가 점점 죽어서 그 숫자가 줄어든다고 믿었다. 그런데 최근에 이것을 뒤집는 연구결과가 발표되어 화제를 모으고 있다.

사실 이와 같은 논쟁은 이십여 년 전부터 있어왔다. 1980년대 후반에 카나리아 새의 뇌에서 뉴런이 새롭게 만들어지는 것을 미국 록펠러대학교 연구팀이 발견했다. 이후 여러 동물의 뇌에서 뉴런이 새롭게 만들어지는 것이 관찰되었다. 성인이 된 사람의 뇌에서도 새로운 뉴런이 만들어질까? 이것은 많은 사람의 궁금증을 불러일으킬 뿐만 아니라 치매와

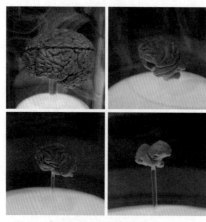

같은 뇌질환과 관련되어 있어 더욱 주목을 받고 있다. 1998년에 미국 소크연구소의 프레드 게이지 연구팀이 사람의 뇌에서도 새로운 신경세포가 신경줄기세포로부터 만들어진다는 연구결과를 발표했다. 이 연구는 제한적이기는 하지만 새로운 신경세포가 만들어진다는 연구결과로 뇌 신경세포

그림 11-4 사람의 뇌(위 왼쪽), 원숭이의 뇌(위 오른쪽), 고양이의 뇌(아래 왼쪽), 칠면조의 뇌(아래 오른쪽). 사람과 여러 동물의 뇌는 크기와 모양이 서로 다르다.

가 다시 재생될 수 있다는 가능성을 보임으로서 큰 관심을 끌었다.

쥐의 뇌 해마 부위에 있는 신경줄기세포가 새로운 신경세포로 분화하고 성장하는 과정을 연속적인 장면으로 촬영한 연구결과가 스위스 취리히대학 뇌연구소에 의해 2018년에 『사이언스』 학술지에 발표되었다. 뇌의 '해마'라는 부위는 학습과 기억을 담당하고 있으며 신경줄기세포가 존재하는 영역이다. 이 연구팀은 이광자 현미경이라는 첨단 현미경을 사용하여 살아있는 쥐의 뇌 안쪽 영역을 생생하게 들여다보면서 12시간에서 24시간 간격으로 2개월 동안 뇌의 신경세포가 변하는 과정을 촬영했다. 이 방법을 통해서 신경줄기세포가 새로운 신경세포를 만드는 것이 관찰되었다. 그리고 새로 만들어진 신경세포의 다수가 며칠 내에 죽고 일부만 살아남아서 해마의 신경회로망에 통합되는 것도 관찰되었다.

이 연구는 뇌의 신경줄기세포가 신경세포로 변해가는 과정을 생생하게 촬영해서 보여준 놀라운 연구결과다. 그렇다면 쥐가 아닌 성인이 된 사람의 뇌에서도 마찬가지로 신경줄기세포가 새로운 신경세포를 만들 수 있을까? 사람을 대상으로 실험용 쥐와 같이 실험을 할 수 없기 때문에 신경과학자들은 다른 방법을 사용하여 관찰하였다.

2018년에 보고된 사람의 뇌를 이용한 두 연구팀의 연구결과는 서로 상반된 결과를 보여준다. 먼저 미국 샌프란시스코 캘리포니아대학의 아르투로 알바레스부이야 교수 연구팀이 2018년에 『네이처』 학술지에 발표한 연구결과를 살펴보자. 이 연구팀은 태아에서 77세까지 사망자와 뇌전증 환자 등 59명의 뇌의 해마 부위를 조사했다. 즉 뇌의 해마 부위에 새로 생성된 신경세포가 얼마나 있는지 알기 위하여 생긴 지 얼마 되지 않은 뉴런과 그 전단계 전구세포들을 조사했다. 이 연구팀은 태아와 갓난아이에게서는 신생 뉴런이 많이 발견되지만, 13세부터 매우 드물게 발견된다는 연구결과를 얻었다. 또한 18세 이상의 뇌의 해마에서는 신생 뉴런이 전혀 발견되지 않았다. 이 연구결과는 쥐와 같은 다른 포유동물과 달리 사람의 뇌의 해마에서 신생 뉴런은 어릴 때만 만들어진다는 것을 의미한다. 즉, 18세 이상 성인이나 노인은 뇌의 해마에서 신생 뉴런이 만들어지지 않는다는 것이 이 연구의 결과다.

다음으로 미국 컬럼비아대학 의대 마우라 볼드리니 교수 연구팀이 2018년에 『셀 스템 셀』 학술지에 보고한 연구결과를 살펴보자. 이 연구결과는 바로 위에서 살펴본 알바레스부이야 교수 연구팀의 연구결과

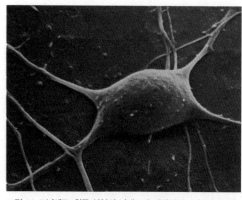

와 상반된 결과를 보여주는 것이어서 더욱 주목을 받고 있다. 볼드리니 교수 연구팀은 건강하게 살다가 갑자기 죽은 14세에서 79세 사이의 28명의 뇌를 조사했다. 이 연구팀도 뇌의 해마라는 부위를 현미경

그림 11-5 뇌세포. 최근 성인의 뇌세포가 재생될 수 있는지에 대한 연구와 논쟁이 뜨겁다. 성인의 뇌세포가 재생된다면 치매와 같은 질병을 치료할 수 있는 길이 열릴 수도 있기 때문이다.

으로 자세히 관찰했다. 청년과 노인의 뇌의 해마를 비교했을 때 새로운 신경세포로 분화하는 중간단계 신경 전구세포와 미성숙 신경세포의 수가 비슷하고 해마의 크기도 차이가 없다는 것을 발견했다. 놀라운 것은 노인의 뇌에서도 새로 만들어진 신경세포가 발견되었다는 것이다. 다만 노인의 뇌에서는 혈관을 새로 만드는 기능이 부족하다는 것이 관찰되었다. 따라서 노인의 인지기능 복원력이 떨어지는 이유가 신생 혈관이 만들어지는 기능과 세포와 세포 간 연결 기능이 약하기 때문으로 연구팀은 추측하고 있다.

최근 포유동물과 사람의 뇌에서 새로운 신경세포가 만들어질 수 있는지에 대한 연구결과는 기존의 상식을 뒤집는 것이어서 큰 관심을 끌고 있다. 바로 위에서 살펴본 바와 같이 성인이나 노인의 뇌에서 새로운 뉴런이 만들어질 수 있는지에 대한 연구가 더 진행되면, 신경줄기세포가

새로운 신경세포를 만드는 과정이 더욱 자세하게 밝혀질 것이다. 또한 이러한 뇌의 새로운 신경세포가 생성되는 원리를 이용하면 치매와 같은 뇌 질환을 예방하거나 치료하는 방법이 개발될 수도 있어서 더욱 주목을 받고 있다.

잠자는 동안 뇌에서 무슨 일이 일어날까?

■

우리 모두는 잠꾸러기다. 하루에 삼분의 일이나 되는 시간을 잠자면서 보낸다. 2019년에 보건복지부는 우리나라 사람의 기대 수명이 82.7세라고 발표했는데, 이 중에서 20년 이상의 시간을 잠을 자면서 보내는 셈이다. 또한 일주일 중에서 하루나 이틀은 일하지 않고 쉬며 각종 공휴일에도 쉰다. 우리는 이렇게 많은 시간을 쉬면서 잠을 자거나 어슬렁거리며 시간을 보낸다. 가끔 생각해보면 왜 이렇게 많은 시간을 쓸데없이 잠자면서 보낼까? 라는 생각이 든다. 요즘도 서점에 가면 하루에 잠을 몇 시간 자지 않고 더 오래 공부하거나 일을 할 수 있는 비법이 적힌 책들이 꽂혀있다. 이처럼 많은 사람이 밤잠을 줄여서 낮을 더 길게 사용해서 더 많은 일을 하기를 원하고 실천한다. 이렇게 잠을 많이 자는 것은 단순히 시간 낭비일까? 과학적인 무슨 이유가 있는 것은 아닐까? 과학적으로 볼 때 이렇게 잠을 자는 시간이 단순히 낭비하는 시간이 아니라 건강하고 활력 있는 생활을 하기 위해 꼭 필요한 것이라는 연구결과들이 보고되고 있다.

수면의 가장 중요한 기능은 피로회복이다. 사람이 잠을 자는 동안 인체의 모든 장기와 조직이 휴식상태에 들어가서 낮 동안에 축적된 다양한 종류의 피로물질을 분해하고 정상적인 기능을 회복한다. 보통 하루에 7~8시간 정도 잠을 자는 것이 건강에 좋다고 하는데, 잠을 적게 잘 때 나타나는 증상에는 피로, 집중력 저하, 짜증, 환각, 망상, 공격성 증가 등이 있다. 사실 잠을 자는 것은 사람의 가장 기본적인 욕구 중에 하나다. 그래서 억지로 잠을 못 자게 하는 것은 엄청난 고문이다. 그리고 수면 중에 성장호르몬이 집중적으로 분비되기 때문에 성장기에 있는 어린이나 청소년의 경우에 수면이 부족하면 키가 덜 자라게 된다. 한창 성장하는 나이인 청소년 시기에 학교와 학원 공부로 학생들이 잠을 줄여가며 공부하는 현실이 안타깝다.

아침에 일어나서 어떤 꿈을 꾸었냐고 물어보면 꿈을 꾸지 않았다고 하는 사람이 많다. 그러나 가끔은 아침에 꿈을 꾸다가 깨기도 하고 꿈이 부분적으로 기억나기도 한다. 우리가 잠을 자는 동안 꿈을 꾸는 시간도 있고 꿈을 꾸지 않는 시간도 있다. 꿈을 꾸는 도중인 렘수면 중에 자는 사람을 깨우면 약 85퍼센트가 꿈을 기억하지만, 렘수면이 아닌 다른 수면 단계에서 잠을 깨우면 약 5퍼센트의 사람이 꿈을 기억한다고 한다. 그렇지만 아침에 일어났을 때 꿈을 꾼 기억이 없어도 성인의 경우 잠의 20~25퍼센트가 꿈이고, 아기의 경우에는 50퍼센트가 꿈이다. 이처럼 수면의 상당 부분이 꿈으로 구성되어 있는 데에는 중요한 이유가 있다. 꿈은 수면의 또 다른 중요한 기능인 낮에 입력한 정보의 처리와 갈등해

소를 담당하는 기능을 한다. 즉 사람은 꿈을 꾸는 동안 과거의 기억을 정리, 분류, 삭제, 저장하는 일을 하는 것이다. 꿈을 통해 사람의 뇌는 필요하고 유용한 기억은 저장하고 반대로 쓰레기와 같은 기억은 삭제한다. 이처럼 꿈은 기억의 처리에 중요한 역할을 한다. 지난밤에 꾼 꿈이 설령 기억이 난다고 하더라도, 깨고 나서 생각해보면 앞뒤가 맞지 않고 이상한 장면들이 이어진 것이 많다. 흔히 말하는 개꿈이다. 그렇지만 우리 뇌의 중요한 정보를 구분해서 기억을 저장하는 일과 꿈이 관련되어 있어서 소중한 개꿈이라 할 수 있다.

'잠이 보약이다'라는 말은 불면증에 시달려 고생한 경험이 있는 사람이라면 깊이 공감할 것이다. 국민건강보험공단의 발표에 의하면 국내 불면증 환자는 2012년에 40만 명에서 2016년 54만 명으로 34퍼센트나 증가했다. 이처럼 잠을 자고 싶어도 편안히 잠을 잘 수 없는 사람들이 많다. 반면 어떤 사람은 때와 장소를 막론하고 머리만 닿으면 잠에 빠져드는 사람도 있다. 그러나 낮에 쌓인 피로를 풀고자 침대에 누웠는데 재깍재깍 시계 초침 소리만 요란하게 들리고 잠이 오지 않아 뒤척이다가 새벽에 날이 훤하게 밝아오는 것을 보게 된다면 정상적인 일상생활을 하기 힘들다. 미국 스탠퍼드대학 메디컬 센터의 데이비드 스피겔 박사는 잠을 제대로 못 자면 코르티솔, 멜라토닌, 에스트로겐 등 암과 연관 있는 호르몬 불균형이 초래돼 암에 걸릴 수 있으며, 암환자는 암세포 증식이 가속화될 수 있다고 말한다. 그러나 의학에서 불면증은 질병이 아니라 두통이나 열과 같은 증상이라고 분류하고 있으므로 불면증의 원인을 찾아 해결함으로써 숙면을 취하는 것이 좋다.

밤에 잠을 자지 않으면 건강에 해로울까?

■

장기간에 걸쳐서 밤에 잠을 자지 않고 일을 하는 사람의 암 발생률이 높다는 연구 보고가 덴마크, 독일, 그리고 미국 등지에서 잇따르고 있다. 덴마크 코펜하겐 암연구소의 임상조사 연구결과에 따르면 7천여 명의 여성 환자를 대상으로 조사한 결과 밤에 일하는 여성에게서 유방암 발생률이 무려 50퍼센트 정도 증가한다고 한다. 밤에 야근할 경우 수면과 각성 리듬을 조절하는 호르몬인 멜라토닌의 생성량이 감소하는데, 멜라토닌은 밤에 어두운 환경에서 만들어지기 때문에 빛이 멜라토닌의 생성량을 감소시킨다. 멜라토닌은 수면 조절뿐만 아니라 면역체계를 강화시키는 역할도 하기 때문에 이것이 부족하면 암세포의 증식을 억제하지 못하게 된다. 또한 남성의 경우에 야근을 자주하면 멜라토닌 분비가 감소하여 전립선암 같은 암의 발병 위험이 높아질 수 있다고 미국 프레드허친슨암연구소의 스콧 데이비스 박사는 말했다. 이외에도 독일 시사주간지 슈피겔의 보도에 따르면 야근이 수면장애, 신경장애, 위궤양, 고혈압, 심근경색 등의 질병을 유발하여서 수명을 단축시키는 요인으로 작용한다고 한다. 가령 규칙적인 생활을 하는 공무원, 성직자, 교사 등의 평균 수명은 78세에 달하지만 교대 근무를 하는 근로자의 평균 수명은 65세에 불과하다고 이 주간지는 보도했다.

최근 뇌과학 연구는 자아와 인지, 지능과 기억, 뇌질환 원인과 치료, 뇌와 컴퓨터 연결, 인간지능과 인공지능 등 폭넓게 진행되고 있다. 단순한 뇌의 기능에 대한 호기심에서 시작된 뇌과학은 이제 환자를 치료하는 단계에 접어들었다.

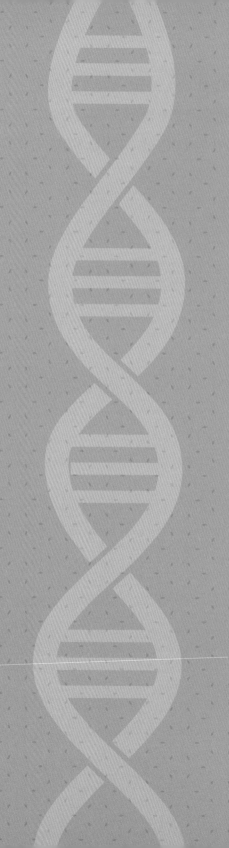

PART 3

고장난 인체부위를 교체하는 시대

재생의료와 인공장기, 어디까지 개발되었나?

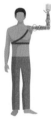

3D 프린터로 손과 머리뼈를
프린트해서 쓸 수 있을까?

"나도 이제 공을 던질 수 있어요!"라고 말하며 소년이 활짝 웃었다. 손에 장애가 있어서 친구들과 공놀이를 맘대로 하지 못했는데 3D 프린터로 만든 보조기구를 끼고 공을 잡을 수 있게 된 소년. 유튜브에서 이 소년의 영상을 보는 동안 가슴이 찡해지는 것을 느낄 수 있었다. 친구들과 놀면서 손의 장애 때문에 따돌림을 당하고 상처받았을 것을 생각하면 안타까운 마음이 들었다. 그런데 이제 3D 프린터로 만든 보조기구를 손에 끼고서 손의 장애를 극복하고 공을 잡고 놀이를 할 수 있으니 얼마나 좋을까? 라는 생각이 들었다. 이 소년을 보면서 과학기술이 단순히 필요한 물건을 하나 더 만들어주는 것 이상으로 한 사람의 삶의 질을 높여

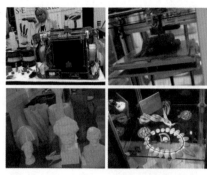

그림 12-1 3D 프린터와 3D 프린터로 만든 물건들. 복사기로 서류를 복사하듯이 물건을 3D 스캐너로 스캔해서 3D 프린터로 프린트해서 만드는 기술이 발전하고 있다.

행복한 생활을 할 수 있도록 도와줄 수도 있겠다는 생각이 들었다.

요즘 세상의 별난 물건으로 3D 프린터가 있다. 어떤 다른 물건을 복사해서 그대로 만드는 것도 가능하다고 하니 신통한 물건임에 틀림이 없다. 종이 서류를 복사기에 올려놓고 스캔해서 여러 장 복사하는 것은 이미 일상적으로 많이 쓰고 있다. 이것처럼 테이블 위에 컵을 올려놓고 3D 스캐너로 3차원 형상을 스캔하고 3D 프린터로 만들면 똑같이 복제된 컵을 만들 수 있다. 심지어 살아있는 사람도 3D 스캐너로 스캔해서 똑같이 생긴 미니어처 인형을 3D 프린터로 만들어낸다. 이와 같은 기술은 이미 다양한 산업분야에서 제품을 만드는 데에 이용되기 시작했다. 또한 이미 존재하는 물체를 스캔해서 그대로 만들어내는 것뿐만 아니라 머릿속에 상상으로만 존재하는 물건도 3D 프린터로 만들어낼 수 있다. 삼차원 형상을 정확하게 그려낼 수 있는 컴퓨터 프로그램을 이용하면 어떤 형상이든 머릿속에 상상하는 그대로 그려낼 수 있다. 이것을 3D 프린터로 보내서 실제로 물건을 만들도록 하면 머릿속의 상상 속 물건이 손에 잡히는 물건으로 탄생한다. 정말 무엇이든 상상하는 그대로 만들어낼 수 있는 시대가 이미 왔다.

미래의료 4.0

최근에는 일상생활의 물건뿐만 아니라 우리 몸의 일부를 3D 프린터로 프린트해서 사용하는 기술이 개발되었다고 하는데, 어떻게 만드는지 그 현장을 살짝 들여다보자.

3D 프린터로 몸의 일부를 프린트하면 어떨까?

■

3살 중국 소녀가 수두증에 걸려서 보통 아이보다 머리가 4배나 커졌다. 이 소녀의 머릿속에 뇌척수액이 차올라 머리가 커졌고 실명의 위험과 혈액순환장애도 심각했다. 의료진은 소녀의 뇌척수액을 제거하고 머리뼈 전체를 3D 프린터로 만든 보형물로 이식하는 수술에 성공했다. 이것이 2015년에 세계 최초로 머리뼈 전체를 3D 프린터로 제조한 보형물을 이식한 수술이었다. 이와 비슷한 일이 네덜란드에서도 있었다. 보통 사람보다 3배나 두꺼운 두개골을 타고나 위험한 환자를 네덜란드 위트

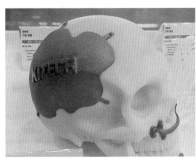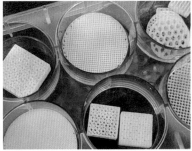

그림 12-2 기계전시회에 전시된 한국생산기술연구원에서 제조한 3D 프린터로 만든 머리뼈(왼쪽)와 다공성 스캐폴더(오른쪽). 해외에서 3D 프린터로 만든 머리뼈 이식수술이 성공하였다. 또한 살아있는 세포를 넣어 배양할 수 있는 다공성 스캐폴더도 3D 프린터로 제조할 수 있는데 이것은 인공장기 제조에 이용할 수 있다.

레흐트 대학교의 의료진은 3D 프린터로 만든 두개골을 이용해 치료했다. 그리고 2013년 미국에서는 코가 없이 태어난 7살 어린이에게 3D 프린터로 코를 만들어준 일이 있었다. 또한 미국 프린스턴 대학교의 연구팀은 3D 프린터로 귀도 만들었다. 이처럼 요즘은 우리 신체의 일부를 3D 프린터로 프린트해서 만들고 있다.

우리는 공장에서 똑같은 물건을 대량으로 만들어서 시장에 내놓고 파는 시대를 살아왔다. 환자에게 필요한 귀나 코, 머리뼈와 같은 것은 미리 대량으로 만들어 두었다가 하나씩 꺼내서 환자에게 줄 수 없다. 사람마다 키가 다르듯이 필요한 모양과 크기가 제각기 다르기 때문이다. 그래서 그 사람에게 딱 맞는 형태로 귀나 코를 만들어주어야 한다. 이처럼 그 환자에게 딱 맞는 맞춤형 귀나 코를 만드는 데에 3D 프린터가 큰 역할을 하고 있다. 환자에게 필요한 정확한 크기대로 척척 만들어낼 뿐만 아니라 복잡한 삼차원 형상도 잘 만들기 때문에 3D 프린터보다 더 좋은 것은 없다.

인체 장기를 3D 프린터로 만들 수 있을까?

만약 심장, 간, 신장과 같은 장기를 3D 프린터로 제조할 수 있다면 장기이식을 애타게 기다리는 많은 환자를 보다 빨리 치료할 수 있을 것이다. 앞에서 살펴본 코나 손 모양 보조기구는 모양을 비슷하게 만들어 쓰면 된다. 그렇지만 심장이나 간은 모양만 비슷하다고 장기로서의 기능을 하는 것은 아니다. 3D 프린터로 인체 장기를 프린트해서 만들 때는 모양도 비슷해야 하지만 각 장기의 고유한 생물학적인 기능을 할 수 있도록 만들어야 한다. 그래야 우리 몸에 이식해 넣었을 때 제대로 작동한다. 최근 과학자들이 멋진 새로운 아이디어를 고안해냈다.

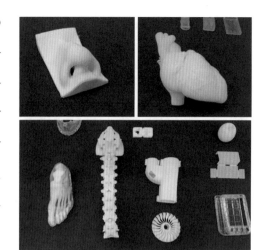

그림 12-3 3D 프린터로 만든 다양한 종류의 의료용 물건들. 코, 귀, 피부, 머리뼈, 손 보조기구, 치아 등을 3D 프린터로 제조할 수 있다. 또한 심장, 간, 허파 등의 장기도 3D 프린터로 제조하기 위한 연구도 진행되고 있다.

살아있는 세포를 3D 프린터로 프린팅해서 인체 장기 모양으로 만들면 어떨까? 그러면 그 세포가 살아서 장기로서의 고유한 기능을 할 것이다. 좀 황당해 보이기까지 하는 이런 아이디어를 실현하기 위해서 요즘 과학자들이 구슬땀을 흘리고 있다. 사실 살아있는 세포들만 모아서 3D 프린팅하기에는 기술적인 어려움이 있다. 그래서 살아있는 세포들이 잔뜩 들어있는 생체친화성 폴리머용액을 만들어서 그 용액을 3D 프린터로 프린팅해서 장기 모양으로 만든다. 그러면 시간이 지나면서 살아있는 세포는 점점 더 증식해서 세포수가 많아지고, 진짜 세포로 구성된 장기가 되면 그동안 폴리머 물질은 점점 분해되어 없어진다. 결국 살아있는 세포들로만 이루어진 진짜 장기가 만들어져서 그 장기의 기능을 하는 것이다.

최근에 3D 프린터로 모낭과 땀샘을 갖춘 이식 피부를 캐나다 토론토 대학 연구팀이 만들어냈다. 생체물질에 환자의 세포를 섞은 용액을 작은 관을 통해 사출해서 배출하는 방식의 3D 프린터를 사용했다. 이들이 사용한 생체물질 속에는 환자의 살아있는 세포가 잘 성장할 수 있도록 유도하는 물질들도 포함되어 있다고 한다.

이와 같이 세계 여러 첨단과학 연구실에서 살아있는 세포를 프린트해서 인공장기를 만드는 연구를 하고 있다. 이러한 기술이 큰돈을 벌어줄 것이라는 기대를 가지고 본격적인 사업에 뛰어든 회사도 있다. 바로 미국 인공장기 전문업체인 오가노보다. 이 기업은 사람 세포를 이용한 3D 프린팅 기술로 인공장기 제조기술을 개발하고 있다. 더욱이 환자 자신의 세포를 이용해서 인공장기를 만들면, 면역거부반응을 걱정하지 않아도 될 것이라 한다. 이와 같은 기술은 아직은 개발 초기 단계에 있어서 해결해야 할 문제들이 많이 남아있긴 하지만, 언젠가 실제 환자에게 3D 프린터로 만든 장기를 이식할 날이 올 수 있지 않을까 기대해 본다. 이러한 살아있는 세포를 이용해서 인공장기를 만드는 기술은 환자에게 이식해 넣는 인공장기를 만드는 용도 외에도 다양하게 이용되고 있다. 화장품을 개발하는 과정에서 효능이 있는지와 안전한지를 테스트하기 위해서 세포로 만든 인공장기 피부를 사용하는 것이다. 이렇게 함으로써 동물이나 사람을 대상으로 한 시험을 대체하거나 줄일 수 있다. 그리고

미래의료 4.0

새로운 신약을 개발하는 과정에서 그 신약물질이 효능이 있는지와 안전한지에 대한 테스트에도 세포로 만든 인공장기를 이용할 수 있다.

의료용 3D 프린팅 기술

3D 프린터가 처음 나왔을 때에는 3차원 형태로 물건을 프린트해서 만들어내는 기계라는 사실만으로도 무척 신기했다. 그러나 초창기에는 작고 복잡한 구조를 만들지 못했고, 재료도 딱딱한 플라스틱 몇 가지 정도로 제한적이었기 때문에 장난감을 만들거나 단순한 부품을 만드는 정도 수준에 그쳤다. 그런데 지난 30년간 3D 프린터 기계도 많이 발전해서 복잡하고 작은 구조를 정교하게 만드는 기술이 가능해졌다. 사용 가능한 재료도 딱딱한 플라스틱뿐만 아니라 우리 몸속에 넣어서 사용할 수 있고, 독성이 없는 다양한 재료가 많이 개발되었다. 그래서 요즘은 생체친화성 플라스틱 재료와 금속재료를 이용해서 다양한 종류의 의료용 물건을 3D 프린터로 만들어내고 있다.

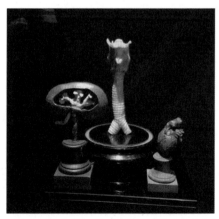

그림 12-4 목의 기관 모형. 미국에서 18개월 난 아이 목의 기관지에 3D 프린터로 만든 부목을 넣는 수술이 성공했다.

최근, 미국에서 18개월 난 개럿이라는 아이 목의 기관지에 3D 프린터로 만든 부목을 넣는 수술이 성공했다. 개럿은 태어나면 서부터 숨 쉬는 통로인 기관지가 눌려서 숨을 제대로 쉴 수 없었고, 호흡장치에 의지해 지내왔다. 미국 미시간대학 CS 모트 소아병원 의사들은 3D 프린터로 개럿의 기관지에 딱 맞는 모양의 부목을 프린트해서 개럿의 기관지에 넣었다. 개럿의 기관지를 컴퓨터단층CT 촬영하여 캐드 프로그램으로 3차원 형상의 모델을 그렸고, 이것을 3D 프린터로 프린트해서 기관지 부목을 만들었다. 이렇게 개럿의 목에 넣어진 부목은 몇 년이라는 시간이 지나면서 자연스럽게 생분해되어 없어지고 상처도 말끔하게 아물어 개럿의 기관지가 정상적인 기능을 하게 된다고 한다.

나이가 들면 무릎이 쑤시고 아프게 된다. 이처럼 노화로 인해서 아픈 것 외에도 요즘 많은 사람이 운동하다가 무릎을 다치는 경우도 종종 있다. 이렇게 손상된 무릎의 반월상연골을 3D 프린터로 만들어서 교체할 수 있는 기술이 미국에서 개발되고 있다. 미국 콜럼비아대학 의료센터는 최근에 무릎 반월상연골을 3D 프린터로 만들어 양의 무릎에 넣는 실험을 진행하였는데, 수술 후 석 달이 지나고서 양이 잘 걸을 수 있었다고 한다. 인체에 해가 없는 소재를 이용해서 3D 프린터로 의료용 제품을 만들면 먼저 동물을 대상으로 실험을 해서 검증을 한다. 양의 무릎이 사람의 무릎과 가장 비슷해서 반월상연골 실험은 양을 대상으로 실험이 진행되었다. 이 기술이 좀 더 발전하면 머지않아 무릎 아픈 많은 사람을 치료하는 기술로 쓰일 것이다.

머리부터 발끝까지 세포가 생생하게 살아 숨쉬기 위해서는 쉴 새 없이 피가 흘러서 신선한 산소와 영양분을 공급해주고 노폐물을 배출해야 한다. 그런데 살다 보면 어쩌다 가끔 혈관이 막히기도 하고 경우에 따라서는 좁아지기도 하는 문제가 생긴다. 아주 심하게 막히거나 좁아져서 피가 흐르지 못하면 큰 문제가 생길 수 있다. 우리 몸속의 혈관, 담도, 식도 등이 너무 좁아졌을 때, 원래대로 통로를 넓혀주는 시술을 병원에서 한다. 이때 사용하는 것이 의료용 스텐트라는 것이다. 이 스텐트는 볼펜 안에 들어있는 스프링처럼 원통형으로, 지금까지는 사람이 수작업으로 하나씩 만들었다. 이것은 우리 몸속 혈관에 넣는 것이기 때문에 표면이 거칠어서는 안 되며, 매끈하게 만드는 후속 가공도 해야 하기 때문에 만들기가 무척 까다로웠다. 그런데 광주과학기술원의 이용구 교수 연구팀이 3D 프린터를 이용해서 원통형의 의료용 스텐트를 만드는 기술을 개발해서 『사이언티픽 리포트』 학술지에 2018년에 발표했다. 3D 프린터로 납작한 형태의 스텐트를 프린팅한 다음에 에탄올에 담그면 원통형으로 형태가 바뀌는데, 이것이 가능한 이유는 형상기억고분자 재료를 이용해서 만들었기 때문이라고 한다.

지금까지 의료용으로 사용하기 위해 3D 프린터로 치과 보철물, 정형외과용품, 대체 두개골, 보청기 등을 만드는 기술을 개발하여 사용하고 있다. 미래에는 혈관조직, 심장판막, 뼈, 인체장기, 인공피부, 환자 맞춤형 기구 등 보다 다양한 우리 몸의 일부를 3D 프린터로 만들어서 환자에게 사용할 것이다.

왜 3D 프린터 기술이 중요할까?

■

세상에 3D 프린터가 등장한 것은 1984년이다. 짧은 역사에도 불구하고 최근 들어 건축, 기계, 소재, 의료 등 다양한 산업 분야에서 3D 프린터를 이용하는 기술이 빠르게 성장하고 있다. 특히 의료분야에서 3D 프린팅 기술이 급성장하며 큰 주목을 받고 있다.

왜 의료분야에서 이렇게 인기가 높을까? 바로 기존 기술로는 할 수 없었던 것을 가능하게 해주기 때문이다. 기존에 물체를 가공하기 위해 사용하는 주조, 압출, 사출 등과 같은 기술로는 복잡한 3차원 형상을 정교하게 만드는 데에 한계가 있었다. 그런데 3D 프린터는 매우 복잡한 3차원 형상도 척척 만들어낸다. 이뿐만 아니라 3D 프린터를 이용해서 복잡한 3차원 형상을 만들면 빨리 만들 수 있고 돈도 적게 든다. 그래서 다양한 종류의 제품을 소량으로 만들어서 제공하기도 딱 좋은 기술이다.

또 하나의 중요한 이유가 있다. 지금까지는 공장에서 대량으로 생산해서 소비하던 시대였지만 앞으로는 개인에게 딱 맞춘 맞춤형 제품을 생산해서 사용하는 시대로 패러다임이 변해갈 것이다. 특히 병원에서 환자에게 사용하기 위한 제품은 환자 개인에게 딱 맞는 맞춤형 제품을 만들어서 사용하는 것이 중요하다. 앞에서 설명한 것처럼 머리 두개골이나 귀 모양을 3D 프린터로 만들어서 환자에게 사용할 때에 그 환자 개인에게 딱 맞는 것을 맞춤형으로 만들어서 사용해야 한다.

최근 우리나라 정부는 의료용 3D 프린터 기술개발을 적극 지원하고 있다. 3D 프린터를 이용해서 환자에게 딱 맞는 맞춤형 의료기기를 제작하는 기술개발 사업을 정부에서 추진한다고 밝혔다. 환자의 체형과 환부에 맞춘 의료기기 제품을 3D 프린터로 제작해서 사용하는 3D 프린팅 환자 맞춤형 의료기기 제작 지원 사업을 정부에서 추진한다는 것이다. 지금까지 정부는 3D 프린팅 기술개발에 필요한 설계 소프트웨어 개발과 시범적으로 시제품을 만드는 기술개발을 지원하면서 의료용 3D 프린터 기술의 초기단계에서 필요한 기술개발을 이끌어왔다. 그러나 최근에는 이보다 한 단계 더 나아가서 실제 환자를 치료하는 데에 쓸 수 있는 의료용 3D 프린팅 기술개발을 추진하고 있다. 여기에 맞춤형 보조기, 인체 삽입형 치료물, 수술용 도구와 가이드 등 3D 프린팅 적용 가능성이 높은 기술개발을 적극 정부에서 지원하고 있다. 더 쉽게 말하자면, 맞춤형 보조기로서 의족이나 유아 머리 교정기 및 허리와 발가락 교정기 등과 같이 환자의 체형에 맞춘 제품을 만드는 것을 말한다. 그리고 수술용 가이드는 수술할 위치를 파악하기 위해 사용하는 것을 말하는데 지금까지 의사의 경험에 의해 나오는 노하우에 의존해서 만들어왔다. 그러나 앞으로 이것을 3D 프린터를 이용해서 보다 쉽고 섬세하게 만드는 기술이 개발될 것이다.

빠르게 성장하는 의료용 3D 프린팅
■

우리의 일생에서는 하루가 다르게 쑥쑥 크는, 일명 폭풍 성장의 시기가 있다. 설날이나 추석에 가끔 만나는 친척 아이가 어느새 부쩍 자라있는 모습처럼 말이다. 각 분야의 기술이나 산업도 쑥쑥 크는 시기가 있고 성장이 멈추다가 다시 쇠퇴하는 시기가 있다. 3D 프린터 기술은 세상에 등장한 지가 수십 년밖에 되지 않았지만, 요즘 빠르게 성장에 성장을 이어가고 있다. 기술이나 산업이 얼마나 빨리 성장하고 있으며 앞으로 이 산업이 더 발전할 것인지 쇠퇴할 것인지를 알아보려면 관련 산업의 시장규모와 매년 성장하는 비율인 연평균 성장률을 보면 알 수 있다.

전 세계 의료용 3D 프린팅 시장은 2015년에 6200억 원이었는데 2021년에 1조 4800억 원이나 될 것이라고 미국 시장조사기관TMR에서 발표했다. 이것은 연평균 15.4퍼센트로 성장한다는 말이다. 요즘 우리나라 경제가 매년 3퍼센트도 성장하지 못하는 것에 비하면 아주 큰 성장이다. 이러한 성장은 해외뿐만 아니라 국내에서도 일어나고 있다. 국내 3D 프린팅 시장규모는 2016년에 2971억 원에서 2017년에 3469억 원으로 16.8퍼센트나 증가했다. 그리고 기업체 수도 2016년에 253개에서 2017년에 302개로 19.4퍼센트나 증가했다. 3D 프린팅 시장에는 의료용뿐만 아니라 일반 다른 산업용 제품들도 포함하고 있는데 의료용만 살펴봐도 크게 성장하고 있다. 국내 의료용 3D 프린팅 시장은 2015년 87억 원에서 2021년 403억 원으로 연평균 29.1퍼센트 성장할 것이라고 미래창조과학부와 산업통상자원부에서 발표했다. 이러한 3D 프린터 기술관련 산업은 한동안 지속해서 크게 성장해갈 전망이다. 따라서 미래를 준비하며 무언가를 계획한다면, 3D 프린터 기술을 어떻게 이용하면 좋을지도 한 번쯤 생각해보면 좋을 것이다.

　최근 3D 프린터로 여러 가지 의료용 제품들을 만들고 있다. 특히 환자 개인에게 딱 맞는 맞춤형 의료 제품을 만들 수 있는 기술이어서 앞으로 정형외과와 치과뿐만 아니라 다양한 분야에 많이 사용될 것이다. 일반 제품과 달리 병원에서 사용하는 의료용 제품의 경우에는 인체에 해가 없는지와 효과가 있는지를 꼼꼼하게 잘 테스트해서 검증을 통과한 제품을 사용해야 한다. 그래서 최근에 미국과 우리나라에서 3D 프린터를 이용해서 의료용 제품을 만들어서 허가받기 위해서 중요한 내용을 담은 가이드라인 문서를 만들어 발표했다. 미국식품의약국^{FDA}은 3D 프린팅 의료기기에 대한 가이드라인을 2016년에 발표했는데, 여기에 제품개발 시 설계와 제조 및 안전성과 유효성 테스트 고려 사항 등이 들어 있다. 그리고 우리나라 식품의약품안전처도 3D 프린터를 이용해서 만드는 맞춤형 의료기기 허가심사 가이드라인을 만들어 발표했다. 그리고 우리나라 정부는 2016년에 3D 프린팅 산업진흥 기본계획도 만들어서 지원하고 있다.

　이처럼 기술을 개발하는 연구기관과 제품을 만드는 회사 및 의료 제품을 관리하고 허가하는 정부 기관에서 발 빠르게 3D 프린터로 만든 의료 제품들이 실제 병원에서 안전하게 잘 사용될 수 있도록 하기 위해 열심히 일하고 있다. 머지않아 환자뿐만 아니라 장애인이나 노인 등 많은 사람의 신체의 불편을 극복할 수 있도록 도와주는 제품들이 3D 프린터

기술을 이용해서 만들어질 것이다. 또한 일반인도 미용이나 레저 등 다양한 분야에서 3D 프린터로 만든 제품들의 매력을 만끽하게 될 것이다. 이러한 의료용 3D 프린터 기술은 단순히 환자의 불편한 부분을 해결해 주는 것을 넘어서 삶의 질을 향상시켜 보다 더 행복한 삶을 살 수 있도록 도와줄 것이라는 기분 좋은 기대도 가져본다.

토막살해해도 다시 살아나는 동물의
비밀은 뭘까?

어부들이 뿔났다. 그물에 걸려오는 불가사리들이 점점 많아지자 화가 난 어부들이 불가사리를 모두 토막 내서 바다에 던져버렸다. 그런데 어찌 된 일인지 얼마 지나지 않아 불가사리 수가 몇 배나 더 증가해버렸다. 이 일은 예전에 일본에서 일어났던 일이다. 우리 상식으로는, 식물이든 동물이든 잡아서 토막 내서 던져버리면 죽는다. '토막살인'이란 말이 있듯이 당연히 죽어야 한다. 그런데 불가사리는 그 토막 난 조각들이 몸의 나머지 부분을 재생해 내어서 각각 한 마리의 불가사리가 된다. 그래서 바다에 불가사리가 몇 배나 더 증가한 것이다. 이처럼 불가사리는 놀라운 재생능력을 가진다.

불가사리 외에도 놀라운 재생능력을 자랑하는 생물들이 여럿 있다. 그런데 우리는 왜 이런 재생능력이 없을까? 우리도 불가사리처럼 몸의 일부를 잃게 되었을 때 그 손상된 부분을 재생해서 다시 만들 수 있으면 얼마나 좋을까? 만약 우리가 이런 재생능력을 가졌다면 교통사고로 다리를 절단해야 하는 수술을 한 후에 얼마 지나면 다리가 다시 자라날 수도 있을 텐데 말이다. 우리가 갖지 못한 이러한 능력을 영화에서는 시원하게 보여준다. 2009년에 개봉한 개빈 후드 감독의 영화 〈엑스맨의 탄생: 울버린〉에서 슈퍼히어로 울버린은 놀라운 초재생능력을 가지고 있다. 울버린은 부상을 입어도 순식간에 상처를 원래대로 재생해 버리는 초재생능력을 가진다. 지금은 영화에서나 볼 수 있는 꿈만 같은 재생능력이다. 최근 들어 손상된 신체 일부를 재생해내는 동물들에 대한 과학자들의 관심이 부쩍 늘었다. 이 동물들은 어떤 원리에 의해서 이렇게 놀라운 재생을 해내는 것인지와 어떻게 하면 우리가 그 원리를 이용해서 우리 몸의 손상된 부위를 재생해내는 데에 이용할 수 있을지에 관한 연구로 구슬땀을 흘리는 과학자들의 실험실을 살짝 들여다보자.

재생 잘하기로 소문 난 생물들

■

불가사리처럼 재생을 무척 잘하는 것으로 유명한 생물들이 있다. 출아법으로 유명한 '히드라'는 몸의 한 부분에서 마치 싹이 나는 것처럼 돌출된 부분이 떨어져서 새로운 개체로 자라간다. 기다란 몸통 구조로 되어있는 히드라를 자르면 잘린 부분에서 재생이 시작되어 두 마리가 된다. 여러 조각으로 잘라도 각각 잘린 조각이 모두 하나의 개체로 재생해서 자라는 놀라운 재생능력을 가지고 있다. 이렇게 히드라가 재생을 잘하는 비결은 몸의 대부분에 줄기세포를 가지고 있기 때문으로 추정하고 있다. 줄기세포는 다른 조직세포로 분화되어 손상된 부분을 재생해낼수 있는 세포이기 때문이다.

해파리의 일종인 '작은보호탑해파리'는 영생불사의 생물이라고 불릴 정도로 오래 산다. 열대와 온대 기후의 바다에 살며 5밀리미터 정도로 작은 이 해파리는 다 자라서 번식이 끝난 뒤에 죽지 않고 거꾸로 어린 개체로 되돌아가는 것으로 알려져 있다. 그래서 이 해파리는 나이를 알수가 없다. 이뿐만 아니라 이 해파리도 손상된 몸을 재생하는 능력이 뛰어나다. 이 외에도 재생을 잘하는 생물로서 빼놓을 수 없는 해삼이 있다. 해삼은 몸이 잘려도 재생을 할 수 있을 뿐만 아니라, 내장을 제거한후에 물속에 넣어도 다시 재생해서 살아난다는 말이 있을 정도로 재생능력이 대단하다.

플라나리아는 어떻게 잘린 몸도 재생할까?

재생이란 손상을 받은 생물의 세포, 조직, 기관 등이 원래의 모습으로 돌아가는 현상을 의미한다고 위키백과에 나와 있다. 우리는 손가락이 잘리는 것과 같이 신체의 일부를 잃어버리면 손가락이 다시 자라나지 않는다. 그런데 동물 중에는 잘린 부분에서 다시 잃어버린 신체를 재생해내는 동물들이 있다. 이러한 동물 중 가장 유명한 것이 '플라나리아'다. 생물교과서에도 나오는 플라나리아는 하천이나 호수 바닥에 사는 1센티미터 길이의 편형동물이다. 플라나리아의 몸을 둘이나 셋으로 자르면, 일주일 만에 각기 잘린 조각들이 몸의 나머지 부분을 재생해내어 두 마리나 세 마리가 된다. 유튜브에서 플라나리아를 검색하면 일주일 만에 잘린 몸이 재생되는 모습의 동영상을 쉽게 찾아볼 수 있다. 생각할수록 참 신기하다. 몸의 꼬리 부분만 남으면 머리 부분을 재생해내고, 머리 부분만 남으면 꼬리 부분을 재생해낸다. 어떻게 나머지 부분을 척척 알고서 재생해내는 것일까? 보면 볼수록 신기하다. 이처럼 플라나리아가 재생 능력이 큰 것은 몸의 구석구석에 재생 능력을 가진 줄기세포들이 많이 있기 때문으로 생각해왔다.

드디어 몸 전체를 재생할 수 있는 세포를 과학자들이 처음으로 확보했다는 연구결과가 2018년에 『셀』 학술지에 보고되었다. 미국 스타워스

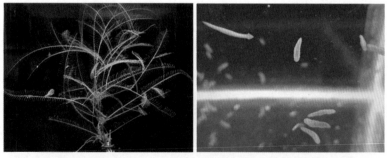

그림 13-1 재생을 잘하는 생물인 히드라(왼쪽)와 플라나리아(오른쪽). 히드라와 플라나리아를 여러 조각으로 자르면 잘린 조각이 각각 재생되어 새로운 개체가 된다.

의학연구소의 알레한드로 산체스 알바라도 연구팀이 플라나리아의 몸에서 몸의 재생에 관여하는 만능줄기세포를 발견했다. 플라나리아가 잘린 몸을 재생해낸다는 사실이 알려진 것은 백 년도 더 되었다. 그러나 이러한 재생의 비밀을 밝혀주는 줄기세포에 대한 연구결과는 최근에 와서야 얻어졌다. 이 연구팀은 분자생물학, 단일세포분석, 유동 세포분석 등과 같은 첨단과학기술을 동원하여 성체만능줄기세포를 활동 전의 상태로 분리해 내었다. 이 성체만능줄기세포는 말 그대로 몸의 어떤 부분으로도 바뀔 수 있는 세포다. 또한 재생을 돕는 단백질들도 함께 발견되었다. 재생 세포는 테트라스파닌이라는 단백질을 만들어내는데, 이 단백질이 재생과정에 아주 중요한 역할을 한다는 것도 밝혀냈다. 그렇지만 이 테트라스파닌 단백질이 재생과정에서 정확히 어떤 작용을 해서 재생을 일으키는지에 대해서는 아직 밝혀지지 않았다. 앞으로 좀 더 연구가 진행되면, 이 단백질의 역할과 세포의 재생과정이 더욱 자세히 밝혀질 것이다. 이처럼 최근에 와서야 플라나리아가 몸을 재생하는 과정에서 어떤 세포와 단백질이 중요한 역할을 하는지가 밝혀졌다. 플라나리아는 몸 곳곳에 성체만능줄기세포를 많이 가지고 있기 때문에 몸이 여러 토막으로 잘려도 각 토막이 새로운 하나의 개체로 재생되는 것이다.

도롱뇽, 다리가 잘려도 재생해낸다?

■

개구리와 같은 양서류는 어릴 때 물고기처럼 물속에서 살지만, 자라서는 물 밖으로 나와 육지에서 산다. 양서류는 말 그대로 물속과 땅 위 양쪽에서 다 살아가는 동물이다. '영원'이라는 양서류는 망막과 턱을 재생할 수 있으며 다리도 재생할 수 있다. 도롱뇽도 다리가 잘리면 전체 다리의 뼈와 근육을 모두 재생해내는 놀라운 재생능력을 갖추고 있다. 이처럼 양서류의 다리를 재생해내는 과정은 다리가 처음 발생 과정에서 생겨나는 과정과 매우 비슷하다고 알려져 있다.

'우파루파'라고 불리는 우스꽝스럽게 생긴 귀여운 멕시코도롱뇽이 있다. 아쿠아리움에 가면 볼 수 있는 아주 재밌게 생긴 도롱뇽이다. 이 멕시코도롱뇽은 다리가 절단되어도 다시 재생된다. 미국 MID 생물학 연구소에서 멕시코도롱뇽의 피부 재생이 가능한 이유가 아체Blastema라고 불리는 분화가 덜 된 세포를 가지고 있기 때문이라는 것을 밝혀서 2016년에 학술지 『플로스 원』에 보고하였다. 이 도롱뇽은 손상된 신체 부위에서 아체가 만들어지고 세포 분화가 진행되어 손상된 조직을 원래대로 재생하여 복구한다.

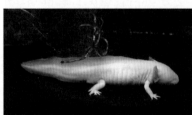
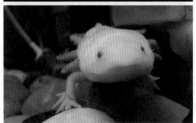

그림 13-2 멕시코 도롱뇽 우파루파. 우파루파는 팔다리, 꼬리, 뇌와 척수도 재생해내는 놀라운 재생능력을 가진다.

2018년 2월에 『네이처』 학술지의 표지에 멕시코도롱뇽 우파루파 사진이 실렸다. 이 도롱뇽은 팔다리와 꼬리뿐만 아니라 뇌와 척수도 재생해내는 놀라운 재생능력을 가졌다. 최근 독일 하이델베르크 이론연구소와 독일 막스플랑크 분자세포생물학 및 유전학연구소가 공동으로 우파루파의 유전체를 완전히 해독하는 데 성공한 것이다. 우파루파의 DNA는 320억 쌍의 염기로 구성되어 있다. 사람의 DNA가 30억 쌍의 염기로 구성되어 있으므로 우파루파는 사람보다 10배나 더 많은 염기를 가지고 있는 셈이다. 즉, 우파루파가 사람보다 10배나 더 긴 DNA를 가지고 있다는 말이다. 이것을 보면 무조건 DNA가 길다고 더 우수한 몸을 가지는 것은 아닌 것 같다. 우파루파는 사람이 가지지 못한 놀라운 재생능력을 가지고 있기는 하지만, 전체적으로 봤을 때 사람이 가진 기능이 월등히 우수하기 때문이다. 이렇게 긴 우파루파의 DNA를 분석하는 과정에서 롱 리드 시퀀싱이라는 첨단 유전자 해독 방법으로 한 번에 1만5천 쌍의 염기를 해독하였으며, 기존 방법보다 100배나 해독 단위가 긴 유전자 분석법이 사용되었다. 또한 우파루파의 유전체는 2만 3천 종의 단백질 합성 유전자를 가지고 있는 것으로 밝혀졌다. 앞으로 우파루파 도롱뇽의 DNA에 대한 연구가 좀 더 진행되면 다리도 재생해내는 유전자를 찾아낼 수도 있지 않을까? 기대해 본다.

적혈구의 유전자로 재생한다고?

■

적혈구에 유전자가 있다고? 우리는 적혈구에 유전자가 없다. 우리가 가진 핏속의 적혈구는 산소를 운반하는 헤모글로빈만 잔뜩 들어있다.

그런데 신기하게도 적혈구에 유전자를 가지고 있는 동물이 있다. 바로 도롱뇽 영원이다. 최근에 이 도롱뇽에 대한 신기한 연구결과가 발표되었다. 도롱뇽 영원의 조직재생 과정에 적혈구가 관여한다는 연구결과가 2018년, 학술지『사이언티픽 리포트』에 보고되었다. 이 연구는 일본 쓰쿠바대학 연구팀이 땅에서 생활하는 일본붉은배영원을 대상으로 조직재생 과정을 조사해서 얻은 결과다. 수십 개의 적혈구와 백혈구의 일종인 단핵구 한두 개가 뭉쳐서 만들어진 덩어리가 절단된 다리 부위로 몰려와서 자리 잡는 것을 연구원들이 포착했다. 그런데 여기서 아주 신기한 일이 벌어지는 것이 관찰되었다. 바로 이 덩어리 속 적혈구에서 특이한 유전자가 많이 발현되는 것이 관찰된 것이다. '뉴틱원Newtic1'이라고 이름 붙여진 이 유전자는 특이하게도 도롱뇽 영원에게만 존재하는 것이다.

그런데 가만히 생각해보면 무언가 좀 이상하다. 적혈구에서 어떻게 유전자가 발현될까? 라는 생각이 든다. 왜냐하면 적혈구에는 산소를 운반하는 헤모글로빈이 들어있고, 유전자를 가진 DNA는 들어있지 않기

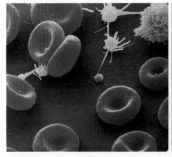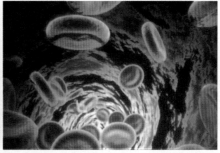

그림 13-3 적혈구. 사람의 적혈구에는 유전자가 없지만 도롱뇽 영원은 적혈구에 유전자를 가지고 있다. 이 유전자를 이용하여 절단된 다리를 재생한다.

미래의료 4.0

때문이다. 일반적으로 적혈구가
만들어지는 과정을 보면 조혈모
세포가 적혈구로 분화하는 과정
에서 세포핵이 없어진다. 따라
서 적혈구는 세포핵이 없다. 우
리는 이렇게 알고 있다. 그런데

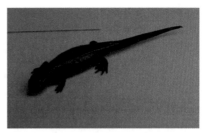

그림 13-4 일본붉은배영원. 일본 쓰쿠바대학에서 절단
된 다리도 재생해내는 도롱뇽의 재생 과정을 찾아냈다.

이것은 포유류에 해당하는 이야기다. 양서류는 좀 다르다. 즉, 양서류의
적혈구에는 세포핵이 여전히 존재한다. 그래서 적혈구 안에 유전자를
가지고 있으며 재생이 필요할 때에 뉴틱원이라는 유전자를 발현하는 것
이다. 이 연구에서 놀랍게도 모든 적혈구가 아니라 덩어리를 구성하는
적혈구에서만 뉴틱원이라는 유전자가 발현되는 것이 관찰되었다. 이러
한 적혈구가 도롱뇽 영원의 조직재생에 중요한 역할을 한다는 것이 밝
혀졌다.

도마뱀과 도마뱀 꼬리 자르기

■

　창문 커튼을 만지자 도마뱀이 튀어나와 깜짝 놀랐다. 몇 년 전 인도
에 갔을 때 게스트하우스 숙소에서 겪은 일이다. 놀란 가슴을 진정시키
고 도마뱀을 밖으로 쫓아내느라 한참이나 진땀을 뺐다. 수직 벽을 타고
운동장에서 뜀박질하듯이 뛰어다니는 도마뱀을 쫓아내는 일은 쉽지 않
았다. 이처럼 수직 벽이나 천정에서도 걸어 다닐 수 있는 도마뱀 발바닥

을 베끼고 싶어서 연구하는 과학자들이 있다. 이뿐만 아니라 도마뱀은 우리가 잘 알고 있는 또 다른 놀라운 재생능력을 가지고 있다. 바로 위험이 닥치면 자기 꼬리를 떼어내고 도망친 후, 얼마 지나면 꼬리가 다시 자라나는 능력이다.

등산 도중에 도마뱀을 만나면 순식간에 긴 꼬리를 톡 떼어내고 도망가 버린다. 잘려 나간 꼬리는 마치 어시장의 활어처럼 파닥파닥 튀어 오른다. 도마뱀 입장에서 보면 점심 먹으러 걸어가다가 티라노사우루스 공룡보다 더 크고 무시무시한 동물이 갑자기 나타났으니 얼마나 놀라고 무서웠을까? 오죽하면 멀쩡한 자기 꼬리를 떼어내고 피를 철철 흘리며 줄행랑을 쳤을까? 라는 생각이 든다. 그 무시무시한 동물이 우리가 보기에는 7살 장난꾸러기 꼬마일 수도 있다는 생각을 하면 피식 웃음이 나지만 말이다. 우리나라에는 도마뱀과, 도마뱀부치과, 장지뱀과 등의 도마뱀이 살고 있다.

'도마뱀'이라는 말의 어원을 위키백과 사전에서 찾아보면 재미있는 내용이 적혀있다. '도마'는 긴 네모의 나무토막을 가리키는 말이다. 우리가 부엌에서 요리할 때 파를 써는 그 네모난 바로 그 도마다. 도마뱀의 '도마'는 두 가지 의미로 해석이 가능하다. 먼저 도마뱀이 나무토막처럼 딱딱한 껍질로 덮여 있는 뱀이라는 의미로 해석하는 것이다. 다른 해석은 도마뱀이 꼬리 부분이 도막도막 끊어지는 뱀이라는 것이다. 이 중에 두 번째 의미로 해석하는 사람들이 더 많다. 이처럼 우리말 '도마뱀'에 이미 꼬리를 잘 잘라내는 동물이란 뜻이 들어있다.

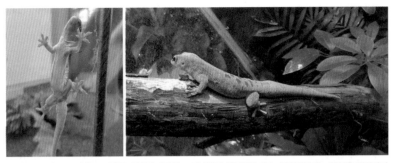

그림 13-5 게코 도마뱀. 도마뱀은 위험이 닥치면 꼬리 6번째 척추뼈에 있는 골절면이라는 부분을 절단하여 꼬리를 떼어낸다.

도마뱀은 어떻게 그렇게 자기 꼬리를 쉽게 금방 잘라버릴 수 있을까? 이에 대한 과학적인 설명은 이렇다. 도마뱀 꼬리 6번째 척추뼈에는 골절 면이라는 부분이 있어서 쉽게 꼬리를 잘라낼 수 있으며, 꼬리를 자른 후 에 너무 많은 피가 흐르는 것을 방지하기 위해서 잘린 부위에서 꼬리 동 맥을 수축해서 피가 너무 많이 나지 않도록 조절한다. 이렇게 잘려 나간 꼬리는 시간이 지나면 조금씩 자라나서 새로운 꼬리가 된다. 그런데 이 처럼 다시 자라난 꼬리는 처음 꼬리와 달라서 위험에 처해도 잘라낼 수 없다. 왜냐하면 다시 자라난 꼬리 부분은 원래 꼬리와 달리 하얀 힘줄이 생겨나서 만들어지기 때문에 잘리지 않는다. 또한 도마뱀 꼬리는 몸의 에너지를 저장해두는 곳이기도 하고 움직일 때 균형을 잡아주는 역할도 한다. 이뿐만 아니라 꼬리는 이성에게 잘 보이기 위한 수단이기도 하다. 그런데 이 꼬리가 떨어져 나간 도마뱀은 한동안 꼬리가 재생되는 동안 먹이를 충분히 먹어서 영양을 공급해 줘야 하고 움직임도 둔해진다. 이 처럼 도마뱀 꼬리 자르기는 무척 신기한 행동이지만, 생각처럼 그리 쉬

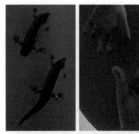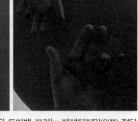

운 일만은 아니다.

생물의 재생에는 분화된 세포의 탈분화와 조직의 줄기세포가 중요한 역할을 한다. 줄기세포는 우리 몸의 여러 조직으

그림 13-6 절단된 도마뱀 꼬리는 재생되지만(왼쪽) 절단된 사람의 손가락은 재생되지 않는다(오른쪽).

로 분화될 수 있는 세포이기 때문에 재생의료에서 특히 큰 관심을 가지고 연구하고 있다. 플라나리아나 불가사리와 같은 하등생물체에서는 재생이 쉽게 일어나지만, 포유류나 사람과 같은 고등생물체에서는 재생이 제한적으로 일어난다. 가만히 생각해보면 우리 모두는 정자와 난자가 수정하여 만들어진 하나의 세포로부터 시작되어 엄마 배 속에서 세포가 분화하고 조직과 장기들이 만들어지고 팔다리가 생겨서 태어났다. 생물의 재생에 관한 연구가 좀 더 진행되면, 미래에는 우리의 손상된 장기나 팔다리도 다시 재생해내는 날이 올 수도 있지 않을까? 라는 꿈을 가만히 가져본다.

자동차 부품처럼
몸의 장기도 교체 가능할까?

살다 보면 누구나 어쩔 수 없는 사고나 병으로 인해서 우리 몸의 장기나 조직이 손상될 수 있다. 특히 최근에는 사회 전반적인 고령화로 인한 노인 인구 증가와 레저스포츠 활동 인구 증가로 인해서 장기나 조직이 손상된 환자 수가 늘어가고 있다. 이렇게 우리 몸의 장기나 조직이 손상되었을 때에 영화에서 보는 것처럼 순식간에 회복되지는 않더라도 단기간 내에 원상태로 복구되면 얼마나 좋을까? 우리 몸은 가벼운 손상은 쉽게 재생해서 회복시킬 수 있지만 심각한 손상은 회복시키지 못한다. 가령 팔이나 다리가 절단되거나 뇌와 척수와 같은 중추신경계가 손상되면 회복이 어렵다.

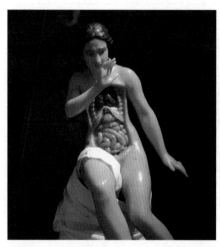
그림 14-1 인체 장기를 보여주는 인체모형. 질병이나 사고로 인해 장기이식을 기다리는 사람의 수가 3만 명을 넘었다.

자동차를 몇 년 타다 보면 부품이 고장 나서 갈아야 할 때가 있다. 이때 정비소에 가서 새 부품으로 교체하면 말끔하게 고쳐진다. 이처럼 우리 몸에 병이 생기거나 사고를 당해서 장기가 망가지면 병원에 가서 새 장기로 교체해 넣을 수는 없을까? 이와 같은 것을 실제로 가능하게 하는 기술이 바로 인공장기 개발과 재생의료기술이다. 가끔 돼지 장기를 환자에게 이식해서 넣기 위한 기술이 개발되고 있다는 이야기를 듣는데, 어디까지 개발되었는지 그 실험실을 살짝 들여다보자.

망가진 장기를 대체할 장기이식

보통, 우리 몸의 손상된 조직이나 장기를 복구하기 위해서는 다른 사람의 장기를 환자에게 이식하여 회복시키는 방법을 사용한다. 그러나 이 방법은 늘어나는 환자 수에 비해서 장기 기증자 수가 너무 적다는 수급의 문제가 있어서 무척 제한적인 해결책이다.

우리나라에서 장기이식을 기다리는 사람의 수가 2018년 기준 3만 명

이 넘는다고 질병관리
본부는 발표했다. 이
렇게 장기를 필요로
하는 사람이 많지만,
장기를 제공하겠다는
사람은 턱없이 적다.
그래서 장기이식을 기

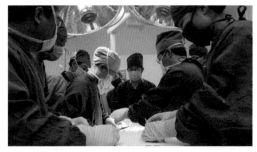

그림 14-2 장기이식 수술 장면. 장기 기증자의 장기뿐만 아니라 동물의 장기나 3D 프린터로 만든 인공장기를 환자에게 이식하기 위한 첨단기술이 빠르게 발전하고 있다.

다리다가 죽는 환자가 2016년에 1,300명이 넘었다. 그렇다면 장기를 기증할 사람만 하염없이 기다릴 것이 아니라 동물 장기를 이용하거나 공장에서 장기를 만들어서 사용할 수는 없을까? 이런 생각으로 인공장기 개발에 몰두하는 과학자들이 있다.

어떤 동물의 장기를 쓰면 좋을까?

잘 피어오른 숯불에 돼지 삼겹살을 올려놓고 구워 먹으면 참 맛있다. 요즘은 돼지가 과학자들에게도 인기를 끌고 있다. 동물의 생태를 연구하는 생물학자뿐만 아니라 의료기기를 개발하는 연구자들도 돼지를 자주 이용한다. 환자에게 이식할 인공장기를 개발하기 위해 돼지를 연구하는 과학자들도 있다.

그 많은 동물 중에서 왜 하필 돼지일까? 바로 사람과 덩치가 비슷하기 때문에 심장이나 간 등의 장기의 크기도 비슷하기 때문이다. 아무리 좋을지라도 생쥐의 심장을 사람에게 이식해서 쓸 수는 없지 않은가. 사실 원숭이나 고릴라와 같은 영장류 동물이 돼지보다 더 좋기는 하지만, 비용이 돼지보다 열 배나 더 비싸고 필요한 정도로 장기가 자라는 데에 시간이 너무 오래 걸린다. 그래서 저렴하고 빨리 자라는 돼지의 장기를 사람에게 이식해서 사용하려는 연구가 진행되고 있다.

그렇다고 무턱대고 돼지의 장기를 꺼내서 환자에게 이식해 넣을 수는 없다. 돼지는 우리 모두가 알고 있는 치명적인 단점을 가지고 있다. 바로 세균이다. 우리가 소고기를 구워 먹을 때는 살짝만 구워서 덜 익어도 먹는다. 그렇지만 돼지고기는 세균이 많아서 바짝 익혀서 먹는다. 이처럼 세균이 버글버글한 돼지의 장기를 사람에게 이식할 수는 없어서 과학자들은 세균이 없는 '무균돼지'를 만들어냈다.

돼지 장기이식은 성공했을까?

병균 감염에 대한 문제는 해결했지만, 또 다른 중요한 문제가 남아 있다. 바로 '면역거부반응'이다. 자동차 부품은 망가진 부품을 그 모양과 크기가 같은 새 부품으로 교체해 넣으면 되지만, 우리 몸은 자동차보다 훨씬 복잡하고 정교하다. 우리 몸은 외부로부터 다른 물질이 들어오면 면역거부반응이 작용하여 우리 몸을 안전하게 지키도록 설계되어 있다. 즉, 세균이 없는 돼지의 장기라 하더라도 환자의 몸에 이식해 넣는 순간 급성 면역거부반응이 작동해서 이식해 넣은 장기는 죽어간다.

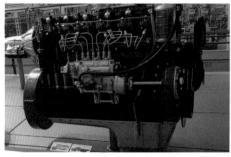
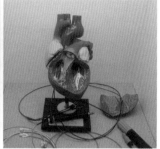

그림 14-3 자동차의 엔진(왼쪽)과 인체의 심장(오른쪽). 자동차의 부품을 교체하듯이 인체의 장기도 망가지면 교체하기 위한 인공장기 기술이 발전하고 있다.

최근에 과학자들이 유전자가위기술이라는 첨단기술을 이용해서 이 문제를 해결해가고 있다. 유전자가위기술을 이용해서 면역거부반응과 관련된 유전자를 편집하는 것이다. 이렇게 하면 나중에 돼지 장기를 환자에게 이식해도 면역거부반응이 억제되어 일어나지 않는다. 국립축산과학원은 2009년에 유전자가위를 이용해 면역거부반응 유전자를 제거한 형질변형 미니돼지 '지노'를 만들었다. 미국국립보건원^{NIH} 연구팀이 형질전환 돼지의 심장을 개코원숭이에 이식하였으며, 수술 후 3년 정도 생존했다고 2016년에 학술지 『네이처』에 발표했다. 우리나라 건국대학교에서도 돼지 심장을 원숭이에 이식하여 51일 동안 생존하는 데에 성공했다.

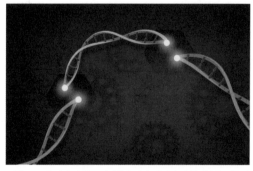

그림 14-4 유전자 가위로 편집한 유전자. 유전자 가위 기술을 이용해서 면역거부반응과 관련된 유전자를 편집한 미니돼지가 만들어졌다.

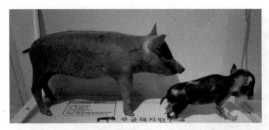
그림 14-5 국립중앙과학관에 전시된 장기 이식을 위해 개발된 무균돼지.

2018년 5월에 중앙일보에 보도된 국내외 기술개발 현황을 보면 인공장기 기술이 어디까지 개발되어 있는지 알 수 있다. 우리나라 건국대와 서울대 공동연구팀은 돼지 각막을 원숭이에 이식하는 데에 성공했다. 중국은 이미 돼지 각막을 인체용으로 판매하는 것을 승인했다. 미국 피츠버그대에서는 유전자 변형된 돼지 신장을 개코원숭이에 이식하여 6개월 동안 생존하는 데 성공했다. 그리고 미국 유나이티드 테라퓨틱스 기업은 연간 1,000개의 이식용 폐를 생산할 수 있는 기업형 돼지농장의 설계단계에 있다고 한다.

위에서 살펴본 것처럼 동물의 장기를 이용하거나 세포를 이용한 인공장기 개발이 빠르게 진행되고 있다. 그렇지만 당장 환자에게 사용하기는 아직 이르다. 기술적인 보완도 필요하며 동물을 대상으로 한 안전성 시험을 통해 안전한지를 꼼꼼하게 확인해야 하기 때문이다. 그러나 현재 기술개발 속도를 보면, 인공장기를 환자에게 사용할 날도 머지않은 것 같다.

줄기세포를 이용한 인공장기도 있다?

인공장기는 '이종장기', '세포 기반 인공장기', '전자기기 인공장기' 등으로 구분된다고 한국과학기술기획평가원은 설명한다. 이종장기는 돼지와 같은 동물의 장기를 이용하는 것이고, 세포 기반 인공장기는 세포와 생체재료를 이용해서 생체 조직과 장기를 만드는 것이다. 그리고 전자기기 인공장기는 바이오와 기계전자 기술을 융합하여 조직과 장기를 대체할 인공적인 기계장치를 만드는 것을 말한다.

동물의 장기를 이용하는 이종장기가 갖는 근본적인 문제인 세균감염이나 면역거부반응 등을 원천적으로 방지할 수 있는 방법이 있다. 바로 환자 자신의 세포를 뽑고, 그 세포를 키워서 장기로 만든 다음에 그 환자에게 이식하는 방법이다. 이런 꿈만 같은 일을 가능하게 하는 것이 줄기세포다. 줄기세포는 이론적으로 인체의 어떤 장기도 만들 수 있는 분화능력을 가진 세포다.

미국 듀크대학교 연구팀이 줄기세포를 이용해서 근육을 구성하는 근섬유를 만드는 데 성공했다고 2018년에 발표했다. 이 연구는 팔다리의 기능을 잃은 사람의 근육을 치료하는 데에 이용될 수 있다. 스웨덴 카롤린스카대학병원에서는 환자 자신의 몸에서 뽑은 줄기세포를 배양해서 만든 인공 기관을 이식하는 수술이 2011년에 처음으

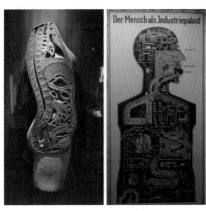

그림 14-6 인체의 장기(왼쪽)와 인체 내부를 기계장치로 도식화한 그림(오른쪽). 인체 내부의 장기도 기계 부품처럼 교체할 수 있는 인공장기 기술이 발전하고 있다.

로 성공했다.

최근 3D 프린팅 기술을 이용한 인공장기 개발도 빠르게 진행되고 있다. 미국 하버드대학교에서 3D 프린팅 기법으로 신장의 구조적이고 기능적인 단위인 네프론을 만드는 데 성공했다. 또한 포항공대에서 3D 바이오잉크를 이용해서 인공근육을 제작하는 데에도 성공했다. 이외에도 많은 장기 형태를 3D 프린터로 만드는 연구가 진행되고 있다.

조직을 다시 만드는 재생의료

우리가 동물이 가진 재생능력을 가질 수만 있다면 얼마나 좋을까? 교통사고로 다리를 절단해야 하는 안타까운 일이 생길 때에 다리의 절단된 부위에 재생세포를 발라주고 얼마 지난 후에 새로운 다리가 자라나서 재생된다면 얼마나 좋을까? 앞에서 살펴본 것처럼 플라나리아와 불가사리는 몸이 토막 나서 잘려도 몸의 나머지 부분을 재생해내고, 멕시코도롱뇽은 다리가 잘려도 다시 재생해낸다. 그런데 왜 우리는 팔다리가 잘리면 다시 재생되지 않을까? 우리가 불가사리나 멕시코도롱뇽이 가진 재생능력을 가지려면 어떻게 해야 할까? 이에 관한 연구가 요즘 과학자들 사이에서 활발하게 진행되고 있다.

사실 우리 몸에도 곳곳에 재생능력을 가진 세포들이 숨어있다. 그러나 손상의 정도에 따라 손상된 부위를 재생해 낼 수 있는지의 여부는 다르다. 가령 연필을 깎다가 손가락이 베이면 피가 나는데, 시간이 좀 지나면 상처 난 피부의 줄기세포가 피부조직을 원상태로 재생하여 회복시킨다. 이와 같은 조직 수준의 재생은 피부 손상, 골절, 근육 손상 등과 같이 제한된 범위에서 손상된 조직을 원래대로 복원하는 것이 가능하다. 이런 조직 수준의 재생은 하등동물에서부터 고등동물과 사람에게까지 모두 가능하다. 조직 수준의 재생은 손상이 발생했을 때 이미 조직 곳곳에 존재하는 줄기세포가 활성화되어 복원하기 때문에 쉽게 일어난다. 그러나 좀더 규모가 큰 기관 수준의 재생은 쉽지 않다. 왜냐하면 기관 수준의 손상을 복구하기 위해서는 여러 종류의 조직들이 동시에 재생되어 복원되어야하기 때문에 복잡하고 어렵다. 또한 새롭게 재생된 기관과 기존에 존재하는 조직과 조화를 이루어야 하기 때문에 더욱 어렵다. 그래서 기관 수준의 재생은 하등동물에서는 쉽게 일어나지만, 사람을 포함한 포유류와 같은 고등동물에서는 거의 일어나지 않는 것이다. 다만 예외적으로 간의 경우에 60퍼센트 이상 잘려나가도 재생이 될 수 있다. 간을 제외하고 심장이나 위장과 같은 다른 장기들은 다시 재생되지 않는다. 우리 몸의 장기가 손상되었을 때에 장기가 가진 원래의 재생능력을 이용하여 재생되도록 하면 얼마나 좋을까? 이를 위해서 각 장기로 분화되어 장기를 만들 수 있는 잠재력을 가진 세포를 이식해서 장기를 재생하는 방법이 연구되고 있다.

척추동물이면서 특이하게 재생능력이 뛰어난 유미 양서류와 재생능력이 크지 않은 일반 다른 동물은 어떤 차이가 있을까? 이것을 자세히 살펴보면 재생에 관해서 무언가 중요한 단서들을 발견할 수 있다. 가장 큰 차이점은 유미 양서류의 경우에 조직이나 기관이 손상되었을 때에 손상된 부위 주변에서 세포들의 탈분화가 비교적 광범위하게 일어나며 오랫동안 지속된다는 것이다. 조직과 기관이 재생되기 위해서는 세포가 탈분화하여 증식하며 새로운 조직과 기관을 만들어가는 것이 중요하다. 손상된 부위의 세포가 탈분화되는 과정을 살펴보면 우선 손상 부위에서 기질의 분해가 일어나고 재생아를 형성할 세포를 방출한다. 기질은 섬유상 단백질인 콜라겐과 세포를 연결하는 피브로넥틴과 같은 것이다. 또한 다양한 콜라겐 분해 효소와 단백질 분해 효소 등이 관여하여 기질을 분해한다. 이와 같은 기질의 변화는 탈분화된 세포의 방출과 이동을 일으키고, 이들이 세포 주기로 재진입하도록 해서 재생아가 만들어지도록 한다. 이와 같은 과정으로 만들어진 재생아 세포는 세포분열 주기에 머물러 있으면서 계속 증식한다. 이렇게 해서 손상된 부위가 재생된다. 이와 같은 재생과정이 일부 밝혀졌지만 아직 완전한 메커니즘은 밝혀지지 않은 상태다. 이와 같은 생물의 재생에 관한 연구가 좀 더 진행되면 재생 메커니즘이 자세히 밝혀지고 이것을 우리 몸의 재생에 이용할 방법을 찾을 수 있을 것으로 기대된다.

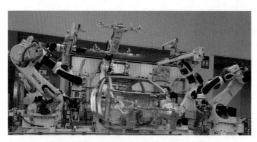

그림 14-7 로봇을 이용하여 자동차 부품을 조립하는 장면. 각종 장기를 만드는 기술이 좀 더 발전하면 자동차 부품처럼 우리 몸의 장기도 쉽게 교체하는 시대가 올 것이다.

마치 자동차를 수리하듯이 환자의 손상된 장기와 조직을 새것으로 교체해 넣는 인공장기 기술이 빠르게 발전하고 있다. 동물장기를 이용할 때 발생할 수 있는 세균감염의 문제와 면역거부반응의 문제 등을 해결하기 위한 기술도 개발되고 있고, 3D 프린터와 같은 첨단기술을 이용하여 장기를 프린트해서 만드는 기술도 개발되고 있다. 머지않아 장기이식을 기다리는 많은 환자에게 도움을 줄 수 있는 인공장기 제품들이 출시되어 병원에서 사용될 것이다.

비만, 뚱뚱한 것은
왜 심각한 병일까?

잘생긴 사람을 보면 기분이 좋다. 그냥 웃음이 난다. 그런데 미에 대한 기준은 사람마다 다르고 시대에 따라서도 달랐다. 프랑스 루브르 박물관에서 만나는 여인상이나 그림 속 여인의 모습은 날씬하지 않고 살찐 여인의 모습이다. 또한 중국 상해박물관에서 볼 수 있는 당나라 시대의 당삼채 토기인형을 봐도 뚱뚱한 몸매를 가진 여인들 모습이다. 이처럼 옛날 유럽과 중국에서는 풍만한 몸매를 가진 사람을 미인으로 생각했었다. 우리나라도 옛날 가난하던 시절에는 좀 통통한 사람들을 부러워하며 좋게 바라보던 적도 있었다. 그런데 보릿고개가 사라지고 어느새 먹거리가 풍성한 시대에 접어들면서 사람들의 인식도 바뀌었다. 이

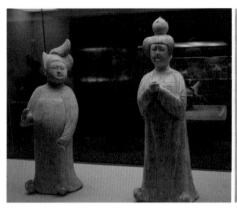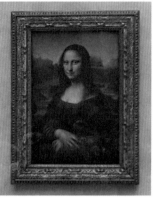

그림 15-1 중국 당나라 여인상(왼쪽)과 프랑스 루브르 박물관의 모나리자(오른쪽). 옛날 중국과 유럽에서는 풍만한 몸매를 가진 여인을 미인으로 생각했었다.

제는 오히려 살을 빼서 날씬한 몸매를 가지려고 애쓰는 사람이 더 많아졌는데, 이러한 미학적인 목적의 다이어트가 아니라 건강을 되찾기 위해서 살을 빼려고 안간힘을 쓰는 사람들이 있다. 잘 먹어서 생기는 병이라고 일컫는 '비만'. 비만에 대한 오해와 최근에 밝혀진 진실을 살짝 들여다보자.

뚱뚱한 것이 병?

■

"비만은 병입니다!"라는 말이 세미나장에 쩌렁쩌렁 울렸다. 농촌진흥청 주관으로 2018년에 열린 비만예방 심포지엄에서 비만 전문가가 마이크를 잡고 힘주어서 비만의 심각성과 비만이라는 병에 관해서 설명했다. 예전에는 뚱뚱한 사람을 미인이라고 하던 시대도 있었는데, 좀 뚱뚱하다고 병이라고까지 할 필요가 있을까? 라는 생각이 들었다. 그런데 이미 1996년에 세계보건기구WHO에서 비만은 치료가 필요한 '질병'이라고 규정했다. 곧이어 비만이라는 질병을 과학적으로 진단하고 평가하는 방법도 나왔다. 그러면 도대체 '비만'이란 병의 실체는 무엇일까? 더욱 궁금해진다. 과학적으로는 단순히 뚱뚱하고 체중이 많이 나간다고 해서 비만이라고 하지는 않는다. 운동을 열심히 해서 근육질의 몸매를 가지고 있어서 체중이 많이 나가는 사람을 비만이라고 하지는 않는다. 역으로, 겉으로 보기에는 체중도 많이 나가지 않고 뚱뚱하지 않아도 체지방률이 정상보다 높으면 마른 비만이라고 진단하기도 한다. 비만이란, 우리 몸속에 너무 지나치게 많은 양의 체지방이 쌓여있는 것을 말한다. 그렇다. 지방이 문제다. 몸속에 지방이 많은 것이 왜 문제가 될까?

우리가 음식을 먹고 소화시켜 몸속으로 보내서 에너지원으로 사용하는 것은 포도당과 같은 '당'이다. 그런데 이 당은 크기가 작고 혈관을 손상시킬 수 있기 때문에 그 양이 너무 많으면 당의 형태로 보관해 둘 수 없다. 그래서 우리 몸의 남아도는 열량을 지방의 형태로 바꿔서 지방세포에 저장해 둔다. 이후 열량섭취가 부족할 때 이렇게 저장해 둔 지방세포에 저장된 지방을 분해해서 에너지원으로 사용한다.

비만이라는 병을 진단하는 방법에는 체질량지수, 생체전기저항측정법, 내장지방기준, 허리둘레기준 등이 있다. 이 중에서 체질량지수를 일반적으로 많이 사용한다. 체질량지수는 몸무게kg를 키m의 제곱으로 나눈 값이다. 이 값이 25를 넘으면 비만이라고 한다. 특히 체질량지수가

30을 넘으면 고도비만이라고 한다. 비만 자체로도 심각하게 건강에 해롭지만 비만 때문에 생기는 여러 질병을 보면 정말 심각한 병이라는 것을 알게 된다. 비만 때문에 생기거나 비만과 관련 있는 질병에는 대사증후군, 제2형 당뇨병, 인슐린저항성, 이상지혈증, 관상동맥질환, 뇌경색, 고혈압, 위식도역류, 폐색전증, 불임, 난소암, 치매 등 다양하다. 이처럼 비만은 심각하게 우리 건강을 위협한다.

밝혀진 비만의 원인들

그럼 비만은 왜 생기는 걸까? 뚱뚱한 사람이 먹는 것을 좋아하고, 또 무조건 많이 먹을 것으로 생각하는 것은 우리의 잘못된 선입관이다. 요즘 인터넷이나 유튜브 동영상에서 관심을 끄는 먹방을 보면 뚱뚱하지도 않은 젊은 여성이 혼자서 라면 10개를 먹는 영상도 있다. 이처럼 보통 사람보다 몇 배나 더 많이 먹어도 살이 찌지 않는 사람이 있다. 반면에 살을 빼려고 매일 운동하며 저녁도 굶는데도 살이 빠지지 않는 사람도 있다. 어떤 사람은 아무리 먹어도 살이 찌지 않고, 어떤 사람은 물만 먹어도 살이 찌는 기이한 현상을 어떻게 설명해야 할까? 이에 대해서 과학자들도 궁금증을 가지고 다각도로 비만의 원인을 찾아 나섰다. 비만이라는 질병을 제대로 치료하기 위해서는 우선 그 원인을 정확히 알아야 한다. 비만이 생기는 가장 기본적인 이유는 우리 몸으로 들어오는 에너지를 다 쓰지 않고 남기기 때문에 이것이 쌓여서 비만이 생긴다. 가령

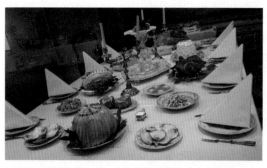

그림 15-2 유럽의 저녁 만찬 식탁. 비만의 원인은 음식 섭취뿐만 아니라 영양, 운동, 환경오염, 흡연, 호르몬, 장내 미생물, 바이러스 등 다양하다는 연구결과가 발표되었다.

우리 몸속으로 100이라는 에너지가 들어오는데, 우리가 70만큼만 쓰면 30은 우리 몸속에 남는다. 이렇게 남는 에너지가 차곡차곡 쌓여서 비만을 일으킨다. 비만의 원인이 이렇게 단순하다면 얼마나 좋을까? 그러나 최근 연구결과를 보면, 여러 원인이 복잡하게 얽혀서 비만을 일으킨다는 것이 속속 밝혀지고 있다. 지금까지 밝혀진 비만의 원인은 유전적인 요인과 환경적인 요인으로 구분할 수 있는데 음식섭취, 영양, 운동, 환경오염, 흡연, 호르몬, 장내 미생물, 바이러스 등으로 매우 다양하다는 것이 2006년에『플로스 제네틱스』학술지에 보고되었다. 이제 물만 먹어도 살이 찐다거나 아무리 굶어도 살이 빠지지 않는다는 말이 조금은 이해가 된다. 음식섭취는 비만의 여러 원인 중 하나에 불과한 것이다.

최근 비만의 여러 원인을 더욱 자세히 밝혀내고 여러 원인들 사이의 복잡한 상관관계에 관한 연구가 활발하게 진행되어서 머지않아 다각도로 비만의 원인에 기초한 해결책이 나올 것으로 기대된다.

비만도 유전될까?

■

주변에서 아빠와 아들이 붕어빵처럼 닮은 부자를 종종 볼 수 있다. 얼굴 생김새뿐만 아니라 체형이나 습관도 닮은 것을 보면 신기하다. 뚱뚱한 아빠 옆에 통통한 아들이 나란히 걸어가는 모습을 보면 '비만도 유전될까?' 라는 생각이 든다. 아들이 아빠를 닮는 것은 당연하다. 아들이 가진 유전자의 절반은 엄마에게서 오고 나머지 절반은 아빠에게서 온 것이기 때문이다. 그렇다면 비만을 일으키는 유전자가 존재할까? 만약 존재한다면 이 비만 유전자는 유전될까? 궁금해진다. 과학자들은 비만이 유전 때문에 생길 수 있는지 조사하기 위해 쌍둥이를 관찰하였다. 이처럼 쌍둥이를 연구한 흥미로운 결과가 의학전문 학술지NEJM에 1990년에 실렸다. 어렸을 때 서로 헤어져 다른 환경에서 자란 쌍둥이는 성인이 되었을 때 둘 다 비만이 될까? 에 관한 연구였다. 즉, 비만이 유전 때문에 일어나는 것이라면 쌍둥이는 다른 환경에서 자라더라도 둘 다 성인이 되었을 때 비만이 될 것이다. 그러나 비만이 유전이 아니라면 쌍둥이는 성인이 되었을 때 한 사람은 비만이고 다른 사람은 비만이 아닐 수도 있다. 이렇게 쌍둥이들을 조사하여 얻은 결론은 비만이 유전된다는 것이었다. 이 연구가 진행되기 전에는 비만이 환경적인 원인에 의해서 생길 것이라고 생각했었다. 그런데 이 연구를 통해서 비만이 유전에 의해 생길 수 있다는 것을 보여주었다.

그렇다면 비만을 일으키는 유전자가 존재한다는 말인데, 과연 어떤 유전자일까? 지금까지 수십 개의 유전자가 비만과 관련되어 있다는 연구결과가 발표되었다. 이 중에서 FTO 유전자가 비만 유전자로서 가장 유명하다. 위가 비어있을 때, 배가 고프니 빨리 음식을 먹으라는 신호를 뇌로 보내는 호르몬이 그렐린 호르몬이다. 바로 이 그렐린 호르몬의 수치를 높이는 것이 FTO 유전자라는 것이 2013년에 영국 유니버시티 칼리지런던ᵁᶜᴸ 연구팀에 의해 밝혀졌다. 즉 비만 유전자인 FTO 유전자 한 쌍을 가진 사람은 식사 전에 그렐린 호르몬 수치가 빠르게 올라가고, 식사 후에도 그 수치가 천천히 떨어진다는 것이 이 연구에서 밝혀졌다. 그래서 이 FTO 유전자를 가지고 있는 사람은 다른 사람에 비해서 위가 비었을 때 음식을 먹고 싶다는 생각을 더 많이 하게 되고 음식을 더 많이 먹게 되는 경향이 있다. 또한 서울대병원 정두현 교수팀은 비만과 당뇨병에 관련된 유전자인 펠리노-1 유전자를 찾아서 『셀 리포츠』 학술지에 2017년에 발표했다. 최근 우리나라에서 한국인유전체역학조사사업으로 8,840명을 연구한 자료를 기반으로 비만 관련 유전자와 식이습관 및 운동이 체중 변화에 어떤 영향을 미치는지를 삼성서울병원 김진호 박사팀이 연구하여 2018년에 『뉴트리언츠』 학술지에 보고했다. 이 연구를 통하여 다이어트와 관련된 유전자 변이가 탄수화물 관련 37개와 지방 관련 19개를 포함하여 총 100개나 된다는 것이 밝혀졌다. 이처럼 최근에 비만과 관련된 유전자가 많이 발견되었고, 그 유전자의 기능도 많이 밝혀졌다.

　그럼 비만 유전자를 가지고 있는 사람은 모두 비만이 될까? 그렇지는 않다. 비만 유전자를 가지고 있으면 비만이 될 가능성이 상대적으로 높다는 것이지 반드시 비만에 걸린다는 것은 아니다. 비만 유전자를 생각할 때에 이 유전자를 발현시키는 것도 함께 생각해야 한다. 쉽게 말하면 저녁에 집에 들어와서 전등 스위치를 누르면 전등에 불이 켜진다. 만약 집에 전등이 없다면 스위치를 아무리 눌러도 전등에 불이 들어오지 않아 깜깜하다. 그리고 집에 전등도 있고 스위치도 있지만, 그 스위치를 누르지 않으면 전등에 불이 들어오지 않는다. 그러니까 전등은 비만 유전자이고 스위치를 누르는 것은 유전자를 발현시키는 것이다. 전등이 있어도 스위치를 누르지 않으면 전등에 불이 들어오지 않는 것처럼 비만 유전자를 가지고 있어도 유전자 발현이 되지 않으면 비만이 되지 않는다. 이제 비만 유전자를 가지고 있느냐도 중요하지만 비만 유전자가 발현되는지도 중요하다는 것을 알았다. 그럼 어떻게 비만 유전자 발현을 조절할 수 있을까? 이에 대해서 최근 활발하게 과학연구가 진행되고 있다. 운동이나 먹는 음식 등과 같이 환경적인 요인이 유전자 발현에 영향을 준다는 최근 연구결과가 보고되고 있다. 비만의 원인은 위에서 살펴본 것처럼 유전적인 요인과 환경적인 요인이 있으며 여러 요인이 있다. 따라서 비만을 단순히 유전에 의해서 생긴다고 단정 짓는 것은 무리다. 비만 유전자를 가지고 있으면 비만이 될 가능성이 상대적으로 높기 때문에 비만이 되지 않도록 더 많이 노력해야한다는 의미이기도 하다.

장내 세균이 비만의 원인?

■

비만이 사람이 아니라 세균 때문에 생긴다고 주장하는 과학자가 등장했다. 마치 남 탓만 하는 것처럼 보이기도 하는데, 도대체 세균이 무슨 짓을 한 걸까? 이것을 알기 위해 잠시 생각해보자. 두 사람이 각자 밥 한 공기씩을 먹으면 우리는 똑같은 양의 에너지가 그 두 사람의 몸속으로 들어갈 것으로 생각한다. 그러나 이것은 착각이다. 이것은 마치 1리터의 기름을 그랜저와 티코 자동차에 넣고, 똑같은 거리를 운전해갈 수 있을 것으로 착각하는 것과 같다. 자동차마다 연비가 다르듯이 우리 몸도 사람마다 음식을 소화해서 에너지로 흡수하는 효율이 다르다. 바로 이 과정에 세균이 관여한다는 것이 최근에 밝혀졌다. 미국 워싱턴대학 제프리 고든 교수팀은 에너지를 더 많이 얻도록 만들어서 비만을 일으키는 장내 세균에 대한 연구결과를 2006년에 『네이처』 학술지에 발표했다. 우리 몸의 장내 세균은 퍼미큐티스Firmicutes 문과 박테로이데테스Bacteroidetes 문으로 나뉘는데 뚱뚱한 사람은 퍼미큐티스 문에 속하는 세균을 많이 가지고 있고, 날씬한 사람은 박테로이데테스 문에 속하는 세균을 많이 가지고 있다는 것을 이 연구에서 밝혔다. 이후 중국 상하이자오퉁대학 리핑자오 교수팀은 몸속에 지방을 축적하도록 하는 비만 세균인 엔테로박터를 연구하여 2013년에 『네이처』 학술지에 연구결과를 발표했다. 이처럼 장내 세균이 비만의 원인이라는 것이 속속 밝혀지면서 더욱 본격적으로 우리 장에 살고 있는 세균들을 조사해 보자고 뛰어든 과학자들이 최근에 부쩍 늘었다. 그런데 이 일은 만만한 일이 아니다. 우리 장 속에는 무려 100조 개나 되는 세균들이 조용히 살고 있기 때문이다. 이렇게 어마어마한 수의 세균이 살고 있지만 다행히 우리 몸에 이로운 세균이 훨씬 더 많다. 장내 이로운 세균들은 우리가

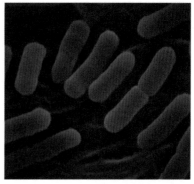

그림 15-3 세균. 최근 비만이 장내 세균 때문에 생긴다는 연구결과가 발표되었다.

먹은 음식물의 형태를 바꾸어 흡수를 도와주고, 필요한 비타민도 합성해주며 다른 해로운 세균의 증식을 막는 역할도 한다. 또 다른 흥미로운 것은 우리의 나이에 따라 장내 미생물이 변화한다는 것인데, 태어나서 장년기까지는 해로운 균인 웰치균 같은 것이 적고 이로운 균인 비피도박테리아 같은 것이 더 많다. 그렇지만 노년기가 되면 해로운 균이 많아지고 이로운 균이 적어진다. 이렇게 어마어마하게 많은 세균을 일일이 줄을 세워 하나하나 다 조사할 수도 없고 어떻게 조사할까? 과학자들은 바로 이 세균들이 가진 유전자를 조사하고 있다. 이 장내 세균이 가진 유전체는 인간 유전체보다 100배나 더 많은 양이지만, 최근 빠르게 발달하고 있는 유전자분석 기술 덕분에 이러한 연구가 한결 수월해졌다. 이와 같은 상황에서 우리 몸속에 있는 세균들을 포함하여 모든 유전자를 다 조사해서 밝혀보자는 목적으로 인체마이크로바이옴Human microbiome이라는 새로운 분야가 생겨나서 빠르게 발전하고 있다.

비만의 새로운 발견

■

　비만이 병이어서 무조건 나쁜 것일까? 최근 '비만의 역설'이라고 불리는 주장이 제기되었다. 이것은 기존 비만에 대한 나쁜 인식을 반격하는 주장이다. 비만이 치료해야 할 병이고 여러 가지 다른 병을 일으키는 원인이 된다면, 비만인 사람은 건강이 나빠서 오래 살지 못할 것 같지만 현실은 삐삐 마른 사람보다 비만인 사람이 더 오래 산다. 이것은 무언가 앞뒤가 맞지 않는다. 1990년대에 성인 비만과 사망률에 대한 조사결과 비만인 사람이 더 오래 산다는 연구결과가 보고되었다. 이후, 세계 여러 연구팀이 이와 관련된 연구결과들을 발표하였다. 특히 2013년에는 미국 정부기관인 국립보건통계센터NCHS에서 비만인 사람이 더 오래산다는 연구결과를 『미국의학회보JAMA』 학술지에 발표하였다. 이 연구를 수행한 캐서린 플리걸 연구팀은 통계분석을 통해 결과를 얻었다. 평균수명은 과체중인 사람이 가장 길고 그 다음으로 비만, 정상, 고도비만, 저체중 순이라는 것이다. 이러한 연구결과는 기존의 상식을 뒤집는 충격적인 것이어서 받아들이기가 쉽지 않다. 그렇지만 이와 같은 연구결과가 세계 곳곳에서 발표되자, 과학계에서도 쉽게 무시하기 어려워졌다. 최근 국내 연구진이 미국, 프랑스, 필란드, 노르웨이, 이란, 대만 등 11개국에서 수행된 연구논문 20편을 분석하는 작업을 했다. 이 연구를 수행한 여의도성모병원 주상연 교수팀과 고려대학 이준영 교수팀은 60세 이상 고령자가 과체중이거나 비만인 경우에 다른 사람들(정상이나 저체중)

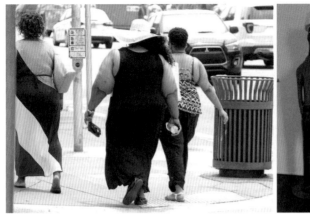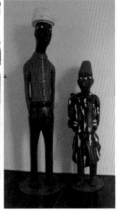

그림 15-4 뚱뚱한 사람(왼쪽)과 홀쭉한 사람 인형(오른쪽). 빼빼 마른 사람보다 비만인 사람이 더 오래 산다는 '비만의 역설'이란 주장이 제기되었다.

보다 6퍼센트 정도 사망률이 낮다는 결과를 얻었다. 그러니까 비만인 사람이 더 오래 산다는 것이다. 그렇지만 과학계는 아직 이러한 연구결과에 대해서 반신반의하고 있다. 왜냐하면 비만인 사람이 정상이나 저체중인 사람보다 더 오래 산다는 것을 설명할 수 있는 과학적인 메커니즘이 아직 규명되어 있지 않기 때문이다. 다만 의학계에서는 비만인 사람이 마른 사람보다 영양상태가 좋아서 질병에 대한 저항성이 크고, 건강이 나빠지더라도 빨리 회복할 수 있을 것이라고 설명한다. 뿐만 아니라 비만의 역설에 대한 반론을 제기하는 연구논문도 발표되고 있어 여전히 논란이 되고 있다. 앞으로 비만에 관한 과학적인 연구가 더 많이 진행되면 비만과 수명에 대한 상관관계가 자세히 밝혀질 것이다.

비만과의 전쟁

■

전 세계는 지금 비만과의 전쟁 중이다. 2017년 경제협력개발기구 OECD 보고서에 의하면 OECD 평균 비만율이 19.5퍼센트나 된다. 성인 5명 중에 1명이 비만인 셈이다. 비만율이 가장 높은 나라는 각종 패스트푸드가 많은 미국이며 38.2%나 된다. 또한 멕시코(32.4%), 뉴질랜드(30.7%), 헝가리(30%), 호주(27.9%) 등이 비만율 상위권에 속했다. 우리나라는 5.3%로 매우 낮았다. 여기서 잠깐 짚고 넘어가야 할 것이 있다. 국제적으로는 체질량지수BMI 30 이상을 비만으로 정의하고 있는데, 우리나라는 25 이상을 비만으로 정의한다는 점이다. 이처럼 체질량지수 25 이상을 비만으로 정의할 때에 우리나라 성인 비만율은 2016년에 34.1%로 남성은 42.3%이고 여성은 26.4%이라고 질병관리본부의 조사결과가 보고되었다. 즉, 성인 세 명 중 한 명이 비만이다. 2025년이 되면 성인의 절반이 비만 환자가 될 것이라고 보건복지부에서 전망했다. 그런데 국제적 기준인 체질량지수 30 이상을 비만으로 적용하면 5.3%밖에 되지 않는다. 따라서 다른 나라에 비하면 비만 문제가 많이 심각하지는 않다. 그렇지만 동양인의 체질을 고려하여 우리나라에서 비만을 체질량지수 25 이상으로 정의하고 비만 관리를 하고 있다. 비만은 나이가 들어가면서 자연스레 배가 나오면서 생기는 복부비만 등이 여러 질병의 원인이 되기 때문에 문제가 된다. 그렇지만 생애전주기를 볼 때 어렸을 때 비만이거나 과체중이면 성인이 되어서도 비만이 될 가능성이 크기 때문

미래의료 4.0

에 어린 학생의 비만을 예방하고 관리하는 것이 더욱 중요하다. 청소년들의 비만율을 살펴보면, 2007년에 11.6%, 2012년에 14.7%, 2016년에 16.5%로 계속 증가하고 있는 것으로 교육부에서 2017년에 밝혔다. 그리고 학생들의 학년이 올라갈수록 비만율도 함께 증가하였다. 한국교육개발원의 2016년 비만율 조사에 의하면, 남학생의 경우 초등학교 1학년일 때 7.8%였던 것이 고등학교 3학년이 되면 26.7%(18.9% 증가)로 증가하였고, 여학생의 경우 초등학교 1학년일 때 7.5%였던 것이 고등학교 3학년이 되면 16.1%(8.6% 증가)로 증가하였다.

이처럼 전 세계적으로 비만이 심각해지자 2004년에 세계보건기구WHO는 비만과의 전쟁을 선포했으며, 각 나라에서 비만을 예방하기 위한 자구책을 마련하여 시행하고 있다. 프랑스는 TV에서 탄산음료 광고하는 것에 세금을 부과하고, 학교 내에 자판기 설치를 금지했다. 영국은 학교 자판기를 밀크-바 코너로 바꿨다. 독일도 학교 내에서 상업적 상품에 대해서 모니터링 감시하고 있다. 그리스는 학교 내 매점에서 패스트푸드 체인의 진입을 규제하고 있다. 덴마크는 학교에서 과일 소비를 늘리기 위한 사업을 진행하고 있다. 스위스는 근로자 본인뿐만 아니라 자녀의 체중에 대한 자문도 회사에서 제공하고 있다. 영국은 학교 밖 10분 거리에서 승용차 하차하기와 같이 걷기 캠페인을 벌이며 채소와 과일의 섭취를 장려하고 있다.

우리나라에서도 보건복지부에서 초등학생들의 비만예방관리를 위한 사업으로 '건강한 돌봄놀이터' 등과 같은 사업을 진행하였다. 2017년도에 시범사업으로 시행된 건강한 돌봄놀이터의 성과로, 참여한 초등학생 중에 비만이나 과체중이 2.5% 감소하였다. 2018년에 300개 초등학교의 1만 명, 2022년에는 3,000개 초등학교의 10만 명의 학생을 대상으로 초등학교 돌봄교실 비만예방관리사업을 확대할 계획이라고 한다.

고대 그리스 의사였던 히포크라테스는 "우리가 먹는 그것이 바로 우리 자신이 된다"라는 말을 했다. 우리가 일상생활에서 무엇을 먹느냐는 직접적으로 우리 건강에 영향을 미친다. 웰빙시대에 건강에 대한 관심이 높아지고, 비만과 다이어트에 대한 사회적 요구가 커지고 있다.

매년 새해가 되면 많은 사람이 '금연'과 '다이어트'를 결심하며 실천에 옮긴다. 작심삼일의 힘겨운 고비를 넘어 다이어트에 성공하더라도 요요현상으로 다시 이듬해의 새해 소망이 되곤 한다. 지금까지 단순히 굶거나 음식섭취를 조절하는 것으로 다이어트를 해왔다면, 이제부터는 최근에 과학자들이 밝혀낸 비만의 다양한 원인을 함께 고려하여 실천하면 어떨까?

비만은 치료도 중요하지만 예방이 더 중요하다. 어릴 때 비만인 사람이 성인이 되어서도 비만이 될 확률이 높으므로 어린이와 청소년을 대상으로 한 비만예방 교육이 중요하다고 말하는 비만 전문가들의 조언도 귀담아들을 필요가 있다.

DNA로 만든 발명품,
어디까지 들어봤나?

과학계의 아이돌 스타로 'DNA'가 떠오르고 있다. 얼마 전까지만 해도 DNA 연구는 생물학이나 유전공학과 같은 고전적인 학문에서 진행되었다. 그러던 DNA가 각종 첨단기술을 만나더니 완전히 새로운 발명품이 되어 세상을 놀라게 하고 있다. 요즘 급부상하고 있는 4차산업혁명이라는 메가톤급 태풍의 눈에 DNA가 자리 잡고서 앞으

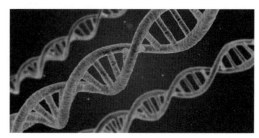

그림 16-1 이중나선 모양의 DNA. 4차산업혁명시대에 DNA는 다양한 발명품들을 만들어내고 있다.

로 더 큰 변화들을 만들어갈 것을 예고하고 있다. 4차산업혁명의 핵심기술들과 DNA가 만나면서 기존에는 상상조차 할 수 없었던 새로운 분야들이 생겨나고 있다. 최근 DNA는 인공지능과 빅데이터와 연결되기 시작하였고 향후 보험, 무역통상, 법률, 사회복지, 경영, 유통 등과도 연결될 조짐을 벌써 보인다. 이 시대 황금알을 낳는 거위로 급부상하고 있는 DNA를 이용한 놀라운 발명품들을 살펴보자.

DNA 바코드와 멸종위기 생물 보존

■

동네 주민센터에서 서류를 발급받거나 은행에서 중요한 거래를 하기 위해서는 나의 신분을 확인시켜주는 주민등록증과 같은 신분증을 제출해야 한다. 내 신분증에는 나의 사진과 함께 이름, 주소, 주민등록번호 등 중요한 개인정보가 적혀져 있어서 말 그대로 나의 신분을 확인시켜 주는 기능을 한다. 이런 신분증을 다른 동물이나 식물에게 만들어주면 어떨까? 라는 생각을 하며 구엘프대학교의 폴 허버트 교수가 2003년에 'DNA 바코드'라는 것을 처음 제안했다. 바로 각 생물종이 가진 고유한 유전자 정보를 이용해서 DNA 바코드를 만들어서 신분증처럼 사용하자는 것이다. 이것은 각 생물의 지문을 등록하자는 의미이기도 하다. 우리나라 사람은 모두 의무적으로 손의 지문을 국가에 등록시켜 놓는다. 그래서 강도 사건이 발생한 집에서 채취한 지문을 국가에 등록된 지문 데이터베이스와 비교하면 누가 그 집에 침범했는지를 알 수 있다. 이처럼

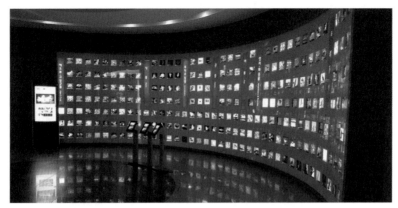

그림 16-2 국립생물자원관의 생물의 다양성 전시물. 각 생물에게 신분증을 만들어주자는 제안이 제기되어 'DNA 바코드' 사업이 진행되었다.

각 동물과 식물의 DNA 바코드를 지문처럼 데이터베이스로 마련해두면 앞으로 각 동물과 식물을 확인하는 데에 다양하게 활용할 수 있다.

　이런 멋진 아이디어가 인정을 받아서 바로 다음 해인 2004년에 국제 생물 DNA 바코드컨소시엄CBOL이 만들어져서 본격적인 바코드 작업이 진행되었다. 세계 50개국이 참여하여 각 생물종의 DNA 바코드 연구를 진행하고 있으며, 2011년에 이미 10만 종 이상의 바코드 분석이 완료되었다. 각 생물마다 가진 고유의 DNA 바코드를 그 생물의 신분증으로 사용하자는 것이다. 이렇게 마련된 DNA 바코드는 생물종분류, 생명공학 연구, 농수산물 검역, 법의학 및 식품 등 우리 생활 전반에 다양하게 활용될 것이다. 그러니까, 어떤 생물인지 알고 싶으면 DNA를 분석해서 기존에 마련한 DNA 바코드들과 비교해보면 그 생물이 어떤 생물인지 분명히 알 수 있게 된다. 그리고 2012년부터 미국 스미소니언 연구소에서 구글재단의 지원을 받아서 2,000종의 멸종위기 동물을 포함한 1만 종의 동물에 대한 DNA 바코드 데이터베이스를 구축하고 있다. 이를 통해 멸종위기 동식물에 대한 DNA 바코드가 구축되면 저렴한 비용으로 빨리 멸종위기 종을 확인할 수 있을 것이다. DNA 바코드를 활용한 테스트를 하면 가게에서 파는 고기가 불법 포획된 멸종위기 보호 생물인지 아닌지 여부를 쉽게 알 수도 있다.

DNA 컴퓨터와 메모리

생물학자는 DNA를 살아있는 세포 속에 있는 유전물질로 보며, 재료과학자는 DNA를 스타킹을 만드는 나이롱 실처럼 길고 가는 폴리머 소재로 생각한다. 그리고 컴퓨터 엔지니어는 DNA를 정보저장 매체로 본다. 사실 모두 맞는 말이다. 1993년에 DNA 분자를 이용하여 컴퓨터를 만들 수 있다는 기발한 생각은, 미국 메사추세츠공대MIT의 에이드먼 교수가 처음 고안해냈다. 이후 1997년 미국 로체스터대학에서 DNA로 구성된 논리 회로가 만들어졌다. 그리고 2000년에 미국 위스콘신대학에서 DNA 가닥의 특별한 결합을 이용한 DNA 컴퓨터가 만들어졌다. 또한 최근에 1000억 개 이상의 DNA를 신경처럼 연결한 하이퍼네트워크를 이용하여 인공지능을 만드는 연구가 진행되고 있다는 소식도 들려온다.

사실 DNA는 어마어마한 양의 정보를 저장하고 있는 정보저장 매체다. 그렇다면 DNA를 컴퓨터의 하드디스크나 USB와 같이 정보저장 매체로 사용할 수도 있지 않을까? 라는 생각을 해 볼 만하다. DNA를 정보저장 매체로 생각한다면 DNA 1g에 455 엑사바이트Exabyte의 정보 저장이 가능하다고 한다. 그러니까 현재 사용하고 있는 하드디스크1TB 4억개에 담겨있는 정보를 DNA 1g 안에 넣을 수 있다는 말이다. 최근 유럽 바이오정보연구소EMBL-EBI 연구팀이 동영상 디지털 정보를 DNA에 저장하는 실험을 성공하여 『네이처』 학술지에

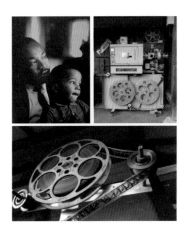

그림 16-3 마틴 루터 킹 목사(위 왼쪽)와 영화 상영기(위 오른쪽) 및 영화 필름(아래). DNA는 USB나 하드디스크 같이 정보를 저장하는 매체다. 유럽 바이오정보연구소에서 마틴 루터 킹 목사의 연설 동영상을 DNA에 저장하는 데 성공했다.

발표했다. 그들은 마틴 루터 킹 목사의 연설 동영상(760KB 분량)을 DNA에 암호화시켜 입력한 뒤 다시 100퍼센트 해독하는 데 성공했다. 이러한 DNA를 이용한 정보저장 기술이 향후 더 발전하여 실용화된다면 매우 많은 정보를 아주 작은 DNA에 저장하여 사용하게 될 것이다. 그리고 DNA로 로봇을 만든 과학자도 있다. 아메바처럼 움직이는 나노로봇을 일본 도호쿠대학에서 2017년에 개발했다. 이 나노로봇은 DNA로 만든 걸쇠를 가지고 있는데 이것으로 아메바처럼 움직이도록 온-오프on-off 할 수 있다. 이 나노로봇은 아직 방향을 바꿔가며 자유롭게 움직이지는 못한다. 그렇지만 이제 시작단계인 DNA를 이용한 나노로봇은 앞으로 다양한 모습으로 변신하며 여러 기능을 갖춰갈 것으로 기대된다.

애완동물 족보 만들기

■

요즘 고양이나 개와 같은 애완동물을 키우는 가정이 꾸준히 늘고 있다. 이러한 반려동물은 집에서 기르는 동물의 차원을 넘어 가족 구성원으로서 자리 잡고 있다. 국내 1000만 가구가 개를 애완동물로 키우는 것으로 추정되고 있다. 흔히 개라고 말하지만 개의 품종은 수백 가지나 된다. 특히 사람들이 인위적으로 품종개량을 해서 개의 가계도는 무척 복잡해졌다. 이에 미국 국립휴먼게놈연구소에서는 20년간 개 품종의 DNA 샘플을 수집하여 가계도를 만들고, 이것을 2017년에 발표했다. 연구팀은 1,364마리의 개 DNA 유전체를 분석하여 가계도를 만들었다. 이 가계도에 내 개의 DNA를 맞춰서 비교해보면 내 개의 족보를 알 수 있는 것이다. 또한 개뿐만 아니라 다른 반려동물의 유전체 연구도 활발하게 진행되고 있다고 하니, 머지않아 각 반려동물의 가계도를 쉽게 만들 날이 올 것으로 기대된다.

누명 벗기는 DNA 지문

■

강도나 살인사건이 벌어진 장소에서 채취한 지문은 범인을 잡는 데에 중요한 증거로 이용된다. 이뿐만 아니라 요즘은 DNA가 사람마다 다르기 때문에 DNA 분석 방법을 범인 잡는 데에 적극 활용하고 있다. 범행현장에서 채취한 DNA를 용의자의 DNA와 비교하여 신원을 확인할 수

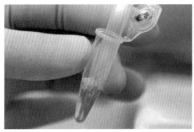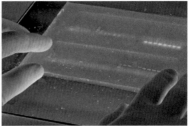

그림 16-4 DNA 용액(왼쪽)과 전기영동 DNA 분석 결과(오른쪽). DNA는 지문처럼 범인을 잡는 데에 이용될 뿐만 아니라 누명을 벗기는 데에도 이용된다.

있다. 이렇게 범인을 잡는 데에 활용하는 것뿐만 아니라 범인이 아니라는 것을 증명하는 데에도 DNA가 이용된다. 즉 DNA 감식을 통해서 억울하게 누명을 쓴 사람의 무죄를 밝히는 것이다. 미국 비영리 인권단체인 이노센스 프로젝트는 사형수 20명을 포함하여 351명의 누명을 벗겨서 결백하다는 것을 밝혀냈다. 이처럼 DNA에 대한 첨단기술이 발전하면서 범인을 잡는 것뿐만 아니라 억울한 누명을 벗기는 데에도 활발하게 이용되고 있다.

개인맞춤 건강관리

■

DNA가 가진 유전자의 기능에 관한 연구가 활발하게 진행되면서 유전자의 중요성이 더욱 커졌다. 글로벌 프로젝트로 진행된 인간게놈프로젝트HGP가 2003년에 완성되었다. 인간게놈프로젝트는 인간이 가진 DNA 상의 약 30억 개 염기쌍의 서열을 알아내는 것을 목표로 1990년에 시작하여 13년 동안 진행되었으며 미국, 영국, 독일, 일본, 프랑스,

중국 등이 참여한 글로벌 프로젝트였다. 이 프로젝트가 진행되는 동안 인간게놈프로젝트가 끝나면 인간의 모든 유전자의 기능이 밝혀져, 보다 건강한 삶을 살게 될 것이라는 기대를 많은 사람이 가졌다. 그러나 막상 인간게놈프로젝트가 끝나자 이러한 기대는 실망으로 바뀌었다. 인간의 유전자는 그렇게 간단하지 않았다. 수년간에 걸쳐 여러 나라에서 참여하여 인간의 유전자에 관해 연구한 초대형 프로젝트가 진행되었음에도 불구하고 인간게놈프로젝트가 끝난 후에 밝혀진 것은 그리 많지 않았다. 그렇지만 이 프로젝트를 통하여 인간의 유전자의 종류와 기능에 대해 좀 더 알게 되었으며 이후 더욱 활발하게 유전자의 기능을 찾는 연구가 세계 곳곳에서 진행되었다. 특히 질병과 관련된 유전자 정보에 많은 사람의 관심이 집중되었으며, 이렇게 밝혀진 유전정보는 신약개발이나 개인 맞춤형 치료 등에 향후 이용될 것이다.

이처럼 2000년대 초반에는 한 사람의 DNA가 가진 유전자 전체를 분석하는 데에 수년의 시간과 3조 원의 돈이 들어갔다. 그런데 이후 유전자 분석기술이 발전하여 100만 원 정도의 비용으로 며칠이면 내가 가진 DNA의 유전자 분석이 가능해

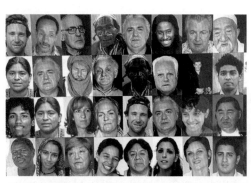

그림 16-5 다양한 민족의 사람들. 한 사람이 가진 유전자를 분석하여 각 개인에게 맞는 맞춤형 건강관리를 제공하기 위한 개인 맞춤 의료기술이 개발되고 있다.

미래의료 4.0

졌다. 최근 유전체 분석업체인 일루미나는 노바섹이라는 새로운 DNA 분석장비를 소개하면서, 앞으로는 12만 원 정도면 개인의 유전체 분석이 가능하다고 발표했다. 한 사람이 가진 DNA 속 유전자를 분석하면 유전병뿐만 아니라 취약한 질병들도 어느 정도 알 수가 있다. 따라서 한 사람 개인에게 맞는 개인맞춤형 건강관리가 가능해진다. 또한 평소 건강관리 방법과 음식에 대해서도 조언을 들을 수 있다. 우리가 병원에 가서 건강검진을 받을 때 작성하는 서류에 지금 앓고 있는 병이 있는지, 가족 중에 특정 질병을 앓은 병력이 있는 사람이 있는지 등을 적으라고 한다. 이것이 가족력으로 특정 질병에 취약한 유전자를 가지고 있는지 등에 대해서 간접적으로 확인해보고자 하는 것이다. 미래에는 이러한 간접적인 방법이 아니라 직접 그 사람의 몸속 DNA를 분석해서 어떤 질병과 관련된 유전자를 가지고 있는지 파악할 수 있을 것이다. 이처럼 DNA를 분석해서 나온 결과를 이용하여 병에 걸리지 않고 건강하게 살아가기 위한 방법을 개인맞춤형으로 제공받게 될 것이다. 여기서 잠깐 오해의 소지가 있는 부분을 짚고 넘어갈 필요가 있다. 어떤 사람이 특정 암이나 질병과 관련된 유전자를 가지고 있다면, 그 사람은 언젠가 암이나 병에 걸리는 것일까? 이에 대해서 그 사람이 암이나 병에 걸릴 수도 있고 걸리지 않을 수도 있다고 답하는 것이 옳다. 다만, 질병과 관련된 유전자를 가진 사람은 이러한 유전자가 없는 사람보다 병에 걸릴 가능성이 상대적으로 높다. 실제로 병이 발생하는 과정은 그리 단순하지 않으며 유전적인 요인 외에 환경적인 요인도 복합적으로 작용하기 때문이다. 현대 의학이 많이 발달했지만, 아직 유전적인 요인과 환경적인 요인 중 어느 것이 더 큰지 잘 모른다. 이에 대해서 일란성 쌍둥이를 대상으로 하는 연구가 진행되고 있다. 즉 일란성 쌍둥이는 똑같은 유전자를 가지고 있어서 특정 질병에 취약한 유전자도 똑같이 가지고 있다. 그렇지만 두 명 중에 한 명은 병이 생기고 다른 한 명은 병이 생기지 않을 수도 있다. 바로 이와 같은 유전적인 요인 이외의 생활환경이나 평소 건강관리와 식습관 등에 의한 요인을 찾는 연구가 현재 진행 중에 있다. 아직까지는 두 요인 중 어느 것이 더 큰지 결론을 내릴 수는 없지만, 내가 어떤 질병에 취약한 유전자를 가지고 있는지를 미리 알게 된다면 미리미리 운동이나 생활습관 및 음식을 통하여 병에 걸리지 않도록 예방할 수 있다. 이처럼 개인의 유전적 특성을 고려한 개인 맞춤형 건강관리가 가능해진다.

유전자로 인류기원 찾기

고고학자들이 화석이나 뼈를 발굴하여 이것을 사용해서 인류기원 연구를 한다. 진화론적 인류의 기원은 700만 년 전에 투마이원인으로부터 시작하여 350만 년 전 네안데르탈인을 거쳐서 크로마뇽인 등으로 인류가 진화했다고 주장한다. 그러나 최근에는 이러한 고전적인 화석발굴을 통한 인류기원 연구가 아닌 살아있는 사람의 DNA 연구를 통해서 인류의 기원을 연구하는 과학자들이 있다. 이들은 화석발굴이나 발굴한 화석의 고고학적 연구와는 전혀 상관없이 유전공학적인 방법으로 DNA 연구만 한다. 이렇게 얻은 DNA 연구결과를 가지고 인류의 기원에 대해서 새로운 주장을 한다.

미국 캘리포니아대학의 앨런 윌슨은 미토콘드리아 DNA를 조사해서 인류 최초의 여성이 아프리카에서 20만 년 전에 출현했을 것이라는 연구결과를 1987년에 발표했다. 보통 우리가 알고 있는 DNA는 세포 안의 세포핵 속에 있는 DNA다. 아주 가늘고 긴 실처럼 생긴 DNA가 두 가닥이 꼬이고 뭉쳐서 염색체 모양을 형성하고 이것이 세포핵 안에 있다. 그런데 세포 안에 있기는 하지만 세포핵 안이 아닌 밖에도 아주 조금의 DNA가 존재한다. 바로 세포질에 있는 미토콘드리아에 DNA가 조금 들어있다. 이 미토콘드리아 DNA는 세포핵이 아닌 세포질에 있기 때문에 엄마에게서 딸에게로 모계를 통해서만 계속 유전이 된다. 내가 가진 DNA의 절반은 엄마에게서 오고 절반은 아빠에게서 온다. 그렇지만 아빠에게서 온 DNA는 모두 세포핵 안에만 있다. 그래서 세포핵 밖에 있는 미토콘드리아 DNA는 오로지 엄마로부터만 물려받은 것이다. 따라서 미토콘드리아 DNA를 연구하여 세대를 거슬러 올라가면 딸에서 엄마, 할머니, 증조할머니 등으로 모계의 기원을 찾아가는 데 이용할 수 있다. 이것은 이론적으로는 가능하지만 실제로는 어렵다. 이미 사망하여 이 세상에 없는 고조할머니 이상의 조상 할머니의 DNA를 가져와서 분석할 수 없기 때문이다. 그래서 과학자들은 현재 가능한 방법을 꾀를 내어 만들었다. 이 연구를 진행한 과학자들은 현재 살아 있는 147명의

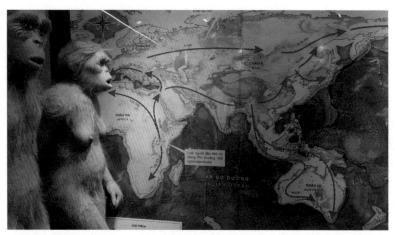

그림 16-6 DNA 연구결과에 기반한 인류의 기원. 세포 속의 미토콘드리아 DNA와 Y염색체 DNA 연구를 통해서 인류의 기원을 밝혀내고 있다.

사람으로부터 DNA 유전자 샘플을 받아서 서로 간의 유전자의 차이, 즉 변이의 정도를 조사했다. 그리고 유전자가 돌연변이를 일으키는 데 걸리는 시간을 추정하여 이를 연대계산에 적용했다. 이와 같은 과정을 통해 얻은 결과는 약 20만 년 전에 아프리카의 어느 지역에서 인류 최초의 여성이 출현했을 것이라는 것이다. 현재 살아 있는 모든 사람에게 공통 조상 한 명의 여성이 존재한다는 것이 또 하나의 중요한 연구결과다.

그러면 최초의 남자는 어디에서 출현했을까? 궁금해진다. 남자만 가지고 있는 Y염색체를 조사하여 인류의 기원을 찾는 연구가 진행되었다. 연구결과, 최초의 남성은 5만 년 전 정도에 아프리카에서 출현했을 것이라고 한다. 최초의 여성과 남성 기원에 관한 연구를 종합하면, 아프리카에서 20만 년 전에 출현한 최초의 여자가 15만 년을 홀로 기다렸다가 5만 년 전에 출현한 최초의 남자를 만나 둘이 사랑에 빠져 자녀를 낳고 행복하게 살았다는 것이 된다. 여기에서 최초의 여자가 15만 년을 혼자 기다렸다가 남자를 만났다는 것인데 이것은 말이 안 되는 넌센스다. 이것은 최초의 여자가 20만 년 전에 출현하고 최초의 남자가 5만 년 전에 출현했을 것이라는 연구결과에 의한 것이라 하더라도 상식적으로 말이 되지 않는다. 과학자들이 연대를 이렇게 제시한 이유는 세대를 내려가면서 생기는 유전자 돌연변이 속도를 추정하여 계산했기 때문이다. 그럼에도 불구하고 이와 같은 연대에는 또 하나의 중요한 의미가 담겨 있다. 바로 기존 고고학에서 화석을 근거로 인류기원이 300만 년 이상이라고 주장했었는데, 이것을 DNA 연구결과가 5만 년 정도밖에 되지 않는다고 크게 줄였다. 이처럼 DNA 연구를 통한 인류기원이 '아프리카 기원설'이라 불리며 정설로 받아들여지고 있다. 이와 같은 DNA 연구를 통한 인류기원 연구결과는 미국 워싱턴 DC에 있는 스미소니언 자연사 박물관에 전시되어 있고, 우리나라 국립중앙과학관, 이화여자대학교 자연사박물관 등에 전시되어 있다.

안전한 먹거리, 식중독 검사

■

매년 여름이면 식중독이 발생했다는 뉴스를 듣는다. 식중독의 원인으로는 병원성 세균, 독소, 바이러스, 화학물질이나 자연독 등이 있다. DNA 유전자 검사법은 식중독을 일으키는 병원균을 빨리 검출하는 데에 이용된다. 식중독 검사는 음식으로부터 시료를 채취하고 식중독 원인 세균을 배양한 후에 생화학 검사를 통해 판별한다. 이러한 기존의 검사방법은 3일이나 걸린다. 그런데 2016년 질병관리본부는 식중독의 원인 병원체를 빠르게 검출할 수 있는 '다중 유전자증폭 키트'가 개발되었다고 발표했다. 이 키트는 식중독균인 황색포도상구균이 분비하는 독소 16종을 8시간 이내에 분석한다. 이와 같은 DNA 분석기법을 이용한 빠른 식중독 검사법이 속속 개발되고 있다. 최근에 식중독균을 현장에서 빠르게 검출하기 위한 기술들이 고전적인 생물 분야를 넘어서 마이크로칩과 같은 다양한 분야의 첨단기술들과 만나면서 빠르게 발전하고 있다.

유전자변형농산물 GMO

■

요즘은 동물이나 식물의 DNA에 존재하는 유전자의 종류와 기능을 알아내는 것을 넘어서 특정 유전자를 어떤 식물이나 동물에 집어넣기도 하고 제거하기도 한다. 건강에 관한 관심이 높아지면서 유기농 농산물에 대한 인기도 함께 올라가고 있다. 채소를 재배하면서 농약을 치지 않거나 최소한의 농약만 사용해서 재배한 유기농 농산물이 건강에 좋다는 인식을 갖고 있다. 마트에 진열된 식료품들을 보면 유기농 농산물이라는 것을 크게 표시하여 광고하는 것을 볼 수 있다. 유기농 식품을 사 먹는 것을 넘어서 직접 텃밭을 마련해 유기농 채소를 기르는 사람도 많다.

그러나 막상 작은 텃밭에 채소를 심어 놓으면 채소가 자라는 동안 잡초들도 함께 무성하게 자라난다. 잡초를 죽이는 농약을 뿌리지 않고 일일이 손으로 잡초를 뽑아내는 것은 고역이다. 이뿐만 아니라 진드기와 병해충들이 채소에 달라붙어서 잎을 갉아 먹고 식물을 병들게 한다. 설상가상으로 주변의 다른 채소밭에 진드기와 해충을 제거하기 위해 살충제를 뿌리는 날이면 그 해충들이 그곳을 피해 농약을 뿌리지 않은 텃밭으로 더 많이 몰려들어 그들만의 잔치를 신나게 벌인다. 사태가 이쯤 되면 농약을 치지 않고 채소를 길러서 건강에 좋은 채소를 맛있게 먹으리라는 꿈은 점점 이상 속으로 멀어져 갈 것이다. 이처럼 작은 텃밭부터 대규모의 농경지에 이르기까지 농약을 쓰지 않고 작물을 기르는 것은 무척 힘들다. 그렇다고 잡초와 병해충을 제거하기 위해서 농약을 많이 뿌리면 채소 작물에도 해롭기 때문에 작물이 잘 자라지 못할 수도 있다. 이러한 문제를 해결하기 위해서 제초제 내성을 가지고 해충에 저항성을 가지는 특성을 갖는 유전자를 식물에 일부러 삽입하여 만든 것이 바로 유전자변형농산물GMO이다. 1994년에 미국식품의약국FDA이 처음으로 유전자변형농산물을 승인해서 상업적으로 대량생산되었는데, 이것이 바로 무르지 않는 토마토다. 이후 콩과 옥수수 등 많은 농산물이 유전자변형농산물로 생산되고 있다. 이렇게 유전자가 변형된 농산물을 먹어도 안전한지에 대한 안전성 논란이 뜨거운 가운데 이미 전 세계 작물재배 면적의 절반을 유전자변형농산물이 차지하고 있다는 소식이 들려온다.

수입산? 국산? 원산지 검사

■

농수산물의 원산지를 속이다가 적발되는 사례가 뉴스에 종종 나온다. 한우인지 수입산 소고기인지는 DNA 분석을 하면 알 수 있다. 특히 최근에 빠르게 발전하는 DNA 바코드와 마이크로칩 기술을 이용하면 현장에서 짧은 시간 내에 원산지를 확인할 수 있는 기술개발이 가능하다. 지금은 마트에서 팔리는 소고기나 생선이 수입산인지 국산인지 확인하기 위해서 검역관이 현장에 가서 소고기나 생선의 일부를 가져온다. 이후 실험실에서 현장에서 가져온 소고기나 생선 시료로부터 DNA 유전자를 추출하여 분석해서 국산인지 수입산인지 결정을 내린다. 이렇게 검사하는 데에 며칠이 걸리기 때문에 마트에서 바로 알 수는 없다. 소고기나 생선을 파는 현장에서 바로 검사해서 수입산인지 국산인지 판정을 내리기 위한 기술적인 핵심은 소고기나 생선에서 DNA를 뽑아내는 기술, 뽑아낸 DNA를 유전자증폭PCR 방법으로 빨리 증폭하는 기술, 그리고 증폭된 DNA를 마이크로칩을 이용해서 빠르고 정확하게 분석하는 기술 등이다. 작은 마이크로칩에 있는 우리 머리카락 굵기 정도밖에 되지 않는 아주 작은 미세관에 DNA를 주입하고 전기를 흘려주면, 전기장에 의해 몇 분 내에 DNA가 종류별로 분리되는 결과를 얻을 수 있다. 이렇게 미세관에서 종류별로 분리된 DNA를 보면 어떤 유전자가 있는지 금방 알 수 있다. 이러한 기술이 좀 더 발전하여 머지않아 실용화된다면 식료품 가게에서 바로 원산지 검사를 해보고 살 수 있는 날이 올 것이다.

DNA에 관한 본격적인 연구가 시작된 것은 불과 백 년밖에 되지 않는다. 이 짧은 시간에 DNA와 유전자에 대해서 많은 것이 밝혀졌다. 최근 4차산업혁명으로 인해서 첨단기술들이 초연결되고 융합하면서 매우 빠르게 성장하고 있다. 그 중심에 선 DNA는 첨단기술의 융복합을 통해 의학적 및 산업적 혁신기술들을 쏟아내고 있다. 이러한 작은 씨앗들은 더 큰 혁신적인 기술로 성장하여 세상풍경을 전혀 다른 색채로 바꿔나갈 것이다.

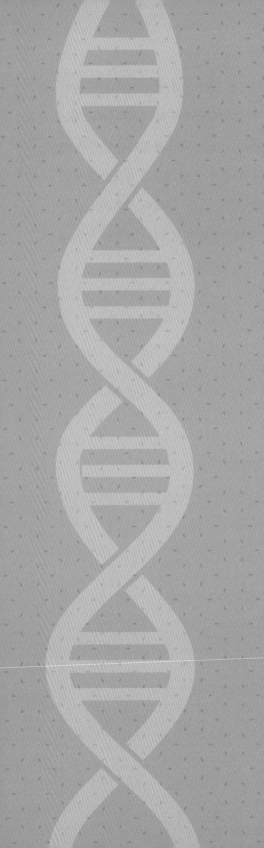

PART 4

새콤달콤 미래의료기술
냄새로 암을 찾고 박테리아로 암을 치료하라!

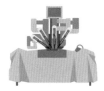

동물은 어쩌다 짜릿한 전기 맛에
중독되었을까?

언덕 위에서 놀던 순록 323마리가 번개에 맞아 한순간에 떼죽음을 당했다. 이 사건은 2016년에 노르웨이의 텔레마크 지방에서 발생했다. 가끔 한두 마리가 번개에 맞아 죽는 일은 생기지만 이렇게 많은 순록이 한꺼번에 죽는 일은 매우 특이한 경우여서 당시 해외 토픽으로 보도되었다. 이 지역에는 2천 마리 정도의 순록이 살고 있는데, 이 중에 16퍼센트나 되는 순록이 이 사건으로 죽었다고 한다. 이처럼 사람이나 동물은 강한 전기에 감전되면 죽을 수도 있다. 그런데 이렇게 무시무시한 전기를 자기 몸속에서 만들어서 다른 동물을 전기충격으로 기절시켜 잡아먹는 포식자 동물이 있다. 또한 전기의 짜릿한 맛이 너무 좋아서 찾아다니는 동물도 있다. 그리고 전기와 자기는 동전의 양면과 같은 것인데 자기장을 인식하여 길을 찾는 동물과 몸속에 아주 작은 나노자석을 가지고 있는 생물도 있다. 이처럼 전기와 자기의 짜릿한 맛에 중독된 동물들이 살아가는 모습을 살짝 들여다보자.

몸속에서 전기를 만드는 동물

전기뱀장어와 전기가오리 같은 동물은 자기 몸속에서 수십에서 수백 볼트의 전기를 만들어 다른 동물을 사냥하는 데에 이용한다. 아마존에 사는 전기뱀장어는 사냥할 때에 600볼트의 전기를 만들어서 전기충격으로 다른 물고기나 동물을 기절시킨다. 이 전기뱀장어가 서울 코엑스 아쿠아리움에도 살고 있다. 서울 코엑스 아쿠아리움에 가면, 길이가 1미터 정도 되는 전기뱀장어가 물속에서 느릿느릿 헤엄치는 것을 볼 수 있다. 전기뱀장어는 몸속에서 전기를 만들어 찌릿찌릿 전기를 물속으로 방출한다. 2017년 겨울에 재미있는 이벤트가

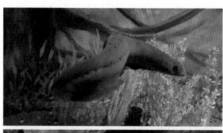
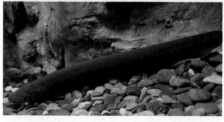

그림 17-1 몸속에서 전기를 만드는 전기뱀장어. 아마존에 사는 전기뱀장어는 사냥할 때에 600볼트의 전기를 만들어서 다른 물고기를 기절시킨다.

진행되었다. 바로 이 전기뱀장어 4마리가 살고 있는 수조 옆에 크리스마스 트리 전구를 설치해서 전기뱀장어가 만들어내는 전기를 이용해서 크리스마스 트리 전구의 불을 밝히는 점등식이 진행되었다. 이처럼 전기뱀장어가 만들어내는 전기는 우리가 집에서 쓰는 전기와 똑같은 진짜 전기다. 전기뱀장어가 만들어내는 수백 볼트의 전기는 작은 동물을 기절시키기에 충분하고 사람도 큰 전기쇼크를 받을 정도로 센 전기다.

어떤 동물이 짜릿한 전기 맛에 끌릴까?

전기뱀장어처럼 몸속에서 스스로 전기를 만들지는 못하지만, 사람과 동물은 전기의 짜릿짜릿한 맛을 느낄 수는 있다. 가끔 책상 서랍을 정리하다 보면 오래된 건전지를 발견하곤 한다. 이 건전지가 사용가능한지 아니면 방전되어 사용할 수 없는지 알아보기 위해서 건전지의 한쪽 끝에 살짝 혀를 대어보기도 한다. 건전지가 완전히 방전되지 않았으면 전기가 흘러 혀끝에서 짜릿한 맛이 살짝 느껴진다. 이처럼 건전지 정도로 아주 약한 전기는 우

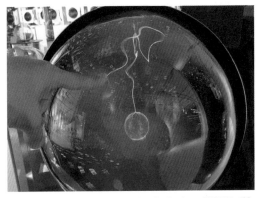

그림 17-2 손가락 끝으로 끌리는 플라즈마. 세균, 녹조, 원생동물, 새우, 해파리 등이 전기 자극에 끌리는 주전성을 갖는다.

리가 그냥 짜릿한 맛을 느끼는 정도여서 괜찮다. 그렇지만 수백 볼트 이상의 강한 전기가 우리 몸에 닿으면 위험하다.

어떤 동물들은 전기의 짜릿한 자극이 너무 좋아서 이것을 찾아 움직인다. 전기 자극이 가해졌을 때, 생물이 양극이나 음극으로 이동하는 것을 주전성이라 한다. 생물이 들어있는 물속에 전기를 흘려주면 그 생물이 주전성에 의해 음극이나 양극으로 이동하는 것을 관찰할 수 있다. 음극으로 이동해가는 생물에는 세균, 녹조, 원생동물 등이 있다. 그리고 새우나 해파리는 운동신경의 자극에 의해 양극으로 이동해간다. 살아있는 동물이 전기 자극에 반응하여 이동한다니, 참 신기한 현상이다. 어떻게 이런 일이 가능할까? 생물의 주전성에 관한 연구는 계속 진행되고 있어서 아직 완전하게 그 원인을 밝혀내지는 못했다. 그렇지만 최근 여러 연구팀에 의해서 생물이 주전성을 나타내는 원인과 메커니즘이 조금씩 밝혀지고 있다. 영국의 임페리얼 칼리지 런던 대학교의 마이시엘스카 연구팀은 전기에 세포가 반응하는 메커니즘을 연구하여 『저널 오브 셀 사이언스』 학술지에 2004년에 발표했다. 이 논문은 세포가 가진 칼슘이온 채널이나 나트륨이온 채널뿐만 아니라 단백질 키나아제, 성장인자, 표면 전하, 단백질의 전기영동 등이 생물이 전기 자극에 반응하여 양극이나 음극으로 이동하도록 만든다고 설명한다.

전기로 낚시를 할 수 있다?

■

생물이 전기 자극에 반응한다는 것을 이용해서 낚시를 할 수도 있다. 이처럼 전류를 이용한 어법을 전류어법이라고 한다. 아주 센 전류를 흘리면 물고기가 죽을 수 있지만, 약한 전류를 흘려주면 물고기를 죽이지 않고도 몇 분 동안만 기절시켜 안전하게 물고기를 잡을 수도 있다.

낚시꾼들에게 배스 낚시는 인기가 높다. 잉어보다 큰 배스를 낚아 올려서 자신의 월척을 자랑하는 낚시꾼들의 사진이 인터넷에 심심찮게 올라온다. 보통 낚시는 낚시 바늘에 맛있는 미끼를 끼워서 물속에 던진 후 미끼를 무는 물고기를 낚아 올린다. 이와는 달리 배스를 전기 자극에 반응하는 주전성을 이용해서 낚아 올린 사람들에 관한 기사가 데일리 저널에 2018년에 보도되었다. 기사 내용은 이렇다.

미국 미네소타에 있는 리다 호수에 발전기와 전류조절장치를 갖춘 보트가 나타났다. 보트 앞쪽에는 툭 튀어나온 두 개의 막대기가 설치되어 있고 그 끝에는 전극이 붙어있다. 그 보트를 타고 배스를 잡는 낚시꾼들은 발전기를 돌려 전기를 막대 끝의 두 개의 전극에 흘려주면서 물속으로 집어넣었다. 잠시 후 알을 낳기 위해 얕은 물가로 모여든 배스가 하나 둘 힘없이 물 위로 떠 올랐다. 보트 위의 낚시꾼들은 신이 나서 물 위에 둥둥 떠 오른 배스를 그물로 건져올렸다. 그리고 배스를 잠시 살펴보더니 다시 물속으로 던져버리기를 그 낚시꾼들은 반복했다. 이들은 미국의 천연자원부DNR 소속의 생물학자들로 매년 이맘때 리다 호수에 사는 배스의 개체수, 크기, 나이, 분포, 성장속도, 번식 등을 조사하고 있다. 이와 같은 과학연구 목적 때문에 호수의 배스를 잡는 방법으로 전기를 사용하여 물고기를 잡는 전류어법을 이용하였던 것이다. 일반적인 낚시 바늘에 미끼를 끼워서 잡는 방법으로 배스를 잡으면 큰 상처를 주게 된다. 그렇지만 전류어법은 물속에서 전기자극을 줘서 몇 분 동안만 기절하도록 만들어서 그물로 조심스럽게 건져 올려서 크기를 재고 나이를 측정하기 위해 비늘 몇 개를 채취한 후에 다시 물속으로 풀어주기 때문에 배스에게 상처를 주지 않는 안전한 방법이다. 배스가 알을 낳기 위해 얕은 물가로 모여들었을 때 물속에 전류를 흘려주면 배스는 주전성에 의해 근육반응이 통제 불가능한 상태가 되며 기절한다. 그렇지만 몇 분 후면 다시 깨어난다. 이처럼 과학연구목적으로 물고기를 잡기 위해서 전류어법을 사용한다. 우리나라에서는 연구목적이 아닌 취미활동과 같은 다른 목적으로 전기를 사용하여 물고기를 잡는 것을 유해어법으로 분류하여 금지하고 있다. 자칫 전기를 가해서 물고기를 잡으려다가 사람이 전기에 감전되어 크게 다칠 수 있는 위험성도 있으므로, 허가받지 않고 전기를 사용해서 물고기를 잡아서는 안 된다.

잉어의 이동을 어떻게 막을까?

■

미국에서 물고기의 주전성을 이용한 또 다른 재밌는 뉴스가 보도되었다. 수십 년 전에 미국의 양식업자가 중국에 살고 있던 잉어를 미국으로 가져와 키웠다. 그런데 홍수가 발생하여 물이 범람하는 바람에 양식장의 아시아 잉어들이 미시시피강으로 흘러 들어갔다. 이렇게 미시시피강으로 들어간 아시아 잉어들은 번식력이 강해서 지난 수십 년 동안 미국 북쪽에서 서서히 남쪽을 향해 퍼져나갔다. 외국에서 들어온 생물종이 자연에 퍼지면 원래 살고 있던 토착 생물종의 생태계를 교란시켜서 많은 환경적인 문제를 일으킨다. 다 자란 아시아 잉어는 45킬로그램이나 되었고, 매일 몸무게의 5~20퍼센트에 해당되는 먹이를 해치우기 시작했다. 그래서 아시아 잉어가 미국 전역에 퍼지지 못하도록 하기 위한 방법을 찾기 위해 많은 과학자들이 아이디어를 짜냈다. 미국 육군 공병대는 아시아 잉어의 확산을 막기 위해 제안된 98가지의 기술들을 검토해서 가장 우수한 기술을 2017년에 선택했다.

미국 육군 공병대가 아시아 잉어의 확산을 막기 위해 선택한 기술은 바로 잉어가 지나는 길목에 설치되어 있는 댐에 전기 장벽과 복합 소음 장벽을 설치하는 것이었다. 일리노이 주에 있는 브랜던 로드 락 앤 댐은 미시시피 강과 레이크 미시간 사이에 있는 댐이다. 공병대는 이곳에 아시아 잉어가 지나가지 못하도록 막는 장벽을 설치하려고 계획을 세웠다.

이 댐에 설치하는 전기 장벽은 댐의 바닥에서 수면까지 펄스 직류 전류를 약한 전압으로 물속에 계속 흘려주는 것이다. 눈에 보이지는 않지만 전기가 흐르는 장벽이 설치되는 것이다.

아시아 잉어가 이 전기 장벽에 가까이 다가가면 전류가 흘러 몸이 따끔거리는 것을 느끼게 된다. 그럼에도 불구하고 계속 더 가까이 가면 전기충격에 의해 고통을 느끼게 되고, 주전성에 의해 근육이 마비되어 움직이지 못하고 물 위로 떠 오르게 된다. 이렇게 기절하거나 죽어서 물 위에 둥둥 떠 오른 잉어는 강한 물줄기를 쏘아서 전기 장벽 밖으로 이동시켜 제거한다.

최근에는 우리 몸의 상처 치료에 세포의 주전성을 이용하면 상처가 빨리 잘 나을 것이라는 기대를 가지고 연구에 몰두하는 연구팀도 있다. 생물의 주전성에 대한 메커니즘 연구와 함께 이것을 어떻게 활용할 것인지에 대한 다양한 연구가 진행되고 있어 앞으로 재밌고 유익한 연구 결과들이 더욱 많이 나올 것으로 기대된다.

어떤 동물이 몸속에 나침반을 가질까?

■

전기를 몸속에서 만들어 내는 전기뱀장어와 같은 동물이 있는가 하면, 짜릿한 전기맛이 좋아 주전성을 나타내는 동물들이 있다는 것을 앞에서 살펴보았다. 그렇다면 자기장을 좋아하는 동물들도 있을까? 나침반처럼 자기장에 반응하는 동물들이 있는지 찾아보자.

사실 전기와 자기는 동전의 양면처럼 서로 맞닿아 있다. 중학교 과학시간에 배운 것처럼 전기는 자기를 만들고, 자기는 전기를 만든다. 철로 된 못에 전선을 감아서 전기를 흘려주면 자석으로 변한다. 반대로 전선을 둥글게 말아 놓고 그 안에 자석을 넣었다 뺐다를 반복하면 전기가 만들어져 전선을 타고 흐른다.

자기장. 우리는 자기장을 인식하지 못하기 때문에 매일 눈만 뜨면 발을 딛고 걸어 다니고 생활하면서도 지구가 커다란 자석이라는 것을 늘 잊고 산다. 그렇다. 나침반을 들여다보면, 바늘의 한쪽 끝이 항상 북쪽을 가리키는 것을 볼 수 있다. 나침반의 바늘이 북쪽을 향하고 있는 것을 보면 분명 지구는 자석 덩어리인 것이다. 마치 교실에서 누군가 소리 없이 방귀를 뀌면 서서히 그 냄새가 퍼져 코 끝에 닿아 고약한 냄새가 나는 것을 감지하는 것처럼 우리도 나침반의 바늘처럼 지구의 자기장을 감지할 수 있으면 얼마나 좋을까? 안타깝게도 우리 몸속에는 지구의 자기장을 감지할 수 있는 센서가 없다. 그렇지만 동물 중에는 지구의 자기장을 감지하여 자기가 가야 할 곳의 길을 찾아가는 동물들이 있다. 나침반의 바늘이 가리키는 방향을 보고 길을 찾아가듯이 말이다.

옛날에는 비둘기의 다리에 편지를 묶어 날려 보내면 집으로 날아가 편지를 전해줬다는 이야기가 있다. 비둘기가 집을 잘 찾아가는 재능을 가지고 있어서 다른 동물이 아닌 비둘기를 편지 배달에 이용한 것이다. 옛날에는 비둘기가 왜 그런 독특한 재능을 가지고 있는지 이유를 몰랐지만, 요즘은 과학자들이 그 이유를 밝혀냈다. 바로 비둘기의 머릿속에는 마그네타이트라고 불리는 결정이 있는데 이것이 마치 나침반과 같은 역할을 해서 집이 어디 있는지 방향을 잘 찾아가도록 해준다.

비둘기처럼 지구의 자기장을 인식할 수 있는 동물에는 철마다 이동하는 철새들과 어두컴컴한 바닷속을 오랫동안 이동해 다니는 거북이 있다. 실제로 깨끗한 바다라 하더라도 막상 바닷속으로 들어가 보면 100

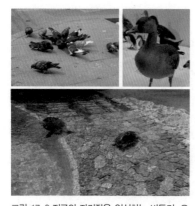

그림 17-3 지구의 자기장을 인식하는 비둘기, 오리, 거북이. 지구상의 많은 동물들이 지구의 자기장을 인식할 수 있는데, 최근에는 나노자석을 가진 박테리아도 지구의 자기장을 인식하는 것이 밝혀졌다.

미터 앞도 잘 보이지 않을 정도로 어둡다. 그렇지만 거북이는 몸속에 지구의 자기장을 인식해서 자기가 가야 할 길의 방향을 찾아서 먼 거리를 이동하며 살아간다.

미국 해변 모래사장에 묻힌 알에서 깨어난 거북이는 넓은 바다로 가서 1만 킬로미터 이상을 이동해 다닌다. 그리고 5년 후 바로 자기가 알에서 깨어난 그 해변으로 돌아와 모래를 헤치고 그 안에 알을 낳는다. 그러면 다시 그 알들이 부화하여 깨어난 새끼 거북이들이 바다를 향해 헤엄치며 누비다가 다시 자기 고향으로 돌아온다. 새끼 거북이가 자기 고향 해변의 모습을 눈으로 보고 기억해서 다시 찾아온다는 것은 불가능하다. 거북이 몸속에 자기장을 인식하는 성능 좋은 네비게이션 장치가 있기 때문에 가능한 일이다. 이외에도 연어, 무지개 송어, 도롱뇽, 자석박테리아 등도 몸속에 나침반을 가지고 있는 동물이다.

박테리아가 몸속에 자석을 가지고 있다?

또각또각 부러지는 일본어 억양의 영어로 자기 연구를 설명하는 일본인을 필자가 만났다. 네모난 상자 안에 줄줄이 엮인 소시지 같기도 하고 진주목걸이 같기도 한 모양의 그림을 보여주며 그것이 박테리아라고 그는 설명했다. 아주 작은 자석들이 줄줄이 연결된 것이 박테리아의 세포 안에 있다는 것이었다. 박테리아라면 대장균 같은 아주 작은 세포가 하나뿐인 생명체인데 그렇게 작은 세포 안에 그보다 더 작은 자석들이 줄줄이 연결되어 들어있다니, 그 과학자의 설명을 들으면서도 믿기지가 않았다. 이렇게 필자는 15년 전 어느 학술대회에서 자석박테리아의 존재에 대해 처음 알게 되었다.

나중에 알고 보니 1975년에 리차드 블랙모어에 의해서 처음으로 바닷속 진흙에 살고 있는 자석박테리아가 발견되었다. 이후 1979년에 담수늪의 진흙에서 사는 마그네토스피릴룸Magnetospirillum magnetotacticum이라는 자석박테리아를 세계 최초로 순수배양하는 데에 성공했다. 이후 바닷속뿐만 아니라 호수나 하천의 진흙에서 사는 다양한 종류의 자석박테리아가 발견되었다. 이 자석박테리아가 가진 아주 작은 자석이 진짜 자석이라는 것도 밝혀졌다. 자석박테리아는 다른 박테리아에는 없는 마그네토솜이라는 나노 크기의 소기관을 가지고 있는데, 이것을 이용해서 지구의 자기장을 인식하여 자기가 살기에 가장 적합한 장소로 이동해 간다.

이 자석박테리아는 0.003 밀리미터 정도의 몸길이로 그 안에 0.00004 밀리미터 정도 크기의 나노자석을 10~20개 정도 일렬로 나란히 줄지어 연결된 형태로 가지고 있다. 이 나노자석은 나노 크기의 마그네타이트 Fe₃O₄나 그레가이트Fe₃S₄ 결정으로 되어 있다. 이처럼 박테리아의 몸속에

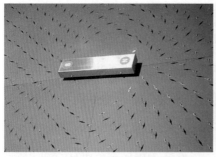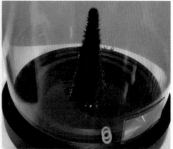

그림 17-4 자석 주변의 나침반(왼쪽)과 액체 자석(오른쪽). 자기장은 눈에 보이지 않지만 자석 주변에 나침반을 놓으면 나침반의 바늘의 움직임으로 자기장의 방향을 볼 수 있다. 또한 미세한 자석 입자가 들어있는 액체 자석이 자기장에 의해 움직이는 것을 보면서 자기장을 알 수도 있다. 이처럼 나노자석을 몸속에 가진 박테리아도 자기장을 인식한다.

나노 크기의 자석을 가지고 있어서 자석박테리아라고 불린다. 자석박테리아는 깊은 바닷속 산소가 적고 압력이 아주 높고 어두운 곳에서 산다. 몸속의 나노자석을 이용해서 지구의 자기장을 인식하여 자기가 가고 싶은 곳으로 움직인다.

　최근에 자석박테리아에 대해 좀 더 자세한 것들이 밝혀지고 있다. 물속에 살고 있는 자석박테리아인 마그네토스피릴룸Magnetospirillum gryphiswaldense의 마그네토솜을 만드는 유전자 클러스터가 발견되어 2006년에 『네이처』 학술지에 보고되었다.

자석박테리아는 어떻게 세포분열할까?

■

　자석박테리아가 어떻게 세포분열을 하는지에 대한 것도 밝혀져서 2011년에 『분자미생물』 학술지에 연구결과가 발표되었다. 보통 박테리아는 길이가 길어진 다음에 중간이 잘록하게 잘리면서 두 개의 박테리아로 분리된다. 그런데 자석박테리아는 나노자석들이 길게 연결되어 긴 막대와 같은 자석을 가지고 있다. 따라서 보통 박테리아가 세포분열하듯이 해서는 분리가 안 된다.

쉽게 설명하면 단팥빵을 길게 늘어뜨리고 중간을 잘록하게 하면 쉽게 잘려서 두 개가 된다. 그런데 단팥빵 안에 돌로 만든 긴 막대기가 들어있다면, 길게 늘어뜨리고 중간을 잘록하게 하더라도 두 개로 쉽게 잘리지 않는다. 문제는 돌로 만든 긴 막대기다. 위에서 설명한 것처럼 자석박테리아 속에 들어있는 아주 작은 자석은 나노자석들이 일렬로 길게 연결되어 긴 막대기 모양을 하고 있다. 그 나노자석이 자철석 광물 결정체이므로 마치 돌로 만든 긴 막대기와도 같다.

자석박테리아가 어떻게 세포분열 하는지 슐러 연구팀이 현미경으로 자세히 들여다봤다. 자석박테리아가 초기에는 길게 늘어나더니 나중에는 50도 정도 각도로 구부리는 것이 관찰되었다. 이렇게 각도를 꺾어 구부리면 긴 막대모양을 이루는 작은 나노자석들 사이의 서로 잡아당기는 자기력이 약해져서 둘로 쉽게 나누어지는 것이었다. 이와 같은 과정을 통해 자석박테리아는 세포

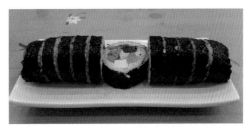

그림 17-5 토막으로 잘라놓은 김밥. 자석박테리아 몸속의 나노자석은 잘라놓은 김밥과 같은 모양이다. 작은 나노자석들이 줄지어 연결된 막대모양이다. 세포 분열 과정에서 막대모양의 나노자석을 굽힌 다음, 두 개로 분리해서 자석박테리아는 세포 분열을 한다.

분열을 한다.

우리 머리카락 굵기보다 수십 배나 작은 박테리아의 몸속에 더 작은 나노크기의 자석들이 들어있다는 것은 참 신기하다. 이러한 자석박테리아에 대한 활발한 연구와 함께 어떻게 활용할 것인지에 대한 연구도 진행되고 있다.

암 치료에 자석박테리아를 이용할 수 있다?

■

암환자를 치료하기 위해서는 독한 약을 사용하는데, 암세포를 죽이기 위해 주입한 약물이 멀쩡한 건강한 세포까지 공격해서 여러 가지 문제를 일으키기도 한다. 이런 문제 때문에 많은 암환자들이 약물 부작용을 겪고 있다. 요즘 약물을 이용해서 암환자를 치료하기 위한 기술개발의 핵심은, 건강한 세포에는 나쁜 영향을 주지 않으면서 암세포에게만 치료약물을 전달해서 암을 치료하는 기술을 개발하는 것이다. 사실 예전부터 이런 기술이 필요했지만 어려워서 지금까지 기술개발이 제대로 이루어지지 못했다.

암환자 몸에 있는 세포 중에 정상적인 세포는 약물에 의한 부작용 피해를 입지 않고, 오직 암세포만 골라서 약을 전달해서 암을 치료하면 좋을 텐데 이렇게 하려면 어떻게 해야 할까? 최근에 나노바구니를 만들어서 거기에 약물을 담아서 암세포에 전달하면 될 것이라는 멋진 아이디어를 과학자들이 고안해냈다. 이 나노바구니는 아주 작은 크기의 바구니 역할로, 여기에 약물을 담아서 건강한 세포들을 지나 암세포에게만 약물을 전달하자는 것이다. 멋진 아이디어이지만, 막상 만들려고 하면 쉬운 일이 아니다. 아주 작은 나노바구니를 만들기도 어렵지만, 약물을 담아 암세포로 전달해서, 암세포를 만났을 때에 약물을 방출하도록 해야 하기 때문에 여러 단계의 어려운 기술적인 문제들을 해결해야 한다. 그럼에도 불구하고 여러 연구팀에서 이와 같은 나노바구니를 만들어서 약물을 담아 암세포에 전달하려는 시도를 야심차게 진행하고 있다.

이처럼 나노바구니를 이용해서 약물을 전달하면 건강한 세포가 약물에 피해를 입지 않아도 되는 장점이 있다. 그렇지만 약물을 담은 나노바구니가 우리 몸을 순환하며 돌아다니다가 암세포를 만났을 때 약물을 방출하기 때문에, 실제로 전달되는 약물의 양은 아주 소량이라고 한다. 실제로 약물을 담은 나노바구니는 우리 몸속의 순환과정을 통해 돌아다니는 동안에 암세포를 만나기 전에 몸의 순환시스템에 의해 몸 밖으로 배출되는 양이 많다. 그래서 나노바구니를 이용해서 암세포를 만났을 때 약물을 방출하도록 함으로써 암을 치료하는 방법이 얼마나 효과가 있을지에 대해서 의문을 제기하는 과학자들도 있다. 그렇다면 더 좋은 방법은 없을까?

나노바구니 보다 더 좋은 아이디어를 생각해낸 연구팀이 있다. 자석 박테리아를 이용해서 암 치료 약물을 효과적으로 암세포에 전달할 수 있는 기술을 미국국립생의학이미지 및 의공학연구기관NIBIB의 마르텔 연구팀이 개발해서 2016년에 『네이처 테크놀로지』 학술지에 발표했다.

암을 치료하는 데에 자석박테리아를 사용한다니 놀라운 아이디어다. 이 연구팀은 자석박테리아를 암이나 종양의 치료 약물을 효과적으로 전달하기 위한 운반체로 사용할 수 있다는 아이디어를 생각해냈다.

바로 마그네토코쿠스 Magnetococcus marinus라고 불리는 자석박테리아를 나노바구니처럼 이용해서 약물을 암세포에만 전달하도록 하자는 것이다. 쉽게 말하면 이렇다. 나노바구니 아이디어는 약물이 담긴 작은 배를 그냥 강물에 띄워 놓고 바람과 물결에 밀려 떠다니다가 어쩌다 도착하는 강변에서만 약물을 방출하는 것이라 할 수 있다. 자석박테리아를 이용하는 아이디어는 모터가 달린 보트에 약물을 싣고 강물을 따라 이동하면서 가고 싶은 곳으로 찾아가서 목표지점에 정확히 도착해서 약물을 방출하자는 것이다. 여기서 자석박테리아가 바로 이 모터보트의 역할을 한다.

그럼 모터보트 역할을 하는 마그네토코쿠스 자석박테리아가 어떻게 움직이는지 살펴보자. 이 자석박테리아는 두 가지 네비게이션 시스템을 가지고 있다. 하나는 자석박테리아 몸속에 있는 매우 작고 길게 연결된 여러 개의 나노결정체 자석들이 나침반의 바늘처럼 지구의 자기장을 감지하는 것이다. 이것을 이용해서 특정한 방향으로 이동해갈 수 있다. 다른 하나는 산소 농도를 감지하는 센서를 가지고 있어서 자기가 좋아하는 산소가 희박한 곳으로 이동해갈 수 있다.

이 연구팀은 이와 같은 자석박테리아가 가진 네비게이션 기능을 이용해서 약물을 암세포에게만 전달하는 기술을 개발했다. 암에 걸린 생쥐를 이용해서 마그네토코쿠스 자석박테리아를 주입하는 실험을 하였는데 살아있는 자석박테리아, 죽은 자석박테리아, 박테리아 크기의 작은 입자, 이렇게 세 가지 종류의 시료를 생쥐에 주입했다. 생쥐의 암세포가 있는 부위 근처에 이 세 가지 시료를 주입하고 컴퓨터로 자기장을 조종하면서 주입한 세 가지 시료들이 어디로 움직이는지를 관찰했다. 실험 결과, 죽은 자석박테리아와 작은 입자는 거의 암세포에 가까이 가지 않았다. 그렇지만 살아있는 자석박테리아는 암세포들이 뭉쳐있는 그 안쪽으로 들어갔고 특히 산소 농도가 낮은 곳으로 이동해 들어간 것을 연구원들이 관찰하였다.

다음 단계로 이 연구팀은 살아있는 자석박테리아에 약물을 붙여서 암세포로 전달하는 것이 가능한지 실험했다. 약물을 가진 70마리의 살아있는 자석박테리아를 연구원들이 만들어서 암에 걸린 생쥐에 주입한 후에 컴퓨터로 자기장을 조절하며 지켜봤다. 주입한 약물을 가진 자석박테리아의 55퍼센트가 암세포 덩어리 속으로 들어가는 것을 관찰했다. 이 연구결과는 위에 설명한 약물이 담긴 나노바구니를 암세포에 전달했을 때에 약 2퍼센트 정도밖에 암세포에 전달되지 않는 것에 비하면 우수한 결과라고 연구원들은 설명했다. 그런데 살아있는 박테리아를 약물을 전달하는 데 이용해서 우리 몸속에 주입하는 것은 해롭지 않을까? 라는 걱정이 들 수 있다. 이에 대해 연구원들은 생쥐에 주입된 박테리아는 30분 이내에 죽기 때문에 살아있는 박테리아를 이용한다고 해서 우리 몸에 해롭지는 않다고 설명했다.

이처럼 암환자를 치료하는 과정에서 건강한 세포에 해를 끼치지 않고 암세포에만 약물을 전달하는 기술로서 나노바구니와 자석박테리아 등을 이용하는 방법들이 개발되고 있다. 그러나 아직 연구개발의 초기단계여서 현재로서는 가능성을 보여주는 정도의 단계이므로 실제로 환자에게 사용되기 위해서는 앞으로 더 많은 연구가 진행되어야 한다.

줄기세포 조종하기

■

줄기세포는 우리 몸의 여러 장기 세포로 분화할 수 있는 세포다. 따라서 줄기세포를 이용해서 손상된 장기를 치료하기 위한 의료기술이 요즘 활발하게 연구되고 있다. 그런데 줄기세포를 어떻게 특정 장기의 위치까지 보낼 수 있을 것인지가 문제다. 즉 심근경색 환자를 치료하기 위해서는 심근 줄기세포를 심장으로 보내야 하는데, 그냥 보내면 대부분은 혈액을 통해 빠져나가 버린다. 주입한 줄기세포 중 5퍼센트 정도만 목표 부위에 안착한다는 연구결과가 2004년에 『란세트』학술지에 보고되었다. 어떻게 하면 이 문제를 해결할 수 있을까?

바로 앞에서 나노자석을 가지고 있는 자석박테리아를 외부에서 자기장으로 조절해서 원하는 곳으로 이동시키는 방법을 살펴봤다. 안타깝게도 줄기세포는 세포 안에 나노자석이 없어서 외부 자기장에 반응하지 않는다. 그렇다면 줄기세포에 나노자석을 넣어주는 것은 어떨까? 최근 과학자들이 이런 재밌는 꾀를 냈다. 그럼 일반 자석을 하나 가져다가 열심히 갈아서 가루로 만든 다음에 줄기세포에 넣으면 어떨까? 가능할 것으로 보이지만 자석 가루 하나의 크기가 줄기세포 하나만큼이나 커서 현실적으로 어렵다. 또한 더 작은 가루로 만든다고 하더라도 작은 자석 가루들은 서로 달라붙어서 큰 덩어리가 되기 때문에 이것을 줄기세포에 집어넣는 것은 어렵다.

서울대학교 박태현 교수 연구팀은 자석박테리아의 나노자석을 뽑아서 줄기세포 안에 넣으면 될 것이라는 멋진 아이디어를 냈다. 연구원들은 자석박테리아를 많이 배양한 후 박테리아를 깨뜨려서 나노자석만 모았다. 이렇게 얻은 나노자석을 줄기세포가 자라는 배양액 용액에 풀어놓아서 줄기세포가 자라면서 자연스럽게 나노자석이 세포 안으로 들어가도록 했다. 이렇게 해서 나노자석이 많이 들어간 줄기세포를 만들었다. 이후 나노자석을 가진 세포들이 네오디뮴 영구자석 쪽으로 끌려오는 것을 현미경으로 관찰했다. 이 연구결과를 박태현 교수 연구팀은 2006년에 발표하였으며 특허출원도 했다. 이처럼 세포 내에 나노자석을 넣어서 조종하는 방법이 세포에 해롭지 않은지 확인할 필요가 있다는 의견을 제기하는 다른 과학자들도 있다. 만약 나노자석이 독성을 가지고 있으면 실제로 우리 몸에 쓸 수가 없기 때문이다. 따라서 이와 같은 나노자석의 독성에 관한 연구도 진행하여 안전한지 점검해가며 기술을 개발하는 것이 좋다. 향후 나노자석을 가진 줄기세포를 이용하여 외부 자기장에 의해 줄기세포를 원하는 방향으로 이동시키는 기술이 어떻게 발전할지 궁금해진다.

세상에는 참 별난 재주를 가진 동물들이 많다. 전기와 자기의 짜릿한 맛을 느끼고 좋아서 찾아다니고 이용하며 살아가는 여러 동물이 있다. 이와 같은 동물의 생태를 조사하는 기초연구에서 얻은 지식과 원리를 이용하여 최근에는 질병을 치료하는 데에 이용하고자 연구하는 과학자들도 점점 늘어가고 있다. 이러한 첨단기술들을 이용하여 지금까지 정복하기 어려웠던 질병의 치료에 앞으로 많이 이용되기를 기대해본다.

과학자들은 왜 하필
냄새로 암을 찾으려 할까?

입 냄새가 심한 사람이 가끔 있다. 얼핏 보면 양치를 하지 않아서 입 냄새가 나는 것 같아 보이지만, 위장에 병이 있어서 입 냄새가 심한 경우도 있다고 한다. 그렇다면, 다른 병이나 암도 냄새를 맡아서 알 수 있을까? 이런 생각을 누구나 한 번 정도 해볼 수 있다. 그런데 요즘처럼 각종 첨단 의료장비들이 많이 개발되어 병원에서 쓰이고 있는 때에 냄새를 맡아서 암이 있는지 없는지를 알아내는 기술을 개발하겠다고 팔을 걷어붙이고 나선 과학자들이 있다. 얼핏 보면 마치 사이비 과학자들처럼 보이기도 하는 그들의 도전, 과연 성공할 수 있을까? 냄새로 암을 찾는 과학자들의 이야기를 들어보자.

냄새를 잘 맡는 동물

■

　인천공항에 가면 온순한 애완견처럼 생긴 리트리버가 공원을 산책하듯 돌아다니며 냄새를 맡는다. 외국에서 이제 막 도착한 여행 가방들이 하나 둘 컨베이어벨트 위로 올라오면 리트리버가 어느샌가 다가가서 킁킁거리며 냄새를 맡는다. 바로 냄새로 대마초나 마약을 찾아내는 마약 탐지견이다.

　개는 사람보다 후각세포가 수십 배나 더 많아서 냄새를 아주 잘 맡을 수 있다. 개의 종류에 따라 차이가 있지만, 사람보다 1만 배에서 1억 배 정도 더 냄새를 잘 맡는 것으로 알려져 있다. 이렇게 후각이 사람보다 월등히 뛰어난 개의 후각은 마약을 탐지하는 데에 이용할 뿐만 아니라 많은 곳에 이용할 수 있다. 유럽에서는 오래전부터 값비싼 송로버섯을 찾기 위해 개나 돼지를 훈련시켜서 숲 속에서 찾도록 했다. 생각해보면 옛날에는 요즘처럼 성능 좋은 센서나 기계 장치가 없어서 개나 돼지와 같은 동물의 후각을 이용해서 마약이나 버섯을 찾아냈다고 하지만 요즘같이 각종 첨단 기능의 센서와 장치가 개발되어 있는데도 여전히 동물의 후각을 이용한다는 것이 좀 이해가 되지 않는 면도

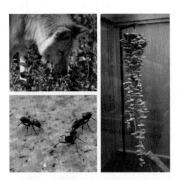

그림 18-1 냄새를 잘 맡는 개(위)와 개미(아래) 및 개미집(오른쪽). 개는 사람보다 1만 배에서 1억 배 정도 냄새를 잘 맡는다. 옛날부터 당뇨병 환자가 나무 밑에 오줌을 누면 개미가 모여든다는 이야기가 전해져 온다.

있다. 그런데 일부 동물이 가진 아주 민감하고 우수한 냄새를 맡는 센서 기능은 인류가 개발한 첨단 센서 장치도 따라가지 못할 정도로 성능이 뛰어나다.

그럼 냄새를 잘 맡는 개와 같은 동물을 이용해서 우리 몸에 병이 있는지 없는지를 냄새로 알 수도 있을까?

당뇨병 환자 오줌과 개미

■

당뇨병 환자가 나무 밑에 오줌을 누면 그곳에 개미들이 모여든다는 이야기는 유럽과 인도를 비롯해 여러 나라에서 예전부터 전해져 오고 있다. 일부러 나무 밑에 오줌을 누고 개미가 모이는지 지켜보면 몸에 당뇨병과 같은 병이 있는지 없는지 알 수 있다고 믿는 사람이 있다. 이처럼 당뇨병 환자의 오줌에 개미와 같은 벌레가 모이는 이유는 간단하다. '당뇨병_{糖尿病}'이란 단어의 한자를 보면 사탕 당^糖, 오줌 뇨^尿, 병 병^病이다. 그러니까 사탕같이 달콤한 맛이 나는 오줌을 누는 병이라는 말이다. 우리 몸에 에너지원으로 쓰는 당(포도당)을 몸속에서 필요한 만큼 만들어서 써야 하는데, 이렇게 중요한 당이 오줌으로 빠져나가 몸 밖으로 많이 나가버리는 병이 바로 당뇨병이다. 그래서 그 달콤한 당이 많이 들어있는 오줌에 개미들이 모여드는 것이다. 이처럼 어떤 병이나 암에 걸리면 몸속에서 비정상적으로 특정 물질이 과도하게 많이 만들어지고 오줌이나 땀과 같은 체액을 통해 몸 밖으로 배출된다. 바로 앞에서 옛날 사람들이 나무 밑에 오줌을 누고 개미나 벌레가 모여드는지를 보고서 몸에 병이 있는지를 시험했다고 설명했는데, 이와 같은 방법에 대해 의사들은 병이 있는지를 확인하는 정확한 방법이 아니라고 한다. 병이 있는지 정확하게 알기 위해서는 첨단의료기기 장비로 검사하여 의사의 소견으로 판단해야 한다.

개가 냄새로 암을 찾을 수 있을까?

■

몸에 암이 있는지를 검사하기 위해서는 당연히 병원에 가서 피를 뽑고 초음파나 의료영상장비로 몸속 장기를 검사해봐야 한다. 그런데, 개를 이용해서 암을 진단하는 방법이 최근 일본에서 개발 중에 있다. 요즘 같은 첨단과학 시대에 구석기 시대에나 있을 법한 개를 이용해서 암을 검사한다는 것이 마치 농담이나 사이비 과학처럼 들리기도 한다. 하지만, 과학자들은 실제로 후각이 뛰어난 개나 다른 동물을 이용해서 암을 진단하는 방법을 진지하게 연구하고 있다.

개를 이용해서 대장암을 검출할 수 있는지에 대한 연구를 일본 규슈대학의 히데토 소노다 연구팀이 진행해서 연구결과를 2011년에 『거트』학술지에 발표했다. 암에 걸린 환자를 잘 치료하는 방법만큼이나 암을 조기에 일찍 발견하는 조기 진단법이 중요하다. 이 연구팀은 개의 후각이 아주 뛰어나다는 것에 착안, 개를 이용해서 대장암을 냄새로 검출하는 방법을 생각해냈다. 실제로 이 아이디어가 얼마나 효과가 있는지 알

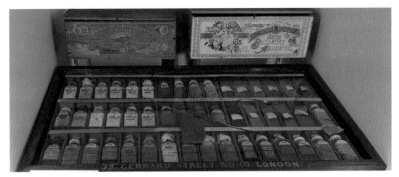
그림 18-2 인도에서 가져온 원료로 만든 중세 유럽의 향수병 세트. 향수의 독특한 향기를 구분하는 것처럼 후각이 예민한 개를 이용해서 환자의 암을 찾는 것이 가능하다.

아보기 위해서 대장암 환자 한 명과 정상인 네 명으로부터 채취한 시료를 가지고 실험을 했다. 이번 실험에 참여한 다섯 명으로부터 호흡기 시료 등을 얻었다. 이 시료들을 각각 상자에 넣은 후 그 상자의 위치를 무작위로 배열했다. 그리고서 개를 데려와서 대장암 환자의 호흡기 시료를 먼저 냄새 맡도록 한 후에 다섯 개의 상자의 냄새를 맡아서 대장암 환자의 시료를 찾도록 했다. 이처럼 33개의 호흡기 시료를 시험한 결과, 기존에 병원에서 검사하는 방법과 비교했을 때에 개를 이용한 대장암 검출 시험은 91퍼센트나 일치했다. 그리고 조기암의 검출에 있어서는 개를 이용한 방법이 더 정확하다는 결과가 나왔다. 연구원들은 이 연구 결과처럼 특정한 암을 검출하는 데 있어서 개를 이용하는 방법이 효과적이라고 설명하며 미래에는 개를 훈련시켜서 암을 진단하는 데에 이용할 수도 있을 것이라고 했다. 이처럼 개를 이용해서 암을 검출하는 연구는 이전에도 진행되었는데 폐암, 유방암, 난소암 등을 검출할 수 있다는 연구결과가 이미 발표되었다.

벌레가 냄새로 암을 찾을 수 있을까?

■

십 년 전, 필자가 나노기술 연구실에서 연구할 때에 옆자리의 연구원이 작은 칩에 꼬물꼬물 기어 다니는 벌레 몇 마리를 넣어두고 그 벌레들이 어디로 가는지 현미경으로 열심히 지켜보는 모습을 보았다. 마치 가을운동회의 100미터 달리기처럼 그 작은 벌레들이 직선으로 똑바로 만들어진 통로를 통해 앞으로 가는지, 아니면 제자리에 그냥 머물러 있는지를 지켜본 것이었다. 가령 아무런 목적이나 상도 없이 그냥 100미터 달리기 출발선에서 달리라고 하면 제대로 달릴 사람은 없다. 이처럼 아무리 작은 벌레라도 그냥 칩에 올려놓고 무작정 앞으로 가라고 소리친다고 앞으로 갈 리가 없다. 그 연구원은 일직선으로 만들어진 통로의 한쪽 끝에 작은 벌레를 올려놓고 그 맞은편 끝에는 어떤 화학물질을 올려

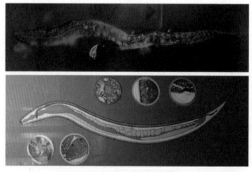

그림 18-3 예쁜꼬마선충 현미경사진(위)과 해부도(아래). 예쁜꼬마선충의 화학주성을 이용해서 위암, 직장암, 췌장암 등을 찾을 수 있다.

놓았다. 그러니까 애완견 앞에 과자를 내밀면 그 과자 냄새를 맡고 걸어와서 먹는 것처럼 그 벌레가 자기가 좋아하는 화학물질이 맞은편에 있으

면 앞으로 움직여 간다. 이와 반대로 자기가 싫어하는 화학물질이면 맞은편으로 가지 않고 그냥 머물러 있을 것이다. 바로 이것을 그 연구원이 현미경을 들여다보며 관찰하였던 것이었다. 바로 앞에서 설명한 작고 귀여운 벌레가 예쁜꼬마선충^{C. elegans}이다. 선충이 여러 가지 화학물질에 대해서 좋아하는지 또는 싫어하는지를 화학주성을 이용해서 조사하는 연구를 그 연구원이 수행하였던 것이다. 예쁜꼬마선충은 화학물질, 전기자극, 열 등의 자극을 받아 이동하는 주성을 갖는다.

최근 일본에서는 이러한 선충의 화학주성을 이용해서 암을 진단하는 방법이 개발되어 특허출원이 되었다. 선충의 후각을 이용해서 암을 검출하는 방법에 대한 특허를, 일본 코쿠리쓰다이가쿠호진 규슈대학의 다카아키 히로츠와 히데토 소노다가 2014년에 출원했다.

이 연구팀은 예쁜꼬마선충을 이용해서 병이 의심되는 사람의 몸으로부터 채취한 물질에서 나는 냄새를 선충이 맡아서 반응하는 것을 보고서 병이 있는지 여부를 알아내는 방법을 개발했다. 이처럼 선충을 이용해서 암과 같은 병이 있는지를 검사하는 방법은 돈이 적게 들고 고감도로 검출하는 방법이라고 한다. 암과 같은 큰 병은 조기에 빨리 검사해서 치료하는 것이 중요한데, 지금 병원에서 사용하는 검사방법으로는 암을 조기에 발견하기가 쉽지 않다. 이 연구팀은 선충을 이용해서 암을 조기에 검출할 수도 있다고 주장한다.

선충은 위암, 직장암, 췌장암 등과 같은 암이 있을 때 발생하는 특유의 냄새에 반응하기 때문에 이것을 이용해서 암을 진단할 수 있다. 사람의 오줌 한 방울 정도의 양이면 선충을 이용해서 암 진단이 가능하다. 검사시간도 선충이 화학주성을 나타내는 데 1시간 반 정도 걸리기 때문에 빠른 시간 이내에 검사 결과를 알 수 있다고 한다.

그리고 한번 선충을 이용해서 검사하면 여러 종류의 암에 대해 동시에 진단하는 것도 가능하다고 한다. 그러나 구체적으로 어떤 암에 걸렸는지, 어느 정도 병이 진행되었는지에 대한 것은 병원에 가서 정밀한 의료 기기를 이용해서 암 검진을 다시 해야 한다. 이처럼 병원에 가서 자세하게 검사하기 전에 암과 같은 큰 병이 있는지 없는지를 단순하고 저렴하게 검사하기 위해서는 선충을 이용하는 검사방법이 도움이 될 것이다.

이 연구팀이 작은 벌레인 선충을 선택한 이유는 냄새를 잘 맡기로 유명한 개만큼이나 많은 후각 수용체를 가지고 있어서 냄새를 잘 맡기 때문이다. 그리고 선충은 모델 생물로서 전 세계 많은 연구자가 다양한 용도의 연구에 많이 이용하고 있기 때문에 선충에 대해 많은 것이 이미 연구되어 알려져 있고 키우기도 쉽다. 선충은 사육 용기에 넣고 대장균을 먹이로 주면 새끼를 낳아 4일 만에 수십 배 이상으로 숫자가 불어난다. 선충을 키우는 데에 특별히 까다로운 것도 없다. 20도 정도의 온도로 맞춘 인큐베이터에 대장균과 선충을 사육 용기에 넣어서 두면 된다. 이러한 선충의 여러 가지 장점들에 더해서 뛰어난 후각 기능으로 특정 화학물질을 감지하는 기능도 탁월해서 암 진단에도 이용할 수 있는 것이다.

전자 코는 어떻게 암을 진단할까?

■

요즘은 사람의 후각을 모방해서 만든 전자 코Electronic nose라고 불리는 전자기기를 이용해서 암을 진단하는 기술도 빠르게 발전하고 있다.

미국 매사추세츠대 빈센트 로텔로 박사 연구팀은 암 진단에도 이용할 수 있는 전자 코를 개발해서 2007년에 『네이처 나노테크놀로지』 학술지에 발표했다. 이 연구팀은 특정한 단백질들을 검출할 수 있는 여섯 가지 금 나노입자를 이용해서 전자 코를 만들었다. 크기가 2나노미터(0.000002 mm)로 아주 작은 금 나노입자에 분석하고 싶은 특정한 단백질과 잘 결합하는 물질들을 코팅했다. 이후 특정한 단백질이 금 나노입자에 달라붙으면 반짝반짝 빛을 내는 것을 이용해 특정 단백질을 검출한다. 이렇게 만든 전자 코를 이용해서 여러 농도의 56종 단백질을 분석한 결과 적중률이 96퍼센트나 되었다. 이렇게 만든 전자 코는 여러 질병 진단에 이용될 수 있다고 연구원들이 설명했다.

사람이 내쉬는 숨으로 폐암인지 또는 폐암이 아닌지 여부를 알아내는 전자 코를 분당서울대병원 전상훈 교수팀과 한국전자통신연구원 이대식 박사팀이 공동으로 개발하여 2017년에 『센서 앤드 액추에이터』 학술지에 발표했다. 이 연구팀은 '호기 가스 폐암 진단 검사법'을 개발했는데 폐암 환자의 숨 속에 있는 특정한 휘발성 유기화합물을 전자 코를 이용해서 감지하는 기술이다. 폐암 환자 37명과 정상인 48명의 날숨을 전자 코를 이용하여 테스트한 결과 75퍼센트의 정확도로 건강한 사람의 날숨과 구별해냈다. 또한 폐암 환자가 수술받은 후에 회복되는 과정에서 점점 건강한 사람과 유사한 데이터를 내는 것도 전자 코를 이용해서 관찰했다.

또한 영국 암연구소는 환자의 호흡 속 물질을 분석해서 암을 진단하는 기술의 임상시험을 환자 1,500명을 대상으로 실시한다고 2019년에 발표했다. 이 기술은 자동차 운전자들이 술을 마셨는지를 검사하는 음주측정기처럼 입김을 후~ 불면 그 호흡 속의 특정한 암과 관련된 물질을 분석해서 암을 진단하는 기기다. 영국 올스톤 메디컬 기업체가 개발한 진단 기기를 사용하는데 이것은 암세포로부터 나온 특정 휘발성 유기분자를 분석하여 암을 진단하는 기기다. 이 연구팀은 우선, 식도 환자와 위암 환자를 대상으로 임상시험을 진행하고 향후 전립선암, 간암, 췌장암 환자 등으로 확대할 계획을 가지고 있다.

질병을 진단하는 의료기기를 개발하는 과정을 살펴보면 우선 특정한 물질을 분석하는 기술을 개발하기 위한 아이디어를 내고 실제로 실험하여 시제품 기기를 만든다. 그다음에 제조한 시제품 기기가 제대로 작동하는지에 대해서 시료를 이용하여 실험한다. 그리고 실험동물을 이용하여 비임상시험을 한다. 마지막 단계에서 실제 건강한 사람과 환자를 대상으로 한 임상시험을 진행하여 개발한 기기의 성능과 안전성을 테스트한다. 따라서 이번에 영국 암연구소에서 임상시험을 환자 1,500명을 대상으로 실시한다는 것은 기기의 기술적인 개발은 완료되었다는 것이며, 환자를 대상으로 한 임상시험 후에 좋은 결과가 나오면 국가기관의 허가를 받아서 제품으로 출시되리라는 것을 의미한다.

최근, 개의 뛰어난 후각을 이용하거나 작은 선충을 이용해서 암이나 병이 있는지를 알아내는 기술이 개발되고 있다. 또한 고성능 전자 코를 만들어서 환자의 질병을 진단하는 기술도 개발 중에 있다. 이처럼 특정 냄새를 이용한 질병진단기술은 시간이 지날수록 더욱더 정교해지고 다양해지고 있다. 머지않아 우리 집의 귀여운 애완견이 쿵쿵대며 냄새를 맡아서 병의 위험성이 있는 가족을 찾아주는 날도 오지 않을까?

묘한 끌림,
동물들은 뿌리칠 수 있을까?

마주 오는 빨간 옷의 여자를 쳐다봤다가 같이 걷던 여자친구에게 혼나는 남자. 혼날 줄 알면서 왜 쳐다봤을까? 바로 앞에 타죽는 것을 보면

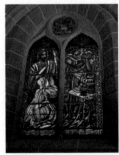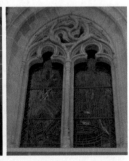

그림 19-1 유럽 중세시대 성당의 유리창. 성당 안에서 볼 때의 유리창(왼쪽)이 밖에서 볼 때의 유리창(오른쪽)보다 빛의 투과방향 때문에 더 예쁘게 보인다.

서 불 속으로 뛰어드는 나방. 심지어 머리가 없어 생각하지도 못하고 그냥 끌려가는 아주 작은 동물들. 이들을 끌어당기는 유혹의 실체는 무엇일까? 그냥 우연히

끌리는 현상일까, 아니면 거부할 수 없는 필연적인 현상일까? 이러한 뿌리칠 수 없는 그 강렬한 유혹의 맛을 살짝 느껴보자.

곤충을 로봇처럼 조종하기

■

　메뚜기와 거미 같은 곤충에 대한 재미난 이야기를 얼마 전에 초등학생 딸에게 들려주었다. 잘 듣고 있는가 싶더니, "거미는 곤충이 아닌데요. 아빠는 과학자라고 하면서 그것도 몰라요?"라며 딸아이가 핀잔을 주었다. 이제껏 별생각 없이 메뚜기나 개미 정도 되는 동물을 막연히 곤충이라고 생각하고 있었는데, 딸아이를 통해 도리어 과학지식 하나를 배웠다. 인터넷에 검색해보니, 거미는 진짜 곤충이 아니었다. 이게 과학이다. 아무리 과학자나 박사가 주장해도 과학적으로 틀린 것을 주장하면 틀린 것이다. 그래서 과학이 더 신나고 재밌다.

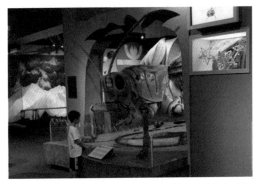

그림 19-2 빛으로 조종할 수 있는 메뚜기. 곤충은 빛을 양쪽 눈에 똑같이 비추면 앞으로 가지만 오른쪽 눈에만 강하게 비추면 오른쪽으로 간다.

　생물을 분류한 체계에 보면 절지동물문이라는 것이 있는데 절지동물문에 속하는 동물로서 곤충, 거미, 갑각류 등이 있다. 지구상에 120만 종 정도의 동물이 살고 있는데

이 중에 90만 종 정도가 절지동물이다. 그러니까 절지동물이 지금 지구 위에 살고 있는 동물의 80퍼센트 이상이나 된다는 말이다. 또한, 곤충과 거미는 절지동물에 속하는 동물로서 서로 사촌쯤 되는 사이다. 좀 더 초등학생 교과서 표현대로 설명하면 곤충의 몸은 머리, 가슴, 배의 세 부분으로 나뉘지만, 거미는 머리가슴과 배의 두 부분으로 나뉜다. 거미는 머리가슴에 6~8개의 홑눈과 8개의 다리를 가진다. 곤충은 대부분 3쌍의 다리와 2쌍의 날개를 가진다. 이렇게 비교해보니 곤충과 거미는 서로 차이가 크다는 것을 보게 된다.

곤충에 대한 이야기를 위키백과 사전에서 찾아 읽어가다 보면 재미난 내용이 하나 나온다. 살아있는 곤충을 빛을 이용해서 로봇처럼 맘대로 조종할 수 있는 방법에 관한 것이다. 곤충은 더듬이 사이에 홑눈 3개와 좌우 겹눈 1쌍을 가지고 있다. 빛을 곤충의 양쪽 눈에 똑같이 비추면 똑바로 앞으로 간다. 그런데 빛을 오른쪽 눈에만 강하게 비추면 오른쪽으로 방향을 바꿔서 간다. 이러한 행동을 일으키는 이유는 오른쪽 눈에 빛이 강하게 들어오면 왼쪽 운동기가 강하게 반응하여 곤충의 몸이 오른쪽 방향으로 가기 때문이다. 이처럼 곤충은 빛을 감지하는 감각기관이 행동을 일으키는 운동기관에 연결되어, 강제적이고 기계적인 행동을 하도록 만들어져 있다. 빛을 비추는 방향에 따라서 마치 로봇처럼 기계적으로 움직인다니 신기하다. 곤충뿐만 아니라 많은 동물이 빛의 자극을 받아서 어떠한 반응을 보이는데 이것을 주광성이라 한다. 여름에 펜션이나 야영장에 가서 캠핑할 때 전등불을 켜 놓으면 나방들이 불빛을 향해 날아오는데, 이것이 바로 주광성 때문이다. 요즘은 주광성을 이용하여 불빛으로 나방이나 작은 곤충을 유인해서 잡아 없애는 전자포충기와 같은 장치들이 개발되어 쓰이고 있다.

거부할 수 없는 끌림, 주성
■

아침에 시끄럽게 울어대는 알람 소리를 듣고 침대에서 잠이 깼다면 감사한 마음을 가져야 한다. 지구가 잡아당기는 힘인 중력이 작용하고 있어서 잠자는 동안 침대 위로 공중부양하거나 옆으로 굴러가지 않고 침대 위에서 단잠을 잘 수 있었기 때문이다. 이처럼 우리 눈에 보이지는 않지만 지구의 중심방향으로, 지구는 늘 우리 몸과 물체들을 중력으로 끌어당기고 있다. 우리는 평생 지구 위에 살면서도 중력을 느끼지 못한다. 그런데 동물 중에는 지구가 잡아당기는 힘인 중력을 느끼고 민감하게 반응하는 동물들도 있다. 이처럼 중력에 의해 동물이 이동하는 것을 주지성이라 한다. 중력이 작용하는 중심방향으로 이동하는 동물에는 조개와 두더지가 있다. 반대로 중력의 중심의 반대 방향인 하늘 방향으로 이동하

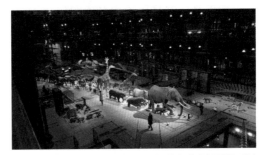

그림 19-3 한쪽 방향으로 이동해가는 박물관에 전시된 동물들. 외부 자극에 반응하여 이동하는 주성을 가지는 동물들이 있다. 빛, 화학물질, 전기, 산소, 자기장, 중력 등이 동물의 주성을 일으킨다.

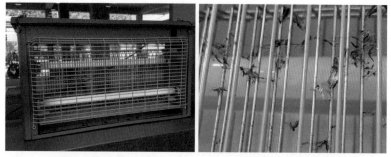

그림 19-4 나방을 잡는 포충기(왼쪽)와 포충기의 불빛에 끌려 죽은 나방(오른쪽). 나방과 같은 여러 동물들은 빛에 이끌리는 주광성을 가진다.

는 동물에는 달팽이와 무당벌레 등이 있다.

이처럼 외부 자극에 반응하여 이동하는 현상을 주성이라고 하는데 작은 동물뿐만 아니라 아주 작은 박테리아나 정자도 주성을 가진다. 아주 작은 벌레나 박테리아가 움직이는 것이 그냥 무작정 아무렇게나 움직이는 것처럼 보여도 자세히 들여다보면 특정 화학물질이나 빛을 감지하는 생체센서가 있고 그 생체센서를 통해 감지한 신호를 전달해서 물리적인 행동을 일으키는 단백질 기계들이 정교하게 서로 연결되어 있다.

이처럼 작은 동물을 움직이게 하는 주성은 외부 자극의 종류에 따라 다양하게 분류한다. 빛에 의한 주광성, 화학물질에 의한 주화성, 전기에 의한 주전성, 수분에 의한 주수성, 산소에 의한 산소주성, 중력에 의한 주지성 등이 있다. 이외에도 자기장, 온도, 접촉, 바람, 기울기, 유체흐름 등 다양한 외부 자극에 의한 주성이 있다. 이처럼 작은 동물을 유혹하는 끌림은 다양하다.

박쥐는 왜 불빛에 길을 잃었을까?

■

바다로 나갔던 배는 해안가 등대의 빨간 불빛을 보고 깜깜한 밤에도 안전하게 돌아온다. 사람뿐만 아니라 많은 동물이 빛에 민감하게 반응한다. 새들이 밤에 이동할 때에 주변 빛에 자극을 받아서 가야 할 길의 방향이 바뀔 수 있다는 것이 알려져 있다. 그렇다면 밤에 날아다니는 박쥐도 주변 빛에 의해 가야 할 길의 방향이 바뀔 수 있을까? 일부의 박쥐는 밤에 사냥할 때 빛에 민감하게 반응한다고 보고되었다. 그 이유는 빛이 있는 곳에 곤충들이 많이 모이기 때문에 곤충을 많이 잡아먹기 위해서 박쥐가 빛에 끌리기 때문이라고 한다. 그렇지만 대부분 박쥐는 밤에 인공적인 빛을 싫어해서 피한다. 이와 같은 연구는 박쥐가 한 지역에 머물러 있는 상태에서 조사되었다.

박쥐 중에는 철새처럼 먼 거리를 이동하는 종이 있는데 매년 수백 킬로미터에서 수천 킬로미터 거리를 이동한다. 이처럼 박쥐들이 장거리를 이동할 때에 사람이 만든 인공 빛에 의해 영향을 받지 않을까? 라는 궁금증을 가지고 독일의 연구팀이 조사에 착수했다.

독일의 레이브니즈 연구원Leibniz-IZW의 크리스티앙 보이트 연구팀이 조사한 결과, 밤에 박쥐가 녹색 빛에 끌린다는 것을 발견하여 2017년에『플로스 원』학술지에 발표했다. 이 연구팀은 2종의 박쥐Nathusius' bats와 Soprano bats를 대상으로 실험한 결과, 밤에 녹색 불빛이 박쥐들이 이동하는 방향을 잘못 인식하게 만들어서 박쥐의 이동에 영향을 미친다는 것

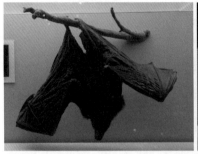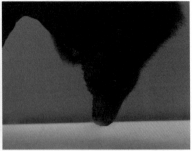

그림 19–5 박쥐(왼쪽)와 박쥐의 눈(오른쪽). 밤에 이동하는 박쥐는 주변의 인공적인 빛에 끌려서 길을 잃을 수 있다.

을 알아냈다. 이처럼 밤에 활동하는 박쥐는 녹색 빛에 끌리기 때문에, 박쥐가 날아다니는 길목에 녹색 불빛이 나는 전등을 설치하는 것은 좋지 않다고 한다. 이 연구팀은 2018년에 더 진전된 연구결과를 얻어서 『생태학과 진화』 학술지에도 발표했다.

유럽에서는 가을이 시작될 무렵이면 수천 마리의 박쥐가 라트비아에서 발트해의 해안가를 따라서 남쪽으로 이동한다. 마치 철새가 이동하는 것처럼 박쥐가 매년 철을 따라 이동하는 것이다. 이렇게 박쥐가 이동하는 길목에 연구원들이 빨간색과 흰색의 LED 등을 설치하고 관찰했다. 그 결과, 박쥐들이 밤에 이동할 때에 빨간색 불빛에 끌린다는 것이 발견되었다. 이와 달리 흰색 불빛에는 박쥐가 반응하지 않았다. 이와 같은 연구는 사람이 만든 인공 빛이 밤에 박쥐와 같은 동물들이 이동하는 데에 어떤 영향을 미치는지에 대한 것이어서 동물을 보호하는 데 이용될 수 있다. 밤에 이동하는 중에 풍력발전소의 날개에 부딪혀서 죽는 경우가 많은데, 이 연구결과를 이용하면 박쥐가 죽는 것을 최소한으로 줄일 수 있다. 또한 최근 계속 증가하고 있는 밤을 환하게 비추는 인공 빛에 의한 공해, 즉 빛 공해에 의한 동물의 피해를 줄이는 데에도 이용할 수 있다.

단세포생물은 왜 빛을 향해 헤엄칠까?

■

어떤 동물은 빛을 좋아하여 낮에 활동하고, 또 어떤 다른 동물은 빛을 싫어하여 밤에 활동한다. 오징어잡이 배가 밤에 전등을 대낮처럼 환하게 비추는 이유는, 불빛으로 오징어를 유인하기 위해서다. 이처럼 빛을 좋아하는 동물에는 오징어, 멸치, 나방, 날벌레, 짚신벌레 등이 있다. 반대로 빛을 싫어해서 어두운 구석으로 도망가는 동물에는 바퀴벌레, 지렁이, 플라나리아 등이 있다.

빛에 끌리는 동물 중에는 아주 작아서 눈에 보이지도 않는 크기의 세균도 있다. 우리 머리카락 굵기의 10분의 1보다도 더 작은 세균과 같은 단세포생물도 빛에 매혹되어 끌린다. 식물이 빛을 받아 광합성을 하는 것처럼 광합성을 하는 세균인 시아노박테리아는 빛을 좋아한다. 이미 50년 전에 시아노박테리아가 주광성을 갖는다는 것이 밝혀졌지만, 최근에 와서야 어떻게 빛이 있는 방향을 인식하는지 조금씩 밝혀지고 있다. 크기가 0.003mm 정도밖에 되지 않는 작은 세균이 빛을 인식하고 광합성을 한다는 것은 신기한 일이다.

또한 작은 단세포생물인 클라미도모나스 Chlamydomonas reinhardtii가 빛을

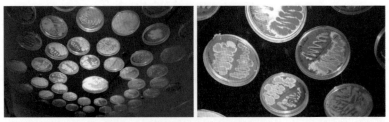

그림 19-6 다양한 종류의 미생물들. 미생물 중에는 빛에 끌리는 주광성을 가지는 시아노박테리아와 같은 단세포생물도 있다.

감지하는 '아이스팟'이라 불리는 점을 가지고 있다는 것을 일본 도쿄공업대학의 켄이치 와카바야시 교수팀이 발견하여 2016년에 『미국국립과학원회보PNAS』 학술지에 발표했다. 클라미도모나스는 0.01mm 정도 크기의 단세포 녹조로, 긴 꼬리처럼 생긴 플라젤라가 두 개 있다. 클라미도모나스는 빛을 감지하는 염료가 모인 점인 아이스팟을 가지고 있어서, 빛이 비치는 방향을 감지하여 그 방향으로 열심히 플라젤라 꼬리를 휘저어서 헤엄쳐간다. 덩치가 큰 동물들이야 눈으로 빛을 감지해서 빛이 있는 쪽으로 이동해서 간다고 하지만, 눈에 보이지도 않을 정도로 작은 단세포생물이 빛을 감지해서 이동하는 것은 생각할수록 신기하다.

백혈구는 왜 병균을 안아서 죽일까?

■

트로이 목마처럼 몰래 침입하는 병균들은 우리의 건강을 위협한다. 경찰 순찰차가 밤에 도시를 수시로 돌아다니며 범죄로부터 안전하게 지키는 것처럼 우리 몸의 백혈구도 계속 핏속을 돌아다니며 몸으로 침입하는 병균들을 찾아내 없앤다. 호중구라고 불리는 백혈구는 소 뒷걸음 치다 쥐 잡는 식으로 어쩌다 혈관 속 병균을 만나서 없애는 것이 아니다. 사람이 가진 백혈구의 50~70퍼센트가 호중구인데, 호중구는 아주 집요하게 병균이 있는 곳에서 방출되는 유인물질을 감지하여 그곳으로 이동해간다. 호중구가 유인물질이 있는 곳으로 이동해가는 원리는 화학 주성이다. 우리 몸에 병균이나 바이러스가 침입하면 그곳에 염증이 생겨서 특정 물질을 방출한다. 호중구는 바로 이 염증 부위로부터 방출되는 물질을 감지해서 그곳으로 이동해간다. 호중구는 크기가 0.012mm 정도밖에 되지 않는 공 모양의 백혈구다. 그래서 다리도 없고 세균처럼 긴 꼬리인 편모도 없다. 백혈구는 어떻게 유인물질이 있는 곳으로 이동해가는 것일까? 호중구가 유인물질이 있는 곳으로 이동해갈 때에 세포 골격을 조립하면서 이동해간다는 것을 미국 캘리포니아대학의 징송 수 연구팀이 발견하여 2003년에 『셀』 학술지에 발표했다. 호중구는 평상시에 핏속을 돌아다니며 순찰할 때에는 공 모양이다. 그런데 병균을 만나면 길게 팔을 뻗어서 병균을 꼬옥 감싸 안아서 잡아먹는다. 이렇게 몸속에 침입한 병균이나 바이러스를 잡아먹은 호중구는 다시 대식세포에게 잡아먹혀서 결국 병균과 바이러스를 없앤다.

효소는 어떻게 화학물질을 찾아갈까?

■

최근에는 효소도 화학주성을 이용해서 촉매 작용을 할 곳으로 이동해간다는 것이 밝혀졌다. 효소는 살아있는 세포도 아닌데 스스로 일할 곳으로 찾아간다는 것은 참 신기한 일이다. 효소는 우리 몸속에서 일어나는 수많은 화학반응을 잘 일어나도록 도와주는 촉매역할을 한다. 보통 화학반응이 더 잘 일어나도록 도와주는 물질을 촉매라고 부른다. 우리 몸속에서 이러한 촉매 역할을 하는 단백질이 바로 효소다.

미국 펜실베니아 주립대학의 아유스만 센 교수 연구팀은 효소가 특정한 물질이 있는 곳을 향해서 이동하는 것을 관찰하였으며, 이것을 어떻게 이용할 수 있을지에 관한 연구를 진행하고 있다. 이 연구팀은 효소의 화학주성을 이용하여 촉매작용을 할 수 있는 활성화된 효소와 촉매작용을 할 수 없는 비활성화된 효소를 분리하는 방법을 고안해서 실험하였으며 그 실험결과를 『ACS 나노』 학술지에 2014년에 발표했다. 활성화된 효소와 비활성화된 효소를 분리하기 위하여 이 연구팀은 입구가 2개, 출구가 5개인 미세채널을 만들었다. 효소가 촉매작용을 하는 대상인 반응물질이 든 용액을 미세채널에 흘려주고 여기에 효소들을 주입구를 통해 넣어주면, 출구쪽으로 이동하는 동안에 활성화된 효소는 반응물질의 농도가 높은 쪽으로 이동해간다. 그런데 촉매작용을 하지 못하는 비활성화된 효소는 반응물질의 농도가 높은 쪽으로 이동하지 않는다. 그래서 결과적으로 활성화된 효소와 비활성화된 효소가 5개의 출구 중 서로 다른 위치의 출구를 통해 빠져나오게 된다. 이렇게 해서 활성화된 효소를 분리해내는 방법을 이 연구팀이 만들었다.

또한 이 연구팀은 효소의 화학주성을 이용하여 효소 마이크로펌프를 개발하여 『네이처 케미스트리』 학술지에 2014년에 발표했다. 외부에서 전기나 힘을 가해주지 않아도 스스로 동력을 만들어서 움직이는 나노 크기 또는 마이크로 크기의 매우 작은 펌프를 만들었다. 이것을 특정한 물질에 반응하는 카탈라제나 리파제와 같은 효소를 작은 펌프 표면에 붙여서 만든 것이라고 한다.

최근 국내 연구팀도 효소가 특정 물질을 감지하여 방향성을 가지고 움직인다는 연구결과를 발표했다. 이 연구결과는 다른 연구팀의 주장인 효소가 반응물질이 있는 쪽을 향해서 이동해간다는 것과 정반대로 오히려 그 반대방향으로 이동해간다는 것을 발견한 것이어서 더욱 주목을 받고 있다. 기초과학연구원의 첨단연성물질연구단의 스티브 그래닉 단장과 특훈 교수 연구팀이 효소가 박테리아처럼 방향성을 갖고 움직이는 것을 관찰하여 2017년에 『미국국립과학원회보PNAS』 학술지에 발표했다. 이 연구팀은 레이저 빔을 쬐어서 나오는 형광신호를 분석하는 방법으로 요소분해효소의 움직임을 세심히 관찰했다. 다른 연구팀의 주장대로라면 요소분해효소가 반응물질이 많은 곳을 향해서 움직여가야 하는데, 관찰된 결과는 반응물질이 적은 곳을 향해 이동해가는 것이 관찰되었다. 이처럼 화학주성에 반해서 이동하는 현상은 처음 관찰된 것인데 연구원들은 효소가 촉매작용을 하면서 반대방향으로 떠밀려갔기 때문으로 추측하고 있다. 우리 몸속에는 7만 종류나 되는 효소가 있다. 이 중에서 이 연구팀은 요소분해효소를 대상으로 실험을 진행해서 움직임을 관찰했기 때문에 이 연구팀의 연구결과를 일반화시켜서 모든 효소가 반응물질의 농도가 낮은 쪽으로 이동해간다고 주장할 수 없다. 현재 첨단 연구를 하는 전 세계 여러 연구팀에서 다양한 효소들을 대상으로 연구가 진행되고 있으므로 좀 더 연구가 진행되면 효소들이 방향성을 가지고 움직이는 현상과 원인에 대해 더욱더 자세히 알게 될 것이다.

또한 이번 연구를 통해서 효소가 특정한 방향으로 이동해가다가 무작위 방향으로 움직이는 뒹굴기를 반복하는 것이 관찰되었다. 이 효소의 무작위적인 뒹굴기 움직임은 아주 작은 입자를 움직이게 하는 브라운 운동에 의한 것이라고 한다. 여름에 해수욕장에서 고무튜브를 타고 바다에서 수영할 때에 손발로 헤엄치면 앞이든 옆이든 가고 싶은 방향으로 이동해 갈 수 있다. 그렇지만 헤엄치지 않고 가만히 있으면 파도와 물결에 의해서 무작위로 이리저리 조금씩 떠밀린다. 이처럼 고무튜브를 타고 있는 몸이 물결에 의해 조금씩 이리저리 떠밀리는 것과 같이 아주 작은 입자가 저절로 이리저리 떠밀리며 움직이는 것을 브라운 운동이라 한다.

우연히 일어나는 일이라고만 생각해왔던 여러 생물의 움직임이 과학이 발달하면서 구체적인 원인과 메커니즘이 밝혀지고 있다. 이러한 각종 생물을 연구하여 알게 된 기본 원리를 우리의 건강과 질병에 관한 첨단의료기술 개발에 이용하는 시대가 시작되어서 앞으로 더욱 다양하고 정교한 의료기술들이 많이 개발될 것이다.

핸섬한 정자와 섹시한 난자의
데이트는 어떨까?

2017년, 그린자네 카보르 성에서 경매가 열렸다. 여기에 세계 3대 진미로 꼽히는 송로버섯이 경매에 올라왔다. 이때 홍콩의 어느 사업가가 850그램의 하얀 송로버섯을 1억 원에 가까운 돈을 주고 샀다. 콜라캔 3개 무게도 안 되는 버섯을 무려 1억 원이나 주고 샀다니 놀랍다.

이 송로버섯은 예로부터 프랑스와 이탈리아에서 땅속의 다이아몬드라는 별명으로 불리며 귀한 대접을 받아왔다. 유럽에서는 오래전부터 후각이 뛰어난 돼지나 개를 훈련시켜서 땅속의 송로버섯을 냄새로 찾아 채취해오고 있다. 돼지 한 마리를 데리고 산책하다가 돼지가 킁킁대는 곳을 파면 송로버섯이 나오는 것이다.

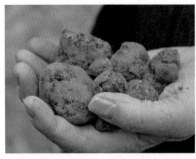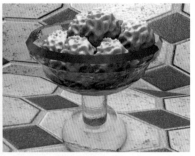

그림 20-1 송로버섯(왼쪽)과 송로버섯을 넣어 만든 초콜릿(오른쪽). 예로부터 프랑스와 이탈리아에서는 세계 3대 진미로 꼽히는 송로버섯을 돼지나 개를 훈련시켜 냄새로 찾아 채취해오고 있다.

이렇게 냄새를 이용해서 무언가를 찾는 방식은 옛날뿐만 아니라 최근까지도 중요하게 이용되고 있다. 특히 해외에서 들어오는 여행객의 가방 속에 든 마약을 냄새로 찾아내는 인천공항의 마약 탐지견의 활약은 대단하다. 이처럼 냄새로 중요한 무언가를 찾는 방식은 돼지나 개와 같은 큰 동물뿐만 아니라 눈에 보이지도 않을 정도로 아주 작은 동물에게도 중요하게 작용한다. 심지어 냄새를 맡을 코가 없는 아주 작은 정자나 박테리아도 냄새를 감지하여 움직인다는 연구결과가 최근에 보고되었다는데, 어떤 비밀이 담겨있는지 살짝 들여다보자.

정자는 썸 타는 난자를 어떻게 찾아갈까?

우리 몸의 가장 작은 세포인 정자가 난자를 어떻게 찾아가는지에 대해서 최근까지도 베일에 싸여 있었다. 사랑하는 남녀가 사랑을 나누면 보통 1~3억 마리의 정자가 방출된다. 그런데 이 중에 단 하나의 정자만

미래의료 4.0

이 난자와 수정하여 자궁에서 아기로 성장해간다. 그러니까 정자 입장에서는 1억 마리 이상이 동시에 출발하여 그 중에 1등인 한 마리만 난자를 만나서 살아남는다는 말이다. 더 놀라운 사실은 이렇게 수억 대 일의 경쟁에서 이겨서 태어난 존재가 바로 나 자신이라는 것이다. 그렇다면 이렇게 치열한 경쟁에서 정자는 난자를 어떻게 찾아갈까? 아무리 많은 수의 정자가 방출된다 하더라도, 그냥 아무 방향으로 달리다가 우연히 난자를 만나서 수정이 이뤄진다고 보기에는 난자가 있는 곳이 너무 멀고 가는 길이 험난하다. 우리가 보기에는 한 뼘 밖에 안 되는 거리지만, 아주 작은 정자 입장에서는 매우 긴 거리를 정확한 방향으로 달려가야 1등을 할 수 있다.

정자는 전체 길이가 0.05mm인데, 이 중에 90퍼센트가 꼬리다. 더욱이 정자가 헤엄쳐서 가야 하는 길은 고속도로와 같은 편한 길이 아니라 끈적끈적한 꿀로 가득 찬 강을 거슬러 올라가는 것과 같은 상황이다. 강한 꼬리를 힘차게 저어야만 앞으로 갈 수 있다. 정자가 난자를 찾아가는 비결로는 열을 감지하여 찾아간다는 주장과 냄새

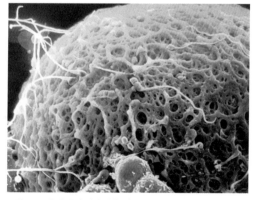

그림 20-2 우리 몸의 가장 작은 세포인 정자. 정자는 난소 물질에 끌려서 화학주성에 의해 난자를 향해 헤엄쳐간다는 것이 미국 인디아나 대학에 의해 밝혀졌다.

를 추적해서 찾아간다는 상반된 주장이 제기되어 논란이 되었다.

개나 돼지와 같은 동물은 코에 냄새를 맡는 후각세포가 있어서 냄새를 감지하고 그 신호를 머리의 뇌로 보내서 분석한 후에 그 냄새를 따라가거나 도망가는 행동을 한다. 정자도 머리는 있다. 그런데 정자의 머리에는 코도 없고 뇌도 없다. 다만, 그 안에는 DNA만 잔뜩 들어있다. 그런데도 정자는 냄새 성분을 감지하고 그쪽으로 끌리듯이 힘차게 꼬리로 헤엄쳐서 간다는 것이 최근에 밝혀졌다. 이처럼 정자가 냄새 성분 화학물질에 끌리는 현상을 화학주성이라 한다.

정자가 난소 물질에 끌려서 화학주성에 의해 난자를 향해 헤엄친다는 것을 미국 인디아나대학의 스티븐 제이콥슨 연구팀이 발견하여 2006년에 『분석화학』 학술지에 발표했다. 연구원들은 정자가 난소 물질이 있는 곳을 향해 열심히 헤엄쳐가는 것을 관찰했다. 이처럼 정자가 특정 물질이 있는 곳을 향해서 헤엄쳐가려면 그 특정 물질을 감지하는 기능이 있어야 한다. 또한 앞으로 나아가기 위해서 꼬리를 강하게 움직여야 하고 필요할 때 방향도 바꿀 수 있어야 한다. 놀랍게도 정자는 이 모든 것을 다 갖추고 있다. 정자의 꼬리에 있는 점이 센서처럼 특정 물질을 감지한다는 것이 밝혀졌다. 정자가 꼬리를 강하게 움직여 추진력을 얻어서 앞으로 가는 것뿐만 아니라 필요할 때 방향을 바꾸는 메커니즘도 최근에 밝혀졌다. 정자가 방향을 바꾸고 싶을 때는 대칭적인 플라젤라 움직임에서 비대칭적인 플라젤라 움직임으로 바꾼다. 이렇게 하려고 시토플라즈믹 칼슘이온 수치를 조절한다는 것도 밝혀졌다. 또한 심지어 난소 액체를 십만 배나 묽게 희석해도 일부 정자가 난소 물질 쪽으로 헤엄쳐가는 것이 관찰되었다. 이처럼 정자는 냄새로 난자가 있는 쪽을 감지하고 꼬리를 열심히 흔들어서 난자가 있는 곳을 향해 헤엄쳐 간다. 이 연구를 진행한 스티븐 제이콥슨은 정자의 화학주성에 문제가 생기면 불임이 될 수 있다며 정자의 화학주성을 정자의 건강한 정도를 체크하는 것이나 불임치료에 이용할 수 있다고 설명했다.

장롱 속 발암물질 좀약

■

성남시에 있는 모란시장의 난전에 쭈그리고 앉아 금방 구워낸 녹두전을 군침을 흘려가며 정말 맛있게 먹었던 기억이 난다. 서울 근교라고는 믿기지 않을 정도로 모란시장은 옛날 전통시장의 모습을 고스란히 간직하고 있었다. 마치 삼십 년 전으로 시간 여행을 떠나 온 듯한 느낌이 들었다. 채소와 과일이 수북하게 쌓인 난전 옆에서 달궈진 철판 위에 반죽을 한 덩이 올려서 연신 녹두전을 구워내고 있었다. 그 매혹적인 냄새에 끌려 갓 구워낸 녹두전을 얼른 하나 다 먹고서야 그 골목을 떠날 수 있었다. 시장통 모퉁이를 돌아 나오는데 길게 늘어뜨린 소녀의 머리카락 같은 고무줄과 좀약을 손에 들고 팔고 있는 할아버지와 마주쳤다. 어렸을 때 시장에서 자주 보았던 좀약 파는 상인의 모습이었다. 요즘도 이런 고무줄과 좀약을 들고 시장에서 파는 상인이 있다는 것이 너무 신기했다. 옛날에는 안방의 장롱이나 화장실에 좀약이라고 불리는 알사탕처럼 생긴 나프탈렌을 넣어두었다. 이 나프탈렌은 장롱 안의 옷에 곰팡이나 벌레가 생기는 것을 방지해주고 화장실에 벌레가 생기는 것을 막아주는 역할을 하므로 가정마다 필수 상비약처럼 사용했다. 그래서 옷을 꺼내려고 장롱을 열 때마다 나프탈렌 냄새가 났다. 박하사탕처럼 화~ 한 냄새가 나는 나프탈렌 냄새는 어린 시절 추억을 떠오르게 하는 친근한 냄새다.

그런데 나프탈렌에 독성이 있다는 것이 연구결과 밝혀지면서 이제는 해로운 물질 취급을 받고 있다. 장롱에서 세균이나 벌레를 죽이는 살충제는 사람 몸의 세포에도 해롭게 작용할 가능성을 가지고 있다는 것이다. 독성에 관한 연구를 통해 나프탈렌은 발암물질로 밝혀졌다. 나프탈렌은 독성이 있어서 먹거나 피부에 닿으면 해롭다. 나프탈렌의 독성으로 두통, 구토, 멀미, 지나친 땀 분비 등이 생길 수 있다. 미국보건후생국DHHS은 2006년에 나프탈렌을 발암물질로 분류했다. 이처럼 독성이 있는 나프탈렌이 들어있는 물을 마시면 구토, 복통, 설사를 일으킬 수 있으며 장기간 마시면 신장독성이나 간독성이 발생할 수도 있다. 따라서 우리나라에서도 환경부가 2013년부터 나프탈렌을 특정수질유해물질로 지정하여 관리하고 있다. 나프탈렌 냄새를 조금 맡았다고 당장 큰 병이 생기는 것은 아니지만 하얀 알사탕처럼 생긴 좀약을 어린아이가 사탕으로 알고 먹기라도 하면 큰일이다.

나프탈렌을 먹는 미생물도 있다?

■

길을 걷다 소똥을 밟으면 재수 없다는 생각에 짜증이 난다. 그런데 쇠똥구리는 소똥을 보면 빵긋 웃으며 양껏 한 덩어리를 만들어 자기 집으로 굴려 간다. 우리가 발암물질이라고 싫어하는 나프탈렌을 맛있게 먹고 사는 미생물이 발견되었다.

보통 물속에 독성물질이 들어있으면 이것을 화학약품을 처리해서 제거하는 방법이나 필터에 흡착시켜 제거하는 방법을 많이 쓴다. 그런데 발암물질로 알려진 나프탈렌을 먹고 사는 미생물이 발견되면서 미생물을 이용해서 물속의 나프탈렌 성분을 제거할 수 있을 것이라는 기대에 관심이 집중되었다.

국립낙동강생물자원관과 중앙대학교 공동연구팀은 2009년에 알테로모나스 Alteromonas naphthalenivorans 라는 미생물을 태안 갯벌에서 처음 발견했다. 바로 이 미생물이 나프탈렌을 먹어서 분해한다. 알테로모나스는 화학주성에 의해 나프탈렌이 있는 곳으로 스스로 움직여 가

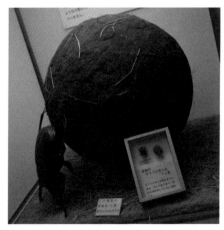

그림 20-3 소똥을 굴려가는 쇠똥구리. 우리가 싫어하는 소똥을 좋아하는 쇠똥구리처럼 발암물질인 나프탈렌을 좋아하고 먹는 미생물이 발견되었다.

서 나프탈렌을 먹고 다른 물질로 분해하는데, 이 원리를 규명한 연구결과가 『사이언티픽 리포트』 학술지에 2016년에 발표되었다. 나프탈렌이 우리에겐 해로운 독성물질이지만 이 미생물에게는 맛있는 음식인 셈이다. 이러한 기술이 좀 더 발전하면 물속의 나프탈렌을 미생물을 이용해서 제거할 수 있을 것으로 기대된다.

사자나 호랑이는 주변 나무나 땅에 오줌과 똥을 묻혀서 자신의 영역을 표시한다. 이렇게 함으로써 다른 사자나 호랑이가 그 냄새를 맡고 경쟁자의 영역이라는 것을 알도록 한다. 또한 개미도 길을 가면서 화학물질을 길에 뿌리며 걸어가기 때문에 뒤따라 오는 개미는 앞에 가는 개미가 뿌린 화학물질의 냄새를 맡으며 길을 찾아서 뒤따라 간다. 이처럼 동물들은 화학물질의 독특한 냄새를 맡고 이용한다. 그런데 머리도 없는 미생물이 나프탈렌과 같은 화학물질의 냄새를 맡고 그 화학물질이 있는 곳으로 이동해서 움직여 간다는 것은 정말 신기한 일이다.

세균은 어떻게 냄새를 잘 맡을까?

■

페로몬 향수를 뿌리면 데이트에 성공할 수 있을까? 요즘 사랑의 묘약이라 불리며 인기를 끌고 있는 페로몬 향수에 대한 의견이 분분하다. 페로몬은 원래 고양이나 개와 같은 동물들이 이성을 찾아 짝짓기할 때 분비하는 물질이다. 그런데 사람도 페로몬이 든 향수를 뿌리면 상대 이성의 호감을 더 살 수 있다고 홍보하며 페로몬 향수를 팔고 있다. 진짜 효과가 있을지 궁금해진다.

사람이나 동물은 향기뿐만 아니라 여러 냄새에 민감하게 반응한다. 그런데 손톱만큼 작은 것보다 수만 배나 더 작아서 눈에 보이지도 않는 대장균과 같은 박테리아가 냄새를 잘 맡는다는 것이 최근에 밝혀졌다. 더군다나 박테리아가 냄새를 맡고 좋아서 꼬리를 살랑살랑 흔든다니. 박테리아가 어떻게 냄새를 맡는지 살펴보자.

최근에는 박테리아들도 특정 냄새를 맡아서 이동한다는 것이 속속 밝혀지고 있다. 박테리아는 세상에서 가장 작은 살아있는 생명체다. 0.002mm 정도 크기밖에 되지 않는 세포 하나가 전부인 생명체다. 그 세포 안을 들여다보면 유전물질인 DNA와 온갖 단백질과 생체물질들이 가득 들어있다. 그런데 이렇게 작고 머리도 없는 단세포 생물이 특정한 화학물질의 냄새를 맡는다는 것이 최근에 밝혀졌다. 사실 생각해보면 아무리 작은 세포 하나가 전부인 단세포생물이라고 하더라도, 살려면 계속 먹이를 먹어야 한다. 그리고 생명에 해로운 독성물질은 피해야 한다. 박테리아가 그냥 막연히 떠돌아다니다가 우연히 먹이를 만나면 먹고 해로운 물질을 만나면 생명의 위협을 받는 정도로 생활한다면 제대로 살아가기 어려울 것이다. 최근에서야 과학자들이 박테리아들이 화학 주성에 의해 특정 화학물질이 있는 곳으로 가까이 가거나 멀리 도망간다는 것을 발견하였다.

미국 오크리치 국립연구소의 이고르 주린 박사 연구팀은 박테리아와 같은 미생물의 50퍼센트 이상이 화학주성을 가진다는 연구결과를 2010

년에『사이언스 시그널링』학술지에 발표했다. 이 연구팀은 박테리아들이 화학주성을 갖도록 하는 유전자를 가지는지에 대해 조사했다. 많은 박테리아는 특정 화학물질을 감지해서 그 화학물질이 있는 쪽으로 가까이 다가가든지 피해서 도망간다.

이를 위해서 박테리아는 다음과 같은 과정을 거치게 된다. 우선 박테리아의 수용체가 특정 화학물질을 감지하고 반응 조절자가 편모 꼬리의 움직임을 조절하여 움직이도록 한다. 또한 박테리아가 움직이다가 방향을 바꿀 때에 관여하는 여러 단백질도 있어야 한다. 이처럼 박테리아가 화학주성에 의해 특정 화학물질 쪽으로 가까이 가거나 도망치기 위해서는 생각보다 복잡한 세포 내 생체 센서와 단백질 기계들이 연결되어 잘 작동해야 가능하다. 이와 같은 연구를 통해서 대장균과 같은 작은 박테리아가 포도당처럼 맛있는 먹잇감이 있는 곳으로 헤엄쳐가서 먹고 페놀과 같은 해로운 독성물질이 있는 곳으로부터 피해서 도망친다는 것이 밝혀졌다.

꼬리 흔들어 헤엄치는 박테리아

■

박테리아는 머리가 없을 뿐만 아니라 다리도 없다. 그래서 박테리아가 움직이기 위해서 실처럼 생긴 긴 꼬리인 편모를 가진다. 대장균은 보통 4~10개 정도의 편모를 가지고 있다. 이 편모가 강력한 힘을 내는 생체모터에 연결되어 있다. 최근 연구에 의하면 박테리아는 이 편모를 시계반대방향으로 프로펠러처럼 회전시켜서 앞으로 이동해간다. 그리고 방향을 바꾸고 싶을 때에는 여러 개의 편모 중에서 일부를 다른 방향으로 회전시켜서 이동해가는 방향을 바꾼다. 이와 같은 연구를 통해서 대장균과 같은 박테리아도 자기가 가고 싶은 곳으로 이동해간다는 것이 자세히 밝혀졌다. 뇌가 없다고 아무렇게나 여기저기 떠밀려 다니기만 하는 것이 아니라는 것이다. 그런데 박테리아 중에는 실처럼 긴 꼬리인 편모가 없는 박테리아들도 있다. 이와 같은 박테리아들은 작은 털과 같은 섬모들을 가지고 있어서 이것을 이용한다. 즉 편모가 없는 박테리아는 섬모를 이용하여 이동하거나 그냥 미끄러지듯 움직여서 이동한다는 것이 최근 연구에 의해 밝혀졌다.

그리고 박테리아가 살아가는 환경은 우리가 살고 있는 환경과 많이 다르다는 것도 과학자들에 의해 밝혀졌다. 우리 몸이 박테리아만큼 작아지면 수영장에서 수영하는 것이 불가능해진다. 왜냐하면 물이 꿀처럼 끈적끈적하게 점도가 높은 것처럼 느껴지기 때문이다. 그러니까 박테리아는 꿀처럼 끈적끈적한 액체 속에서 헤엄쳐서 자기가 가고 싶은 곳으로 이동해가야 한다는 말이다. 그래서 그냥 힘없이 흐느적거리는 긴 꼬리를 가지고서는 헤엄쳐서 이동해가기가 어렵다. 그래서 박테리아가 가진 긴 꼬리인 편모에는 강력한 힘을 내면서 회전 방향을 바꿀 수 있는 강력한 모터가 붙어있다. 박테리아는 특정 화학물질을 화학주성을 통해 감지하고, 그곳으로 가까이 가거나 멀리 도망가기 위해서 강력한 모터에 연결된 편모를 움직여서 이동한다.

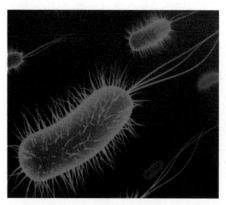

그림 20-4 헤엄치는 박테리아. 대장균은 보통 4~10개 정도의 편모 꼬리를 가지고 있는데 이 편모를 프로펠러처럼 강력하게 회전시켜서 이동해간다.

사실 박테리아가 화학주성을 가진다는 것은 이미 1880년대에 엥겔만과 페퍼에 의해 밝혀졌다. 이후 1930년대에 화학주성이 의학적으로 중요하다는 것이 발견되면서 더욱 자세히 연구되기 시작했다. 최근에 와서는 박테리아의 화학주성과 관련된 유전자나 세포 내 단백질 등에 관한 연구가 진행되어 이제 박테리아의 화학주성에 대해 좀 더 자세히 알게 되었다. 코도 없고 머리도 없는 박테리아가 이처럼 자기에게 유익한 화학물질이 있는 곳으로 화학주성에 의해 이동해가고 독성물질이 있는 곳을 피해서 달아난다는 것은 신기하다.

얼핏 보기에 박테리아가 무작정 여기저기 떠밀려 다니는 것처럼 보이지만, 최근 과학자들은 그 작은 생물들 속에 있는 성능이 뛰어난 정교한 센서들이 존재하며 그것을 이용하여 신호를 감지하고 물리적인 행동을 함으로써 원하는 곳으로 이동해가며 살아간다는 것을 밝혔다. 또한 동물들의 주성을 이용한 환경 보호와 질병 치료를 위한 연구들이 진행되고 있어서 앞으로 더 신기하고 유익한 기술들이 많이 개발될 것으로 기대된다.

05

특명! 암세포에만
약을 전달하려면?

옛날 어느 마을에 암에 걸린 사람이 세 명 있었다. 그 암환자를 치료하기 위해서 비행기에 치료약을 가득 싣고 와서 마을 전체에 약을 듬뿍 뿌리고 갔다. 이렇게 비행기로 몇 번에 걸쳐 마을 전체에 약을 듬뿍 뿌리고 나니 세 명의 암환자 중에 두 명은 암이 나았다. 그런데 암에 걸리지도 않았던 다른 건강한 사람들이 느닷없이 하늘에서 뿌려대는 약물을 여러 번 뒤집어써서 아파서 앓아누웠다.

세상에나 이 이야기처럼 암환자를 치료하는 사람이 어디 있냐? 라고 할 것이다. 이것은 암환자를 치료하는 약물에 관해서 설명하기 위해 지어낸 이야기다. 우리가 암에 걸렸을 때 병원에 가서 약물치료를 받고 방사선 치료를 받는 방법은 앞의 이야기와 크게 다르지 않다고 할 수 있다. 그러니까 암에 걸린 조직과 장기의 암세포에만 약물을 뿌려 치료하면 되는데, 현실적으로는 암세포뿐만 아니라 다른 건강한 장기나 조직의 정상세포들도 약물이 뿌려져서 부작용이 생긴다는 것이다. 최근에는 정상세포는 그냥 두고 암세포에만 약물을 뿌리기 위한 연구개발이 한창 진행되고 있다는데 어떤 기술들이 개발되고 있는지 그 현장을 살짝 들여다보자.

암세포만 골라 골라 죽이려면?

■

암환자가 암세포를 죽이기 위해서 약을 먹는 것을 항암 화학요법이라고 한다. 암이 발생한 부분에 있는 암세포만을 타깃으로 해서 죽이면 되는데 현실적으로 이것이 쉽지 않다. 그래서 암세포를 죽이기 위해서 그 독한 항암제 약을 잔뜩 몸에 집어넣는다. 이렇게 해서 암세포를 죽일 수 있지만 멀쩡한 정상세포도 함께 손상되는 일이 발생한다. 이것이 바로 항암제의 부작용인데, 머리가 빠지는 탈모 현상이 생기고 입안이 건조하며 구내염과 같은 부작용이 생기기도 한다. 그리고 구토, 설사, 변비, 호중구 감소증, 빈혈 등의 부작용도 생길 수 있다.

그렇다면 정상세포는 그냥 두고 암세포만 골라서 약물을 전달해서 암을 치료하는 방법은 없을까? 이렇게 하면 그 독한 항암제 약물이 암세포에게만 전달되고 다른 정상세포에는 전달되지 않아 부작용이 없어질 것이 아닌가. 이제 다시 앞의 이야기로 돌아가 보자. 그 마을 전체에 비행기로 약물을 뿌릴 것이 아니라, 암에 걸린 세 명에게만 택배로 약물을 보내서 전달하여 암을 치료하는 방법을 사용하면 된다. 이렇게 하기 위해서는 우선 그 마을 사람 중에 누가 암환자인지 구별해야 하고, 치료 약물이 든 작은 상자를 택배로 그 암환자 세 명에게 보내야 하고, 그 암환자가 택배를 받은 후에 치료 약물을 먹어야 한다. 이 세 가지 과정은 우리 몸속의 수많은 세포 중에서 암세포에게만 약물을 전달해서 치료하는 과정과 같다. 우선 몸속의 그 많은 세포 중에서 어떤 세포가 암세포인지를 확실하게 구별해서 알아내야 하고, 암세포를 찾아냈다면 약물 상자가 그 암세포에게 가까이 다가가야 하고, 마지막으로 약물을 방출해서 암세포에게만 약물을 전달해야 한다. 우리 몸의 세포 수는 수십조 개가 넘는다. 이렇게 많은 세포 중에 정상세포와 암세포를 어떻게 구별할 것인가. 암세포를 구별했다면 그 암세포에게 어떻게 약물 상자를 가까이 보낼 것인가. 그리고 그 암세포 바로 앞에서 어떻게 약물을 뿌릴 것인가. 이런 현실적인 문제들이 있다. 이런 문제들을 어떻게 해결할 수 있는지 하나씩 살펴보자.

우선 몸의 많은 세포 중에 암세포만 골라서 찾아내는 방법을 보자. 암세포는 특징적으로 빨리 증식하고 비정상적인 분화를 하며 주변 조직으로 침투하는 성질이 있다. 이러한 암세포의 특성을 이용하여 암세포를 찾아낼 수 있다. 그리고 특정 암세포와 결합을 잘하는 형광염료가 붙은 물질을 이용해서 암세포를 찾을 수도 있다. 서울 남산에 케이블카를 타고 올라가면 저녁에 명동 거리의 불빛이 반짝반짝 빛나는 것을 볼 수 있다. 이처럼 형광염료가 붙은 물질이 암세포와 결합하면 암세포만 반짝반짝 빛을 내는 것을 형광현미경을 통해 볼 수 있다. 이렇게 암세포를 찾아낼 수 있다. 그리고 그 암세포와 결합을 잘하는 물질에 약물을 붙여서 암세포를 만나면 약물을 방출하도록 한다면 암세포에게만 약물을 전달할 수 있게 된다.

암세포에게만 약을 전달하기

■

자, 좀 더 생각해보자. 그 마을에 암환자 세 명이 누구인지 이름과 주소를 알아냈고 약물을 담은 택배 상자를 준비했다면 이제 보내기만 하면 된다. 그런데 어떻게 보내면 될까? 진짜 마을에 살고 있는 사람에게 택배를 보낸다면 택배회사에 전화해서 맡기면 택배기사가 자동차로 택배를 정확하게 그 사람에게 전달해준다. 그렇지만 암세포에게 보내는 약물 상자 택배는 매우 작다. 더군다나 택배를 받아서 전달해줄 회사나 사람이 없다. 완전히 새로운 방법을 고안해내야 그 작은 약물 상자를 암세포에게 전달할 수 있다. 과학자들은 그 방법을 찾았을까?

과학자들이 찾은 방법 중 하나는 바로 동물의 주성을 이용하는 것이다. 택배 기사가 택배 상자를 받아서 전해주는 것처럼 약물 상자를 박테리아가 전달해주면 어떨까? 라는 생각을 하며 과학자들이 연구하고 있다. 위에서 살펴본 것처럼 박테리아는 긴 꼬리인 편모를 가지고 있고 자기가 가고 싶은 곳으로 편모를 움직여서 갈 수 있다. 이렇게 박테리아가 자신이 원하는 곳으로 가도록 하는 데에 화학주성이 작용한다. 그래서 아주 작은 약물 상자를 박테리아가 가지고서 암세포를 향해 가도록 만들면 된다. 다른 데로 가지 않고 암세포를 향해 가게 하기 위해 박테리아의 화학주성을 이용하려는 것이다.

최근에 화학주성을 이용해서 뇌에 약물을 전달하는 기술이 개발되었다는 소식이 들려온다. 우리 뇌는 매우 소중하고 특별하다. 뇌에 질병이 생기면 치료약물을 보내서 치료해야 하는데 아무리 좋은 치료 약물을 개발해서 만들어도 뇌로 약물을 보내기는 무척 어렵다. 그 이유는 뇌에 있는 혈관의 벽을 이루는 세포들이 아주 촘촘하고 단단하게 서로 연결되어 있어서, 어지간해서는 그 혈관 벽을 통과해서 뇌로 물질을 전달하지 못하기 때문이다. 우리 몸의 다른 부위의 혈관 벽은 다소 느슨하여 약물이 쉽게 혈관 벽을 통과해서 지나갈 수 있어서 병든 세포가 있는 조직 부위로 약물이 침투해 들어갈 수 있다. 그런데 뇌의 혈관 벽만 특이하게 이렇게 다른 물질의 통과를 엄격하게 막고 있다. 이렇게 뇌혈관이 설계되어 있는 이유는

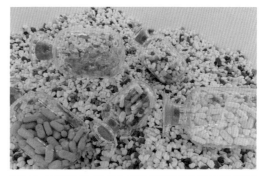

그림 21-1 다양한 종류의 신약. 암세포에게만 약을 전달하기 위해서 과학자들은 아주 작은 약물상자를 만들어 택배를 보내듯이 암세포에게만 전달하는 방법을 찾아 연구하고 있다.

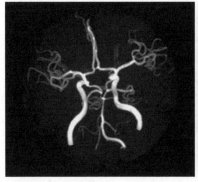
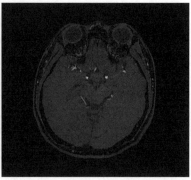

그림 21-2 사람 뇌의 혈관(왼쪽)과 뇌 영상 이미지(오른쪽). 뇌의 혈관에는 약물의 전달을 방해하는 혈뇌장벽이라는 장벽이 있다. 영국 유니버시티 칼리지 런던에서 혈뇌장벽을 통과해서 치료약물을 전달하는 방법을 개발했다.

뇌 속으로 어떤 화학물질이 쉽게 침범해서 뇌 손상을 일으키게 되면 큰일이기 때문에 이러한 위험을 막기 위해서다. 이와 같은 것을 '혈액뇌장벽' 또는 '혈뇌장벽blood brain barrier'이라고 부른다.

과학자들은 어떻게 이 혈뇌장벽을 뚫고 치료 약물을 뇌 속으로 전달할 수 있을지 방법을 고안해내기 위해 연구하고 있다.

치료 약물 배달하는 나노택배
■

영국에 있는 대학교인 유니버시티 칼리지 런던의 아드리안 조셉 연구팀이 뇌의 혈뇌장벽을 통과해서 치료 약물을 전달하는 방법을 2017년에 개발했다. 약물을 가득 담은 폴리머좀이라고 불리는 작은 운반체를 개발했는데 이것이 혈뇌장벽을 뚫고 들어갈 수 있다고 한다. 폴리머좀은

미래의료 4.0

세포 속에 있는 리보좀과 비슷한 구조를 가지고 있는 양친매성 공중합체 중공구조물이다. 이 폴리머좀은 세포보다 더 작은 수 마이크로미터 이하 크기로 매우 작다. 이것은 약물 전달이나 나노반응 용기 등의 용도로 사용하기 위해서 다양하게 연구되고 있다. 그렇게 어렵다는 혈뇌장벽을 뚫고 들어가는 비결이 바로 화학주성이다. 작은 약물 상자와 같은 폴리머좀은 포도당을 감지하는데 포도당 농도가 높은 쪽을 향해 이동하는 화학주성 성질이 있다. 이것은 매우 민감하게 반응하는 것이어서 포도당의 농도 차이에 의해서 움직이도록 만들 수 있다.

울산과학기술원 유자형 · 김채규 · 강세병 교수 연구팀이 치료 약물을 암세포까지 온전히 전달하는 약물 전달체를 개발하여 2018년에 『네이처 커뮤니케이션즈』 학술지에 발표했다. 기존에 개발된 약물 전달체는 우리 몸속의 각종 단백질이 달라붙을 수 있어서 암세포에게만 약물을 전달하는 효율이 적었다. 만약 약물이 담긴 전달체가 암세포가 아닌 다른 세포에 붙게 되면 엉뚱한 곳에 약을 뿌리게 되어 부작용이 나타날 수 있다. 이 연구팀은 이러한 기존의 문제를 해결하기 위해 약물을 담은 나노입자를 특수한 단백질로 한 번 더 포장해서 감쌌다. 이렇게 해서 전달과정에서 여러 단백질이 달라붙는 문제를 해결했다. 이 연구팀은 생체환경에서 얼마나 효과가 있는지 컴퓨터 시뮬레이션을 한 결과, 기존에 개발된 것보다 10배나 효율이 높다는 결론을 얻었다. 또한 생쥐를 대상으로 한 실험에서도 기존의 약물 전달체보다 암세포를 더 잘 공격한다는 결과를 얻었다고 한다. 이처럼 암세포만을 타깃으로 해서 약물을 전달

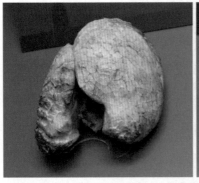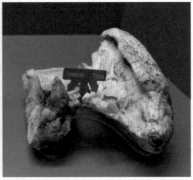

그림 21-3 건강한 사람의 폐(왼쪽)와 암에 걸린 폐(오른쪽). 암환자의 건강한 조직이나 세포는 그냥 두고 암에 걸린 장기나 세포에만 치료약물을 전달하여 치료하는 나노택배 기술이 개발되고 있다.

하는 기술이 속속 개발되고 있다.

마치 택배를 보내듯이 암세포에게만 아주 작은 약물 상자를 보내서 치료하는 기술이 활발히 개발되고 있다. 이와 같은 기술이 좀 더 발전하여 실용화되면, 암환자들이 항암치료를 받을 때 보다 더 안전하고 효과적으로 치료를 받게 될 것이다.

나노로봇의 엔진으로
박테리아를 쓸 수 있을까?

나노월드는 또 하나의 새로운 세상이다. 상식적으로 우리가 살고 있는 세상의 크기에서 조금씩 조금씩 계속 줄여나가다 보면 언젠가는 나노 크기의 세상을 만나게 될 것으로 생각했다. 그런데 과학자들이 연구하면 할수록 우리가 사는 세상과 나노 크기의 세상은 아주 많이 다르다는 사실을 발견하게 된다. 우리가 손가락에 끼는 금반지는 누런색이지만, 나노 크기의 세상에서 금은 붉은색을 띤다. 단지 크기만 작아졌을 뿐인데 색깔이 바뀐다. 그리고 색깔 없이 하얗게 보이는 세라믹 재료가 나노 크기의 작은 구멍들을 많이 가지도록 만들면 파란색의 밝은 빛깔을 띤다. 단지 똑같은 재료의 표면만 나노구조로 바뀌었는데 없던 색깔

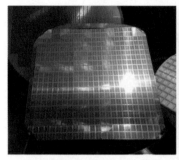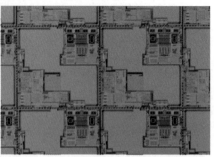

그림 22-1 실리콘 웨이퍼(왼쪽)와 실리콘 웨이퍼의 미세구조 패턴(오른쪽). 실리콘 웨이퍼의 빨갛고 푸른색의 빛깔은 염료가 있어서 색을 띠는 것이 아니라 아주 작은 미세구조 패턴이 새겨져 있어서 색깔을 띤다. 이처럼 나노세계는 우리가 사는 세계와 많은 부분이 다르다.

이 선명하게 생기기도 한다. 이뿐만 아니라 퀀텀닷Quantum dots이라는 나노물질은 크기에 따라서 색깔이 달라진다. 셀레늄화카드뮴CdSe 퀀텀닷은 2나노미터(0.000002mm) 크기에서 파란색, 4나노미터 크기에서 오렌지색을 띠고, 6나노미터 크기에서는 붉은색을 갖는다. 우리가 사는 세상에서는 빨간 분필을 쪼개거나 가루로 만들어도 여전히 빨간색을 갖지 다른 색으로 바뀌지 않는다. 이러한 색깔 변화 외에도 나노 크기의 세상에서는 우리가 일상에서 경험하지 못하는 신기한 현상들이 많이 일어난다. 물도 우리가 경험하는 물과 나노 크기의 세상에서의 물은 완전히 다른 물질인 것처럼 차이가 난다. 우리는 수영장에서 헤엄칠 때 물속에서 자유자재로 수영해서 돌아다니고 수영장에서 나와서 몸에 묻은 물을 수건으로 닦아낸다. 그런데 나노 크기의 세상에서 살아가는 박테리아는 물속에서 헤엄치는 것을 무척 힘들어한다. 마치 우리가 개펄에 들어갔을 때 발이 푹푹 빠지고 끈적끈적한 펄에서 발버둥 치며 움직이는 것처럼 박테리아는 무척 끈적끈적한 물속을 힘겹게 헤엄쳐 다닌다. 가만히 살펴보면 박테리아는 긴 꼬리를 강하게 회전시키기 위한 생체모터를 몸속에 가지고 있다. 도대체 얼마나 끈적끈적하기에 박테리아는 초강력 파워를 내는 모터가 달린 꼬리를 가져야만 할까? 똑같은 지구에서 살면서 똑같은 물에서 수영하지만, 너무도 다르게 느껴지는 것은 무엇 때문일까? 너무도 다른 나노월드로 한 발짝 들어가 보자.

물방울에 갇힌 개미

■

1998년에 개봉한 드림웍스의 영화 〈개미〉에서 여자친구와 풀숲에서 데이트하던 개미가 떨어지는 물방울 하나에 갇히는 장면이 나온다. 이 영화는 애니메이션이기 때문에 그림을 그렇게 그려 놓은 것이라고 생각할 수 있다. 실제로 개미가 물방울에 갇힐 수 있을까? 만약 누군가가 내게 물을 한 바가지 퍼붓는다고 해서 물속에 갇히지는 않는다. 심지어 누가 나를 수영장 물속으로 밀어 넣어도 물속에 갇히지 않는다. 헤엄쳐서 나오거나 걸어서 나와서 물을 닦아내면 그만이다. 이것이 우리가 경험하는 세상의 상식이다. 그런데 개미 정도로 크기가 작아지면 상황은 완전히 바뀐다.

2017년 여름에 미국 휴스턴, 12년 만의 강력한 허리케인이 찾아왔다. 도시가 온통 물바다로 변하면서 피난 행렬이 줄을 이었다. 이 가운데 불개미들도 떼를 지어 피난하는 것이 곳곳에서 발견되었는데, 이 불개미들이 물 위에 둥둥 떠서 피난하는 모습이 포착되었다. 불개미들은 물 위에 뜰뿐만 아니라 심지어 막대기를 가지고 물속으로 밀어 넣어도 다시 물 위로 떠올랐다. 그런데 비눗물 한 방울을 물 위에 떠 있는 불개미들 주위에 떨어뜨리자 개미들이 순식간에 물속으로 가라앉는 것을 미국 조지아텍 데이비드 후 교수가 발견했다. 이런 마법 같은 일의 비밀은 바로 물의 표면장력에 있었다. 표면장력이란, 풀잎 위에 떨어진 빗물이 구슬 모양으로 둥글게 뭉치도록 하는 강력한 힘이다. 물의 표면에서 작용하는 힘인 표면장력이 얼마나 강하면 물 분자들을 모아서 둥근 구슬모양으로 뭉치도록 만들겠는가? 라는 생각이 든다. 그 작은 물방울은 튼튼한 막으로 둘러싸인 것처럼 쉽게 깨지지 않는다. 마치 두꺼운 가죽으로 둘러싸 놓은 것처럼 말이다. 물방울의 막은 개미가 앞발로 물방울을 밀고 가거나 등에 짊어지고 갈 정도로 튼튼하다. 그런데 어쩌다가 실수로 개미가 물방울 안으로 빠지면 탈출하기가 어렵다. 물방울 표면의 튼튼한 막은 밖에서 만졌을 때도 튼튼하지만 안에서 만졌을 때도 튼튼하기 때문에 그 막을 깨기가 쉽지 않다. 실제로 호주에서 사진작가 아담 곰리는 비 오는 날 물방울 속에 갇힌 개미를 발견하여 사진 촬영을 하였으며, 이것이 보도되어 많은 사람의 관심을 끌었다. 이처럼 개미만큼 작아지면 물의 표면장력은 일상생활에서 큰 힘으로 작용한다.

꼬마선충은 왜 온몸을 비틀어 헤엄칠까?

■

손톱만 한 마이크로칩에 선충을 올려놓고서 어디로 가는지 관찰하는 연구원을 처음 봤을 때는 참 신기했다. 선충은 살아있는 작은 벌레다. 그래서 그 마이크로칩 위에서 자기가 가고 싶은 방향으로 왔다 갔다 움직여 다닌다. 그런데 그 작은 선충이 어디로 가는지가 왜 중요할까? 라는 생각을 하며 호기심 가득한 눈빛으로 쳐다보고 있으니 그 연구원이 설명해주었다. 마이크로칩 위에 우리 머리카락 굵기 정도로 아주 가느다란 골목길을 만들어 두고서 그 골목의 한쪽 끝에 선충을 올려놓는다. 그리고 선충이 맞은편 끝에 놓인 어떤 화학물질 쪽으로 이동해 가는지 가지 않는지를 관찰하는 것이라고 했다. 이러한 연구를 통해서 최근에는 암과 같은 질병을 진단하는 기술을 개발할 수 있다고 주장하는 과학자들도 있다. 특정 질병과 관련된 화학물질을 맞은편에 두고서 선충이 그곳으로 이동하는지를 관찰해서 병이 있는지 없는지를 알 수 있다는 것이다.

선충은 우리가 사용하는 문구용 자의 가장 작은 눈금인 1밀리미터 정도 크기밖에 되지 않는다. 눈이 좋은 사람도 맨눈으로 보기 쉽지 않을 정도로 작은 벌레다. 보통 숲속 나뭇잎 밑이나 축축한 땅에 사는 예쁜꼬마선충C. elegans은 슬림한 S자 몸매를 유연하게 움직여 엘레강스하게 수영한다. 현미경으로 확대해서 보면 그냥 좀 작은 지렁이처럼 보이는 선충이 과학자들 눈에 얼마나 예뻐 보였기에 이름을 그냥 '선충'이라 부르지 않고 '예쁜꼬마선충'이라 지었을까? 라는 생각이 든다. 이 작은 선충의 수영 속도는 초당 0.35밀리미터나 된다. 그런데 선충은 물고기처럼 꼬리만 살랑살랑 흔들어서는 물속에서 앞으로 갈 수가 없다. 왜냐하면 똑같은 물이라도 선충만큼 작아지면 물이 무척 끈적끈적하게 느껴지기 때문이다. 그래서 선충은 온몸을 구부려서 파동모양으로 움직이면서 앞으로 이동한다는 것을 미국 펜실베니아대학의 마라티아 연구팀이 2010년에 밝혔다. 선충이 앞으로 가고 싶을 때는 머리에서 꼬리로 파동을 만들고, 뒤로 가고 싶을 때는 꼬리에서 머리로 파동을 만든다.

예쁜꼬마선충은 알면 알수록 참 귀여운 녀석이다. 사실 이 벌레 사진이나 동영상을 처음 보면 전혀 귀엽지 않다. 짜리몽땅한 지렁이처럼 생긴 것이 꿈틀대며 움직이는 모습을 하고 있다. 그렇지만 이 선충은 과학자들 사이에서는 인기 만점의 모델 생물로서 많은 연구가 진행되어 왔다. 생물학 연구에서 동물이나 식물 중에서 대표 선수를 선정해서 집중적으로 연구를 진행하는 데 이것을 모델 생물이라고 한다. 모델 생물은 성장이 빠르고 많은 자손을 낳으며 저렴하게 키우고 관리하면서 관찰하기에 적합한 생물이다. 선충은 수명이 25일 정도밖에 되지 않고, 알을 300개나 낳는다. 더욱이 그 알이 다 자라서 성체가 되는 데에 3일밖에 걸리지 않는다. 또한 선충의 체세포 수는 959개밖에 되지 않는다. 이뿐만 아니라 선충의 몸이 투명해서 과학적인 연구를 하면서 현미경으로 선충의 몸속을 훤히 들여다보고 관찰하기에 아주 좋은 생물이다. 선충은 다세포 생물 중에서 맨 처음으로 전체 DNA 염기서열 분석이 완성된 생물이다. 즉 선충의 전체 게놈 정보는 1998년에 밝혀졌다. 선충의 DNA는 1억 개 정도의 염기쌍으로 되어있는데 놀랍게도 유전자 수가 약 2만 개나 된다. 더 놀라운 것은 우리 사람이 가진 유전자 수와 선충이 가진 유전자 수가 비슷하다는 것이다. 어떻게 사람과 아주 작은 벌레인 선충의 유전자 수가 비슷할 수 있을까? 또한 선충이 가지고 있는 유전자의 40퍼센트 이상이 사람의 유전자와 비슷하다. 따라서 사람이 가진 각종 질병에 관한 기초연구를 선충을 대상으로 할 수가 있다. 최근에 선충을 이용한 연구들을 살펴보면 당뇨병이나 비만과 관련된 연구들이 진행되고 있고 알츠하이머나 우울증과 같은 신경 관련 질환 연구도 진행되고 있다. 선충은 특히 유전공학, 신경과학, 해부학 등의 분야에서 활발하게 연구되고 있다.

일등하는 정자의 비결은 뭘까?

■

1억 마리가 넘는 정자가 동시에 출발하여 우리 몸속에서 가장 큰 세포인 난자를 향해 질주한다. 보통 난자는 한 달에 하나밖에 배란이 되지 않기 때문에 아무리 많은 정자가 달린다 해도 단 하나의 정자만이 난자와 결합하여 수정할 수 있다. 바로 1억 대 1의 경쟁에서 일등을 해야 살아남는 치열한 생존이 달린 수영경기. 바로 그 경기에서 일등을 한 존재가 나 자신이다. 정자는 전체 길이가 0.05밀리미터인데, 이 중에 90퍼센트가 꼬리다. 정자는 이렇게 긴 꼬리를 힘차게 흔들어서 강한 추진력을 얻어 끈적끈적한 액체 속을 헤엄쳐 앞으로 간다. 우리가 보기에는 한 뼘 밖에 안되는 거리지만 정자가 난자에게 가기 위해서는 끈적끈적한 액체 속을 한 시간 넘게 힘차게 헤엄쳐야 한다.

박테리아는 왜 프로펠러 꼬리를 가져야 할까?

■

생물의 크기가 작아지면 작아질수록 신기하게도 물은 점점 더 끈적끈 적하게 느껴진다. 그래서 물고기에서 정자나 박테리아로 크기가 작아질 수록 꼬리는 더 길어지고 강해진다. 박테리아만큼 작아지면 중력은 무 시될 정도로 작아지지만, 점도는 매우 크게 느끼게 된다. 마치 점도가 매우 높은 진흙 갯벌에서 수영하는 것과도 같다. 이 정도로 물의 점도가 매우 크게 느껴지면 물에서 수영해서 앞으로 나아간다는 것은 보통 일 이 아니다. 대장균과 같은 박테리아는 크기가 0.003밀리미터 정도 되는 데 실처럼 긴 꼬리인 편모를 3~6개 정도 가진다. 대장균은 편모를 이용 해서 초당 0.025밀리미터 정도의 속도로 헤엄친다. 박테리아는 편모 꼬 리를 단순히 좌우로 흔드는 것이 아니라 강력한 파워를 내는 모터에 붙 여서 프로펠러처럼 회전시킨다. 대장균이 편모를 시계 반대방향으로 회 전시켜서 앞으로 가고, 여러 개의 편모 중 일부를 반대방향으로 회전시 켜서 방향을 바꾼다는 연구결과를 미국 일리노이대학 이도 골딩 연구팀 이 2009년에 발표했다. 또한 최근까지 박테리아가 몸통은 움직이지 않 고 편모만 회전시켜 그 추진력으로 끈적끈적한 물속을 헤엄친다고 알려

졌다. 그런데 박테리아가 물
속에서 몸통도 나선형으로 움
직이면서 편모를 회전시킨다
는 연구결과를 브라운 대학
교의 케니 브루어 교수팀이
2014년에 발표했다. 실제로
박테리아는 앞으로 가기 위해
서 온몸을 비틀면서 힘들게
가고 있다. 박테리아 중에 편

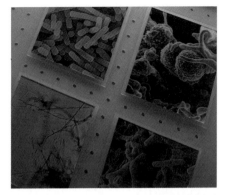

그림 22-2 여러 종류의 박테리아들. 대장균은 실처럼 긴
꼬리인 편모를 보통 3~6개 정도 가지는데 이 편모 꼬리를
프로펠러처럼 강하게 회전시켜서 이동해간다.

모가 없는 것들도 있는데 이들은 몸통에 붙은 작은 털인 섬모를 이용해
서 이동하거나 그냥 미끄러지듯 몸통을 움직여서 이동하는 것으로 밝혀
졌다.

암 치료용 나노로봇의 엔진이 박테리아?

작은 벌레인 선충이 어떻게 움직이는지와 너무 작아서 눈에 보이지도
않는 박테리아가 어떻게 움직이는지의 연구는 단순한 호기심에서 시작
된 기초연구였다. 그러나 요즘은 생물의 운동에 관한 기초연구에 그치
지 않고 작은 벌레들이 헤엄치는 것을 조사해서 알아낸 것을 마이크로
로봇 개발에 응용하고 있다. 정자나 박테리아 정도 크기의 작은 로봇을
만들기는 쉽지 않다. 그러나 더 큰 문제는 로봇을 움직이게 하는 엔진을

만드는 것이다. 설상가상으로 그 마이크로 로봇이 움직여야 하는 곳은 물이 꿀처럼 끈적끈적해지는 곳이어서 초강력 파워를 내는 엔진이 필요하다. 이 어려운 문제를 미국 카네기멜런대 메틴 시티 교수팀이 2006년에 아주 쉽게 풀어버렸다. 살아있는 박테리아를 마이크로 로봇에 붙이면 해결되지 않을까? 라고 생각한 것이다. 그러니까 살아있는 말들이 마차를 끄는 것처럼 살아있는 박테리아가 마이크로 로봇을 끌고 간다면 마치 마이크로 로봇에 엔진을 달아주는 것과 같다는 말이다. 이후 박테리아를 붙인 마이크로 로봇 연구가 국내외 여러 연구팀에서 활발하게 진행되었다. 2013년에 대장암, 유방암, 위암과 같은 암을 진단하고 치료하는 나노로봇을 전남대학교 박종오 교수팀이 세계 최초로 개발했다. 이 나노로봇을 움직이게 하는 것도 나노로봇에 붙은 박테리아다. 이 나노로봇이 혈관 속을 돌아다니다가 암세포를 만나면 약물을 뿌려서 치료할 수 있다고 한다.

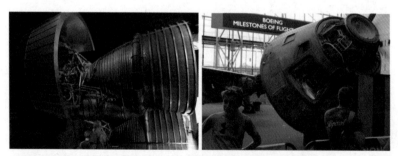

그림 22-3 아폴로 11호 엔진(왼쪽)과 아폴로 11호(오른쪽). 우주선을 달에 보내기 위해서 강력한 엔진이 필요한 것처럼 눈에 보이지도 않을 정도로 아주 작은 나노로봇도 엔진이 있어야 움직여서 앞으로 간다. 그래서 과학자들이 나노로봇의 엔진을 어떻게 만들 것인지 연구하고 있다.

미래의료 4.0

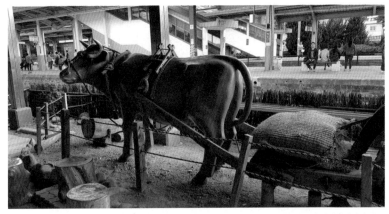

그림 22-4 소가 끄는 수레. 소나 말이 수레를 끌고 가듯이 아주 작은 나노로봇을 살아있는 박테리아가 끌고 가도록 하는 기술을 과학자들이 개발했다.

나노세계의 물은 왜 끈적끈적할까?

■

우리가 수영장에서 헤엄치는 물은 맹물처럼 점도가 느껴지지 않는데 박테리아가 헤엄치는 물은 꿀처럼 끈적끈적하게 느껴진다. 분명히 똑같은 물인데 왜 이런 일이 벌어지는 것일까? 이에 대한 과학적인 설명은 '레이놀즈 수Reynolds number'에서 찾을 수 있다. 레이놀즈 수라는 것은 '관성에 의한 힘'과 '점성에 의한 힘'의 비다. 1883년에 이 이론을 제안한 레이놀즈의 이름을 따서 레이놀즈 수라고 불린다. 이 개념에 따르면 작은 크기에서 물의 흐름은 계곡물이 흘러가며 요동치는 것과 완전히 다른 양상으로 흐른다는 것이다. 우리가 수영할 때에는 '관성에 의한 힘'이 '점성에 의한 힘'보다 아주 커서 레이놀즈 수가 크다. 그런데 박테리아가 수영할 때에는 '관성에 의한 힘'은 무시할 정도로 작아지고 '점성에 의한 힘'은 상대적으로 커서 레이놀즈 수는 매우 작다. 따라서 박테리아와 같이 작은 생물이 헤엄칠 때는 매우 낮은 레이놀즈 수의 상태에서 수영하는 것이어서 점도의 영향이 무척 크게 느껴져서 매우 끈적끈적한 물로 느끼게 되는 것이다. 이와 같은 상황은 박테리아가 헤엄치는 상황에서만 나타나는 것이 아니다. 식물의 모세관과 같이 아주 가는 관 속에서 물이 흐를 때도 매우 낮은 레이놀즈 수를 갖기 때문에 똑같은 현상이 일어난다. 이와 같은 미세한 영역에서의 유체의 흐름을 연구하는 학문이 미세유체역학Microfluidics이다. 미세유체역학에서 우리 머리카락보다 더 가는 아주 미세한 크기의 관에서 물이 어떻게 흘러가며 그 안에서 다른 물질들과 어떻게 섞이고 반응하는지 등을 연구한다. 이와 같은 연구를 통하여 우리가 경험하고 살아가는 거시세계와 박테리아가 살아가는 미시세계의 차이를 발견하고 작은 생물의 거동에 대해 더욱 알아가며 마이크로 로봇 개발과 같은 데에 적용해서 실용적인 개발에 이용한다.

알쏭달쏭 '점도'는 뭘까?

■

꿀처럼 끈적끈적한 액체와 맹물 같은 액체는 끈적거림의 차이, 즉 점도의 차이를 나타낸다. 과학에서 점도란 유체의 흐름에 대한 저항을 의미한다. 점도가 높은 꿀이 좁은 관을 흘러갈 때는 저항이 커서 잘 흐르지 못하고 천천히 흘러간다. 그렇지만 점도가 낮은 물은 좁은 관을 빠르게 잘 흘러간다. 이러한 점도를 나타내는 단위는 센티푸아즈cP라는 단위를 사용해서 나타낸다. 가령, 물은 20℃에서 1센티푸아즈인데 벌꿀은 2,000~10,000센티푸아즈이며 케첩은 50,000~100,000센티푸아즈나 된다. 점도는 같은 물질이라도 온도에 따라서 달라진다. 물의 경우에 20℃에서 1.0센티푸아즈인데 10℃에서는 1.3센티푸아즈이고 70℃에서 0.4센티푸아즈가 된다. 이렇게 온도에 따라서 점도가 변하는 것은 엿이나 초콜릿을 통해서 우리가 익히 알고 있으며, 요리할 때 써먹는 방법이기도 하다. 초콜릿 케이크를 만들 때 초콜릿 덩어리를 냄비에 넣고 가열해서 녹인다. 그리고 케이크 빵 위에 녹아서 액체가 된 초콜릿을 부어서 식히면 다시 딱딱한 초콜릿으로 바뀌면서 코팅된다.

점도에 관해 이야기하다 보니 얼마 전 일이 생각난다. 초등학교 4학년 딸아이가 필자에게 와서 물었다. "오늘 낮에 학교에서 친구들이 서로 말싸움을 했어요. 한 친구는 유리가 고체라고 하고 다른 친구는 유리가 액체라고 했어요. 아빠, 유리는 '고체'예요? '액체'예요?" "아빠는 과학자니까 알죠? 정답이 뭐예요?" 초롱초롱한 눈망울로 빤히 쳐다보며 묻는 딸아이를 보며 무척 난감했다. 그리고 깜짝 놀랐다. 요즘은 벌써 초등학생들이 유리가 액체라는 것을 안단 말야? 라는 생각과 함께 유리가 액체라는 것을 어떻게 설명하지? 라는 난감한 생각이 교차했다. 보통 사람들은 유리를 당연히 '고체'라고 생각하고 고체 취급을 한다. 그래서 유리컵이나 유리액자를 옮길 때는 깨지기 쉬운 물건이니 조심해서 다뤄달라는 문구나 그림을 포장상자에 붙인다. 유리는 분명 손으로 잡아서 들수 있고 떨어뜨리면 깨진다. 그래서 당연히 고체라고 생각한다. 그런데 재료를 연구하는 재료공학자들은 유리가 '액체'라고 한다. 그들이 보기에 '고체'란 '결정'으로 이루어진 물질이다. 그런데 유리는 깨지기는 하지만 '결정'으로 되어있지 않다. 그래서 유리를 '고체'라고 하지 않고 '액체'라고 한다. 그럼, 유리가 액체라는 것을 우리가 일상생활에서 어떻게 알 수 있을까? 아주 오래된 건물 유리창의 위쪽 두께와 아래쪽 두께를 재 보면 알 수 있다고 재료공학자들은 말한다. 유리는 점도가 아주 높은 액체여서 유리창을 만들어서 세워두면 수십 년이 지나면서 위에서 아래로 조금씩 조금씩 흘러내려서 아래쪽이 조금 더 두꺼워지기 때문이다. 자, 그런데 '결정격자'가 어떻고 유리가 왜 '결정'이 없는지와 유리창의 위와 아래의 두께가 달라지는 과정 등에 대해서 초등학생에게 어찌 설명해

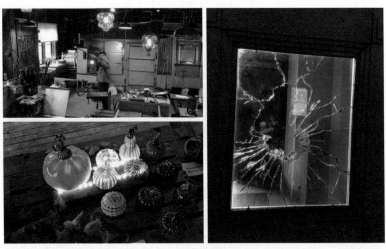

그림 22-5 유리세공 장인(위 왼쪽)이 만든 예쁜 유리 공예품들(아래 오른쪽) 및 깨진 유리창(오른쪽). 유리는 보통 고체라고 생각하지만 비결정성 재료이므로 공학적으로는 액체라고 할 수 있다. 그러니까 유리는 점도가 매우 큰 액체인 것이다.

야 하나 난감해하면서 나름 최대한 쉽게 열심히 설명해주었다. 그랬더니 "그럼 유리는 액체야?"라고 되물었다. 그 말을 듣고 보니 "유리는 액체야!"라고 초등학생에게 말해주는 것도 교과서적인 교육수준을 생각할 때에 좋은 답이 아닌 것 같다는 생각이 들어서 그만 우물쭈물하고 말았다. 일반적으로 유리는 고체라고 할 수 있고, 과학적으로 엄격하게 말하면 액체라고 할 수도 있다고 정리할 수밖에 없었다. 딸아이가 자라 고등학생이 되었을 때, 결정에 대해서 배우고 고체와 액체의 과학적인 개념을 배우면 좀 더 이해하게 될 것이다.

바로 내 옆에서 살고 있지만 너무나 다른 세상을 살고 있는 작은 벌레들의 일상을 조금 들여다봤다. 최근에 정자나 박테리아의 운동에 관한 연구뿐만 아니라 질병의 진단과 치료를 위한 마이크로 로봇 개발도 신속하게 진행되고 있다. 선충을 '예쁜꼬마선충'이라고 부르는 것처럼, 이제 박테리아도 '파워조랑말 박테리아'라고 불러줘야 할 것 같다.

전파과학사에서는 독자 여러분의 책에 관한 아이디어와 원고 투고를 기다리고 있습니다. 전파과학사의 임프린트 디아스포라 출판사는 종교(기독교), 경제·경영서, 문학, 건강, 취미 등 다양한 장르의 국내 저자와 해외 번역서를 준비하고 있습니다. 출간을 고민하고 계신 분들은 이메일 chonpa2@hanmail.net로 간단한 개요와 취지, 연락처 등을 적어 보내주세요.

미래의료 4.0

1판 1쇄 찍음 | 2019년 12월 02일
1판 3쇄 펴냄 | 2023년 06월 29일

지은이 | 김영호
펴낸이 | 손영일
편집 | 손동민
디자인 | 기민주

펴낸곳 | 전파과학사
출판등록 | 1956년 7월 23일 제10-89호
주소 | 서울시 서대문구 증가로 18(연희빌딩), 204호
전화 | 02-333-8877(8855)
FAX | 02-334-8092
E-mail | chonpa2@hanmail.net
홈페이지 | www.s-wave.co.kr
공식블로그 | http://blog.naver.com/siencia

ISBN | 978-89-7044-912-8(03510)

이 도서의 국립중앙도서관 출판예정도서목록(CIP)은 서지정보유통지원시스템 홈페이지(http://seoji.nl.go.kr)와 국가자료종합목록시스템(http://www.nl.go.kr/kolisnet)에서 이용하실 수 있습니다. (CIP제어번호 : CIP2019045897)